オランダにおける蘭学医書の形成

石田純郎 著

思文閣出版

この書を滑膜肉腫と闘病中の妻　裕子に捧げる

目　　次

オランダにおける蘭学医書の形成

はじめに

1　本研究の目的

日本の医学の歴史を概観すると、1868年の明治維新とそれに引き続く文明開化という社会全体の西洋化の100年前からすでにその一部に西洋の知識が受容されていたことが判明する。この点に日本の医学の歴史の顕著な特徴の１つがある。すなわち医学・自然科学では、他の社会的な制度の西洋化に先んじて、オランダを介して西洋の知識や技術が日本に受容されていた。

江戸時代に受容された医学や自然科学は蘭学という名前で呼ばれた。

日本が受容した蘭学は、オランダやヨーロッパにおける当時の一般的な医学・自然科学であると信じられてきた。この確信が非常に強固なものであったために、蘭学が当時のオランダあるいはヨーロッパで、どのような性格の学問・技術であったのか検討する試みは、従来あまりなされていなかった。

その理由の１つは、18～19世紀におけるオランダ・ヨーロッパの医学社会の複雑な様子が日本でよく理解されていなかった点に帰すことができよう。また医学の専門的な内容にまで立ち入っての検討は、一般の西洋史家・社会史家にとって困難な点もある。

現在、近代的な国々では診療所や病院などの医療機関が町中に置かれ、その中で内科医や外科医などの医師、看護師、薬剤師、そして種々のコメディカルと呼ばれる医療職たちが働き、病人を診察し、収容し、治療している。

しかしこのような施設の中でそれぞれの医療職が関係を持って、医療が有機的に機能するようになったのは、ヨーロッパにおいても、せいぜいここ100年間のことで、それ以前は医療の様子はまったく異なっていた。

すなわち、外科医・内科医はまったく異質の職業として発展し、病院も医療施設ではなく宗教施設であり、機能も現在とまったく異なっていた。

18世紀末までのヨーロッパやオランダの医学や医療は、現在の医学や医療とはまったく枠組みが異なり、均質なものではなかった。すなわち、現在は医学の一分野を構成する内科学・外科学・産科学は、別の学問・技術、職能であった。

また医学・医療に携わっていた職業も現在の「医師」という大学卒の、国家がその資格を認定した均質な医療職ではなく、多彩な医療職が同時に１つの社会に存在した。それは内科医であり、外科医であり、産科医であり、産婆であり、クワック（Quack）などであった。

教育機関、教育方法、所属階層、免許認可団体、顧客の属する社会階層、治療費などが、これらの医療職間で根本的に質的に異なっていた。この複雑な構造について筆者はすでに調査し、別稿で詳述した[1・2]。

日本が18～19世紀にオランダ・ヨーロッパから受容した蘭医学の学統や性格を考えるためには、日本が受容した個々の医学書の原著者・蘭訳者や日本に渡来し日本人蘭学者に影響を与えた個々のオランダ人医師のオランダ・ヨーロッパにおける医学社会での位置付けを考えなければならない。

ところが日本の受容したオランダ語医学書の原著者・蘭訳者や来日オランダ人医師はオランダやヨーロッパでは無名の者が多く、１次史料や文献の入手困難から従来この作業はほとんど行なわれていなかった。

筆者は30年前から頻繁にヨーロッパに渡り、15年前には１年半、６年前には３ヵ月間オランダ国立ライデン大学医学部医史学教室に留学した。そして同教室のハルム・ボイケルス（Harm Beukers）主任教授の協力を得て、日本が受容した医学書の原著者・蘭訳者や日本に渡来した個々の医師について、ヨーロッパの情報施設すなわち公文書館・図書館・博物館に保存されている１次史料および文献を発掘した。そして彼らの教育歴、職歴を検討し、判明した点についてはすでに数冊の著書にまとめ公表した[3・4]。

史料の調査を実施した国はオランダ、ドイツ、ポーランド、スウェーデン、オーストリア、ハンガリー、日本、イギリス、フランスの９ヵ国にもおよぶ。本論文ではこれらの国のうち前者７ヵ国の１次史料を直接、利用した。

はじめに

本論文の目的は、まず第1に日本の蘭学の原点である『解体新書』の原著者と蘭訳者の履歴や職歴・著書を具体的に検討することにより日本の受容した蘭学の性格を明らかにすることにある。

第2に他の初期の代表的な受容蘭学医書の原著者と蘭訳者たちの履歴も明らかにし、日本人が18世紀～19世紀前半に受容した蘭学のヨーロッパにおける学統を明らかにするとともに、その背景となった1800年頃までヨーロッパに存在した古いタイプの職人としての外科医の様子を描出することにある。

日本の蘭学はオランダ語を介して受容されたことにより、そのヨーロッパにおける学問的源泉がはっきりと限定された。大学を基盤とした内科医の医学や自然科学はヨーロッパではラテン語を介在して伝えられたので、結局、日本人に受容されることはなかった。職人であった外科医の医学や自然科学は母国語であるオランダ語を介して伝えられたので、オランダの外科医の系統の知識が日本人に受容されたのである。

しかしながら外科（英語：Surgery，オランダ語：Chirurgie)、外科医（英語：Surgeon，オランダ語：Chirurg）という名称は同じでも、その概念は1800年頃を境に大きく転換する。そして19世紀後半からは現在と同じ概念の近代的な外科学と外科医が、社会に再出現する。

序章である第1章では日本の蘭学について概観する。蘭学受容の歴史を3期に分け、それぞれの時期での受容の特徴を検討する。

第2章では杉田玄白と前野良沢により1774年に翻訳・刊行され、日本の蘭学の興隆のきっかけとなった解剖書『解体新書』の原著者クルムスとオランダ人蘭訳者ディクテンの履歴とその医学的背景について、従来の研究を回顧するとともに、ポーランドとオランダに保存されている1次史料を検討する。また、日本の『解体新書』のオランダ語版原著のもととなった原著について実証的に検討する。第3章では初期の蘭学外科書『瘍医新書』のドイツ人原著者ハイステルとオランダ人蘭訳者ユールホールンの履歴とその医学的背景を検討する。第4章では最初の蘭学内科書『西説内科撰要』のオランダ人原著者ゴルテルの履歴とその医学的背景を検討する。

以上の検討の結果、日本に受容された蘭学医書の原著者・訳者には共通の特徴があることが判明する。外科医やその出身者が彼らの大半を占めていたのである。

そしてオランダのギルドを形成していた職人であった外科医について、ライデンの外科医ギルドを例に取り、第5章で1次史料と文献をもとにその歴史と特徴を検討する。18世紀末までの外科術と外科医は現在の外科学と外科医とは異質の医学であり、医療職であった。18世紀末のフランス革命、それに引き続くフランスによるオランダ侵略を機に消滅した、ライデンを中心としたオランダのギルドを形成した外科医とその歴史を検討し、外科医という職業はいかなるものであったのか、説明する。

2 参考文献

本学位論文を執筆するにあたり、下記の書物・論文を参考にした。

【日本書】

〔Ⅰ 文献目録・事典・雑誌〕

1 日蘭学会 『洋学史事典』 東京 雄松堂出版 1984年

2 日蘭学会 『洋学関係研究文献要覧 1868～1982』 東京 日外アソシエーツ 1984年

3 『中外医事新報』明治13年(1880)～昭和2年(1927)

4 『日本医史学雑誌』(『中外医事新報』改題) 1928～2005年

5 『日本医史学雑誌 索引』 京都 思文閣出版 1980年

〔Ⅱ 単行本・論文〕

1 呉秀三 「解体新書の原著並びに解体新書に引用せる諸の原書の著者」『中外医事新報』1155号 64～75頁 1925年

2 古賀十二郎 『西洋医術伝来史』 東京 日新書院 1942年 復刻版 東京 形成社 1972年

3 岩熊哲 『解体新書を中心とした書誌学的検討』 福岡 米山千代子 1943年

4 小川鼎三 『明治前日本医学史 第1巻』 東京 日本学士院 1955年

5　小川鼎三　『解体新書　蘭学をおこした人々』　東京　中央公論社　1968年
6　小川鼎三　「解体新書について」『日本医史学雑誌』21巻２号　46～52頁　1975年
7　片桐一男　『杉田玄白』　東京　吉川弘文館　1971年
8　酒井シヅ　『解体新書』　東京　講談社　1972年
9　緒方富雄　『江戸時代の洋学者たち』　東京　新人物往来社　1972年
10　阿知波五郎　『近代日本の医学――西洋医学受容の軌跡』　京都　思文閣出版　1982年
11　阿知波五郎　『近代医史学論考』　京都　思文閣出版　1986年
12　阿知波五郎　『医史学点描』　京都　思文閣出版　1986年
13　杉本つとむ　『図説蘭学事始』　東京　早稲田大学出版部　1985年
14　酒井恒　『ターヘル・アナトミアと解体新書』　名古屋　名古屋大学出版会　1987年
15　片桐一男　『杉田玄白と『解体新書』』　東京　ぎょうせい　1989年
16　石田純郎　『緒方洪庵の蘭学』　京都　思文閣出版　1992年
17　宮下三郎　『和蘭医書の研究と書誌』　東京　井上書店　1997年
18　金久卓也・鹿島友義　『日本における西洋医学の先駆者たち』　東京　慶応義塾大学出版会　1998年
19　真島隆輔　『西洋医学史』　東京　東京医事新誌局　1929年
20　小川政修　『西洋医学史』　東京　日新書院　1943年
21　広重徹　『科学史のすすめ』　東京　筑摩書房　1970年
22　大鳥蘭三郎　『近世医学史から』　東京　形成社　1975年
23　川喜田愛郎　『近代医学の史的基盤　上・下』　東京　岩波書店　1977年
24　K. Sudhoff 原著　小川鼎三監訳　『図説医学史』　東京　朝倉書店　1982年（原著は1964年）
25　E. H. Ackerknecht 原著　井上清恒他訳　『世界医療史』　東京　内田老鶴圃　1983年（原著は1968年）
26　Singer & Underwood 共原著　酒井シヅ他訳　『医学の歴史　1』『医学

の歴史　2』『医学の歴史　3』『医学の歴史　4』 東京　朝倉書店　1986年(原著は1962年)
27　古川明 『切手が語る医学のあゆみ』 東京　医歯薬出版　1986年
28　高橋輝和 『シーボルトと宇田川榕菴』 東京　平凡社　2002年
29　宗田一 『図説　日本医療文化史』 京都　思文閣出版　1989年

【洋　書】

〔I　文献目録・人名事典〕

1　A. Hirsch: *Biographisches Lexikon des Hervorragenden Aerzte Aller Zeiten und Völker*, Wien and Leipzig, 1884-86.

2　G. A. Lindeboom: *Dutch Medical Biography, A Biographical Dictionary of Dutch Physicians and Surgeons 1475-1975*, Amsterdam, 1984.

3　P. C. Molhuysen: *Nieuw Nederlandsch Biografisch Woordenboek*, Leiden, 1937, 全10巻

4　G. A. Lindeboom: *A Classified Bibliography of the History of Dutch Medicine 1900-1974*, the Hague, 1975.

5　J. M. Norman: *Morton's Medical Bibliography,* 5th edition, Cambridge, 1991.

6　*General Catalogue*（オランダの主要図書館の全蔵書の総合件名目録・書名目録・著者目録）

7　*Allgemeine Deutche Biographie*, Bd., 17, 1883.

〔II　単行本〕

1　von M. T. Breitenecker: *Illustrierte Geschitchte der Medizin,* Salzburg, 1984.

2　W. Libby: *The History of Medicine,* London, 1923.

3　F. H. Garrison: *An Introduction to the History of Medicine,* 3rd edition, Philadelphia, 1924.

4　C. Singer: *A Short History of Medicine*, Oxford, 1928.

5　D. Guthrie: *A Hisory of Medicine*, London, 1945.

6　C. C. Mettler: *History of Medicine*, Philadelphia, 1947.

7 K. Walker: *The Story of Medicine*, London, 1954.

8 W. S. Heckscher: *Rembrandt's Anatomy of Dr. Nicolaas Tulp*, New York, 1958.

9 Poynter & Keele: *A Short History of Medicine,* London, 1961.

10 F. Marti-Ibanez: *A Pictorial History of Medicine,* London, 1965.

11 R. Margotta: *An Illstrated History of Medicine,* London, 1967.

12 C. G. Cumston: *An Introduction to the History of Medicine,* London, 1968.

13. H. Lohnes: *Die Medizin in Geschichte und Kultur ihrer Zeit*, Konstanz, 1970.

14 J. Z. Bowers: *Western Medical Pioneers in Feudal Japan*, The John Hopkins Press, 1970.

15 M. Putscher: *Geschichte der Medizinischen Abbildung,* 1, 2, München, 1967, 1972.

16 R. Burgess: *Portraits of Doctors & Scientists in the Wellcome Institute of the History of Medicine*, London, 1973.

17 A. S. Lyons: *Medicine, An Illustrated History*, New York, 1978.

18 J. Antall: *Pictorial History of European Medicine and Pharmacy*, Budapest, 1981.

19 E. H. Ackerknecht: *A Short History of Medicine*, Baltimore, 1982.

20 E. Koch: *Ärzte, die Geschichte Macheten,* 3 Auflage, Augsburg, 1984.

21 H. Goerke: *Ärzt und Heilkunde, 3000 Jahre Medizin*, München, 1984.

22 R. Toellner: *Sternstunden der Medizin*, Salzburg, 1984.

23 R. MacGrew: *Encyclopedia of Medical History*, New York, 1985.

24 C. G. Custom: *The History of Medicine,* New York, 1987.

25 H. Goerke: *Medizin und Technik, 3000 Jajre Ärztliche Hilsmittel für Diagnostik und Therapy*, München, 1988.

26 K. Maeger: *History of Surgery*, London, 1988.

27 W. Eckart: *Geschichte der Medizin*, Berlin, 1990.

28 L. N. Magner: *A History of Medicine*, NewYork, 1992.

29 H. van Urk: *A History of Medicine*, London, 1992.

30 S. B. Nuland: *Medicine, The Art of Healing*, New York, 1992.

31 W. F. Bynum & R. Porter: *Companion Encyclopedia of the History of Medicine*, London, 1993, 全2巻

32 I. M. Rutkow: *Surgery, An Illustrated History*, St. Louis, 1993.

33 J. Walton et al: *The Oxford Medical Companion*, Oxford, 1994.

34 H. von A. G. Carmichael: *Medizin, in Literatur und Kunst*, Köln, 1994.

35 R. Porter: *The Cambridge Illustrated History of Medicine*, Cambridge, 1996.

36 R. Poeter: *A History of Healing*, London, 1997.

37 E. Holländer: *Die Medizin in der Klassischen Malerei*, Stuttgart. 1913.

38 G. Carstensen et al: *Die Chirurgie in der Kunst,* Düsseldorf, 1983.

39 I. M. Rutkow: *Surgery an Illustrated History*, St. Louis, 1993.

40 E. D. Baumann: *De doctor en de ontwikkeling der geneeskunde*, Amsterdam, 1915, 全2巻.

41 J. P. Kleiweg de Zwaan: *Völkerkundliches und Geschichtliches über die Heilkunde der Chinesen und Japaner mit besonderer Berücksichtgung Hollöndischer Einflüssen*, Haarlem, 1917.

42 J. Dankmeijer: *Petite Histoire de L'anatomie de Leyde*, Leiden, 1957.

43 G. A. Lindeboom: *Inleiding tot de geschiedenis der geneeskunde*, Haarlem, 1961.

44 G. A. Lindeboom: *De geschiedenis van de medische wetenschap in Nederland*, Bussum, 1972.

45 Leiden University: *Leiden University in the Seventeenth Century*, Leiden, 1975.

46 E. A. Sonderborst: *Geschiedenis van de geneeskunde in Bergië*, Brussel, 1981.

47 H. Punt: *Bernard Siegfried Albinus (1697-1770) on 'Human Nature', Anatomical and Physiological Ideas in Eighteen Century*, Leiden, 1983.

48 D. de Moulin: *A History of Surgery*, Dordrecht, 1988.

49 R. van Hee: *Heelkunde in Vlaanderen*, Snoeck, 1990.

50　A. E. Leuftink: *Harde Heelmeesters*, Zutphen, 1991.

51　H. Beukers et al: *Red-Hair Medicine Dutch-Japanese Medical Relation*, Amsterdam, 1991.

52　E. D. Baumann: *Uit drie eeuwen Nederlandse Geneeskunde*, Amsterdam, 19??.

53　De Kler: *Hutspot Haring en Wittebrood, Tien eeuwen Leiden en de Leinaars*, Waanders, 19??.

54　R. B. Halle et al: *Albinus on Anatomy*, New York, 1979.

55　S. A. C. Dudok van Heel et al: *Nicolaes Tulp*, Amsterdam, 1998.

56　J. A. Elvader: *Heelmeesters en Kwakzalvers*, Noordwijk, 19??.

（引用した文献は巻末の「典拠文献および註」に示している）

1　日本における蘭医学受容の歴史

1　「蘭学」の概念

まず最初に「蘭学」という用語について、その概念を規定したい。『洋学』（1989年、吉川弘文館）の中で、著者の故沼田次郎氏は「蘭学」に対して、次のような定義を与えている。

> 江戸時代を通じて直接・間接の差はあるが、オランダ語を通じて（日本に）輸入され　受容された西洋の学術・文化・技術、その他西洋についての知識一切を含めたもの、またそれを学び研究すること自体を、「蘭学」と総称する。
>
> 蘭学を定義することは、実は仲々困難なことで、これを広く解するか、狭く解釈するかで色々問題がある。また事実、人によって解釈を異にする場合もある。　　　　　　　　　　　　（カッコ内は、筆者による追記）

この中で、沼田氏は「蘭学」の定義化の困難さを述べている。

ここに示された定義は蘭学を幅広く把握したものである。蘭学を医学や自然科学だけに限定する研究者もいるが、実際に日本人が受容したり、影響を受けた学術・文化・技術は、単に医学や自然科学にとどまらず、暦学、航海術、絵画、音楽、西洋の道具や機器まで、非常に幅広い分野であったので、このように広義に解釈する方が現実的で妥当であると、筆者は考える。

沼田氏は戦後一貫して蘭学・洋学の研究を行なってきた日本史の研究者であり、その彼の研究の年輪が、この定義に圧縮されていると思う。

この定義を見て少し奇異に感ずることは、蘭学を伝播した介在者の国籍については触れられていないことである。江戸時代に日本へ入国を許されていた西洋人は、言うまでもなくオランダ人だけである。従ってこの定義に「オランダ人を経て」の語が挿入されても良かったと筆者は考える。

しかしながら、江戸時代にオランダ人として来日した西洋人の中には、少なからずオランダ人以外の者がいた。それは例えば、シーボルトであり、ケンペルであり、ツンベルグである。前二者はドイツ人であり、後者はスウェーデン人である。しかし彼らもまたオランダ人として徳川幕府から入国を許可された。

オランダ人として日本に滞在したヨーロッパ人は、ゲルマン系のヨーロッパ人が主で、ラテン系ヨーロッパ人はほとんどいない。ゲルマン系ヨーロッパ人の言語は、オランダ語もドイツ語もスウェーデン語もゲルマン系で、類似している。従ってオランダ人の意識にとって、ゲルマン系の人は自国民とほとんど変わらず、抵抗なく仲間とみなすことができたのであろう。

また当時いまだ国としてのドイツは存在せず、英語の「ダッチ（Dutch）」も、オランダ人のみならずドイツ人一般を意味する語であり、19世紀後半以後のようなナショナリズムに基づく明確なオランダとドイツの区別はなかった。

2　日本における『解体新書』以前のヨーロッパ医学

2－1　南蛮医学

日本に初めて西洋人が到達したのは1543（天文12）年のことである。ポルトガル人を乗せた中国のジャンク船が、シャムから中国に向かう途中、暴風雨に遇い、種子島に漂着した。この時、鉄砲が日本へ伝来した。

まもなくポルトガル人の対日貿易とあわせて、キリスト教の伝道が開始された。最初は日本の封建領主もキリスト教の伝道をむしろ歓迎した。この時にポルトガル人、スペイン人によってもたらされたヨーロッパ文化は南蛮文化と呼ばれた。

南蛮文化の中心はキリスト教の信仰であり儀式であったが、これと直接的、あるいは間接的に関係を持つさまざまな文化が同時に流れこんできた。洋風の絵画、彫刻、工芸、音楽、印刷、神学、哲学、語学、暦学、医学、鉄砲製造術、航海術、地理学そして教育から慈善にいたるまで、実に多彩な科学や技術が日本へ紹介された。このポルトガル人やスペイン人の文化を、当時日本で研究・応用した学問が南蛮学である。

ポルトガル人の商人であり宣教師でもあったアルメイダ（Luis de Almeida, 1525-1583）は、来日して外科医としても働いたが、大分市に日本で最初の西洋式の病院・孤児院を1557（弘治３）年に建てた。この病院は1586（天正10）年に焼失するまで約30年間存在し、運営された。

この病院は、大分では現在の病院と同質の機能をもった病人の治療施設であったと信じられている(1)。しかし、同時代のスペイン・ポルトガルの修道院病院は、病人を含むあらゆる種類の困窮者を収容し、治療ではなく、衣食住の世話に重点をおいた施設であった(2・3)。アルメイダの大分の病院も、当時のスペイン・ポルトガルの修道院病院を模したものであった。すなわち聖職者が困窮者の世話を行ない、建物は修道院を利用した。病人だけではなく、捨て子、孤児、老人、貧者など他の種類の困窮者も収容された。

筆者が10年前に見学してきたところによると、当時のスペイン・ポルトガルの修道院病院の建物は、２～３階建ての石造りの窓の小さな倉庫のようなシンプルなものであった(2・3)。大分の病院は木造であったとしても、やはり窓の小さなシンプルな外観の建物であったであろう。また、大分でも乳児・孤児も収容されたことが確認されている。

この時代、南蛮医学、とくにその外科系医療は少しずつ普及していったが、1587（天正15）年の秀吉によるバテレン追放令以後、キリスト教排除の動きがおき、また同じ頃、宣教師たちの医療行為を禁ずる規則ができて、本国から日本へ伝わってきたので、ポルトガル人による医療は日本に根付くことはなかった。なお内科系の南蛮医学は、従来の漢方系内科との違いが少なく、ほとんど日本に受容されなかった。

ただ南蛮流外科だけが、その後も江戸初期まで細々と受け継がれた。

2-2　オランダ人の渡来

1600年４月19日（慶長５年３月16日）に九州の豊後の佐志生（さしう）（現在の臼杵市と佐賀関の中間）へ１隻のオランダ船、リーフデ号が漂着した。２年前にオランダのロッテルダム港を６隻で出帆した艦隊のうち、この１隻だけが、暴風雨、壊血病、食料不足、遭難をのりこえて、ようやく日本まで到達したのである。出帆時110名ほどいた乗組員は航海中次々と死亡し、漂着した時の生存者はわずか24名で、そのうち歩けるものは6名という悲惨な状況であった。

おりしも関ケ原合戦（1600年10月21日／慶長5年9月15日）の直前のことであった。これが日本人とオランダ人の最初の出会いとなる。

またリーフデ号の航海長ウィリアム・アダムス（William Adams, 1564-1620）はイギリス人であったことから、イギリス人との最初の出会いともなった。

日本在住のポルトガル人たちは敵国側の来日を憂慮し、リーフデ号の漂着という新事態に対して、これを妨害しようとした。

ポルトガル・スペインとオランダ・イギリスは宗教的にもヨーロッパで対立していた。前者は旧教徒（カトリック）であり、後者は新教徒（プロテスタント）であった。当時、オランダはスペインとの間で宗教をめぐる独立戦争（1568-1648）の最中にあった。一方、ポルトガルは1580年にスペインに併合されていた。

そこでイエズス会の宣教師は、徳川家康にリーフデ号のオランダ人とイギリス人は海賊であるとして処刑するよう進言した。

しかしスペイン人たちの旧教徒とは異なり、オランダ人やイギリス人は新教徒で、キリスト教の布教を強行しなかったし、リーフデ号で来日したウィリアム・アダムスが世界知識、造船技術、科学知識、天文学から数学にいたるまで、新知識の持ち主であったため、家康の大変気に入るところとなった。家康はリーフデ号の人々に金品を与えて優遇し、旗本に取り立てた。

1603（慶長8）年に成立した徳川幕府はキリスト教を嫌い、1613（慶長18）年に全国に禁教令をひいた。1616（元和2）年には外国船の入港地を平戸・長崎に制限した。1624（寛永元）年にはスペイン船の来航を禁止し、1634（寛永11）年には長崎に出島を築いた。ついで1635（寛永12）年になると日本船の海外渡航を全面的に禁止して、1639（寛永16）年にはポルトガル船の来航も禁止して、鎖国が完成した。

スペイン、ポルトガル人によって伝えられていた南蛮医学は、つねにキリスト教（カトリック）の布教に伴って伝習されていたため、キリスト教禁制によって南蛮医学そのものが完全に締め出されてしまう結果となった。

オランダももちろんキリスト教国であったが、プロテスタントであり、日本進出の目的を貿易に絞ったため、日本に残ることができた。厳しい条件下にオランダ人の出島滞在は許された。

鎖国の特徴は江戸幕府による、貿易、日本船・外国船の出入国、日本人・外国人の出入国、そして外国人の動向の完全なコントロールである。外国情報ですらも幕府の管理下に置かれた。

オランダとともに日本滞在が許されたイギリスもプロテスタントの国であったが、こちらの方は自分自身の商売のまずさからまもなく脱落し、平戸の商館を閉めて日本から撤退した[(4)]。こうして日本に来る貿易船は、オランダと中国からのものだけになった。

2－3　『解体新書』以前の蘭医学

このようにして南蛮医学に代って、オランダ人の頭髪の色をもじった「紅毛医学」が興隆してくる。

1609（慶長14）年にオランダ東インド会社は商館を平戸において、日本との貿易を本格的に開始した。

1641（寛永18）年には、平戸のオランダ商館は長崎の出島に移転を強いられた。出島は長崎港内に造られた小さな人工島で、総坪数4000坪という扇形の埋立地であった。オランダ人はそこに65棟の倉庫や住宅を建て、小さな花壇を作り、時には長崎の郊外から採集してきた薬草の栽培を行なったりした。

ここに半ば軟禁状態で暮らしたのは、カピタンと呼ばれた商館長以下数人のオランダ人と下僕のジャワ人、そしてこれらの人々を診察する１人か２人の医師であった。

1858（安政５）年に日本の鎖国が終わるまで、オランダ商館の医師として長崎に来た者は100名をこえた。しかしながら一口に「医師」といっても、オランダでは当時、多数の種類の医療職が存在した。

『解体新書』の刊行（1774年）までに渡来したオランダ医については、わずか数人の履歴だけが、現在ある程度知られているにすぎない。それは例えば、カスパル（ドイツ人）、テン・レイネ（オランダ人）、ケンペル（ドイツ人）、そしてツンベルグ（スウェーデン人）などである。

しかし、これら4人はこの期間に来日したオランダ医の中で、ある特殊なグループに属した。彼らは帰国後、本国で日本に関する論文を書いたり、本を出版したりした。それは彼らのうち後の3名が、大学を卒業した医師（内科医）であり、自分の経験したことを記録する習慣を持ち合わせていたことを意味する。

彼ら以外の大半の医師は、船外科医、ギルド外科医などの外科系の医師であった。内科医と異なり、外科医は学者・研究者ではなく、職人であった。従って事物を記録し、論文を書き、公表する習慣を持っていなかった。

渡来した蘭館医の中で、その名が現在に伝えられている最初の医師はカスパルである。彼については最近ヴォルフガング・ミヒェル氏により、ドイツの1次史料にもとづいた新しい知見が得られた(5)。

カスパル流外科の始祖としてその名を残すカスパル・シャームベルゲル（Caspar Schamberger, 1623-1706）はドイツ・ライプチッヒに生まれ、1637年に同地の外科医クリストフ・バッヘルトに入門し、徒弟奉公で3年間外科術を学び、その後ハレとナウムブルクでも2年間学んだ。オランダ東インド会社（VOC）に外科医として雇用され、1644年にバタビアに到着した。1643年に岩手県山田浦に無断入港したオランダ船ブレスケンス号の事件で悪化した日蘭関係修復のため、カスパルは1649（慶安2）年8月7日より1651年まで日本に滞在した。1649年の江戸参府に同行し、日本人への医学伝習のため、例外的に長期間の10ヵ月間の江戸残留を命ぜられた。翌年の参府にも同行し、紅毛流医術を日本人に伝授し幕府要職の医療を行なった。これら伝習記録は『阿蘭陀外科医方秘伝』や『阿蘭外療集』に収録され、彼の外科術は伝習を受けた門人たちにより「カスパル流外科」として広まった。彼が伝えた膏薬は「カスパル十七方」と呼ばれた(5)。日本人に本格的な影響を与えた最初の蘭医学者であるといえる。

一方、出島で蘭館医の医学情報を受け入れた日本人は、幕府の通詞や医師たちであった。医師でなかった通詞の一部も、やがて出島の蘭館医の行なう医療に興味を持ち始めた。こうした通詞の家系から、西流、楢林流、吉雄流のような、いわゆる紅毛流外科が生まれた。

ヨーロッパの医学書を翻訳する試みもおきた。『解体新書』以前に２冊のオランダ書が日本語に「翻訳」された。翻訳に括弧をつけたのは、これが現在でいう翻訳とは意味が異なり、挿絵だけの引用に近かったためである。

楢林鎮山（1648-1711）はもともとオランダ通詞であったが、1706（宝永３）年に『紅夷外科宗伝』を著した。これはフランスの外科医パレの外科書（*Les Oeuvers de M. Ambroise Paré*, 第４版, 1585年刊）のオランダ語版（*De chirurgie en de opera*, Schipper 版, 1649年刊）とドイツの外科医スクルテトゥス（Jo. Scultetus）の外科書のオランダ語版（*Het wapenhuys der chrurgie*, 1671年刊）の２冊を基にした写本であった。この本は原書の挿絵を主として引用した部分的な翻訳にすぎない。楢林は出島の蘭館医からの情報や、いくらか自分の経験をそれに書き加えている。

原著者の１人パレ（Paré）はフランスの田舎町ラヴァルに生まれ、身分卑しき床屋外科医から身を起こし、外科臨床技術の才能に秀れていたため、戦場の外科臨床の場で実力を発揮し、火傷の治療に植物油を塗布し、四肢の切断のさいに血管を結紮する新技術を編み出した。そして正規の外科医、大学の内科医と闘争を繰り返しながら、最後には国王の侍医という高い地位の外科医に出世した人物である。

最初の翻訳西洋解剖書は本木庄太夫（1628-1697）によるものである。彼の『阿蘭陀経絡筋脈臓腑図解』（1682年完成）は、レメリン（J.Remmelin）の *Pinax Microcosmo-graphicus*（1613年刊）のオランダ語版（*D'ontleedingh des kleynewerelds*, J. Gratianus 訳, 1667年刊）を基にしたものである。このレメリンの解剖書は素人向けの本であった。

この写本は約１世紀後の1772年になって、やっと『和蘭全軀内外分合図』として公刊された。

しかしこれらの蘭学書は日本の医学界には限られた影響しか及ぼさなかっ

た。日本の本格的な西洋医学の導入は1774（安永３）年まで待たなければならない。

日本の西洋医学の導入は３期に分けられる。

第１期は『解体新書』の刊行された1774年に始まる。有力な蘭学私塾の創設が相次いだ1830年代に第２期が、そしてオランダ軍医ポンペの1857年の来日を機に第３期が始まる。この時代区分は筆者が1990年に提唱したものである。(6) ３期に分けた根拠と時期は、下記の理由に拠る。

第１期は個人あるいは集団の蘭学者により、解剖学・外科学から内科学・薬物学、そして周辺の自然科学（化学・植物学・動物学など）へと、蘭学の分野を狭義の医学から周辺の自然科学へと拡大させながら、蘭書の翻訳書が次々と出現した時期である。この時期の終わり頃には蘭和辞典が編まれ、またシーボルトが来日して、実際に臨床医学教育を行なった。この時期の受容蘭書の多くは、オランダのギルド外科医のための医学書、自然科学書であった。

第２期は日本人蘭学者により、日本の各地に蘭学私塾が置かれた時期である。この時期の蘭学塾は官立でなく、私立の教育施設であった。そうした私塾で個人により組織だって蘭学が教授され、蘭学者・蘭方医が養成された。蘭学私塾の代表は緒方洪庵が大坂に開いた適塾である。この期の終わり頃に、新医療技術であった種痘が伝わり、よく普及し、日本人に西洋医学の著効性を見せつけた。

第３期は幕府、すなわち官の要請により、オランダの海軍技術伝習の一環として、ウトレヒト陸軍軍医学校を卒業した軍医ポンペが、長崎で日本最初の系統的近代的な西洋式の医学教育を開始した時点に始まる。この医学教育は５年間続けられた。当時、オランダ・ヨーロッパの医科大学では、医学教育カリキュラムの改革は進んでいなかった。それに先駆けて、軍医学校は技術にすぎなかった外科をそのカリキュラムに取り入れ、学問であった内科と融合して教え始めていた。そうした当時のヨーロッパにおいても革新的であった医学カリキュラムを日本は受容した。日本の近代医学教育はその始まりの時点から、外科学を学問として扱った。ポンペを含め14名のオランダ医が、幕末維新期の日本各地の医学校で医学教師を勤めたが、そのうち10名がウトレヒト陸軍軍医学校の卒業生で、幕末維新の日本の医学校ではオランダの軍医学校式の医学教育が行なわれた。(7)

そしてオランダ医ゆかりの医学校が、1887（明治20）年の医学校整理のさいにも生き残り、地方の有力な医科大学に成長し、現在にいたっている。

3 『解体新書』の刊行（1774年）以後の蘭医学

3－1 蘭医学受容の第１期

現在の先進国において、大学の医学部に入って最初に学ぶ医学は解剖学である。例えば日本では大学の普通の学部の修学年限は４年間であるが、医学部（と歯学部）は６年間である。医学生は最初の２年間に一般教養的な学問を学び、次の２年間に基礎医学を学び、最後の２年間に臨床医学を学ぶ（最近のカリキュラムでは教養を学ぶ時間が圧縮され、基礎医学・臨床医学を学ぶ時間が延びてきている）。

解剖学・生理学・生化学・病理学・微生物学といった学問が基礎医学に属し、内科学・外科学・産科学・眼科学・整形外科学・小児科学といった学問が臨床医学に属す。将来医師として病院や診療所で診察に従事するときに必要な学問が臨床医学である。

従って解剖学は医学の中で、最も重要な基礎的な学問であるといえる。

日本で最初の本格的な蘭学医書が解剖学書であったことは単なる偶然であったのであろうか。

筆者はそれは単なる偶然で起こったことではなく、西洋学の受け手である日本人医学者の判断が、選択的に働いた結果であっただろうと考えている。西洋医学の全貌がいまだ見えざる最初の時点においても、日本人医学者には解剖学が医学の基幹的な学問であるとの理解があったのであろう。

1774（安永３）年に杉田玄白と前野良沢らは『解体新書』を翻訳出版したが、このことが蘭学の興隆をひき起こしたことは、定説になっている。

1771（明和８）年３月４日に江戸小塚原（骨ヶ原ともいう、現在のＪＲ常磐線南千住駅南西）で、青茶婆（あおちゃばば）とあだ名された女の刑死体の解剖が行なわれた。杉田玄白と前野良沢は他の医師たちとともにそれを見学した。２人はそれぞれ１冊のオランダ語の解剖書を持参し、しかもそれは同じ本の同じ版であった。

クルムス（Johann Adam Kulmus, 1689-1745）原著の『解剖学表』1731年アムステルダム・ラテン語版か、1732年アムステルダム・ラテン語版か、あるいは1732年アムステルダム・ドイツ語版か、この３版のうちのいずれかの書がディクテン蘭訳によるオランダ語版 *Ontleedkundige Tafelen*（『解剖学表』、ライデン、1734年刊）の原著である。

従来は1734年オランダ語版は、1732年ドイツ語版からの翻訳といわれていた。２章４項で筆者が示したように、原著の異版を実際に詳細に検討した結果、オランダ語版の原著は、上記の如く３つの可能性があることが判明した。

この本は日本では「ターヘル・アナトミア」という書名で広く知られているが、そういう書名はこの本自体にはつけられていない。「ターヘル・アナトミア」は杉田玄白と前野良沢ら当時の日本人翻訳者が唱えていた俗称である。すでに杉田玄白著の『蘭学事始』中に見られる。従ってこれ以後、いわゆる「ターヘル・アナトミア」を筆者は『解剖学表』と表現する。

玄白と良沢は解剖を見学し、死体と比較した結果、この本の正確さに驚いた。そしてその翌日から翻訳を開始し、３年の歳月をかけて翻訳を完成させた。原典の本文だけを訳し、本文の数倍にも及ぶ脚註に手をつけなかったことは賢明であった。

『解体新書』の出版を当時の日本人医学者の一部は待ち望んでいた。初版の発行部数は僅か100部単位にすぎなかったが、刊行とともにその波紋は大きく広がっていった。

『解体新書』の出現によりオランダ語原書の翻訳が日本語で読めるようになると、西洋の学問はかなりの勢いで、日本人医学者の間に普及しはじめた。それを受け入れる日本側の準備がある程度できていたのである。

蘭学受容初期の19世紀前半に日本に受容された外科書に、L・ハイステル（Lorenz Heister, 1683-1758）著の外科書がある（３章参照）。1739年にラテン語でハイステルが公刊した外科書 *Institutiones Chirurgiae* を、アムステルダムの外科医H・ユールホールン（Hendrik Ulhoorn, 1687-1746）がオランダ語に翻訳し *Heelkundige Onderwyzingen* として公刊した。

ハイステルはドイツ語圏の大学に関係した当時稀なる外科医であり、ユールホールンはアムステルダムのギルド外科医であった。

ハイステルの外科書のオランダ語版が日本に持ち込まれ、重訳された。少なくとも16種類の翻訳が刊本あるいは写本として日本に存在する。翻訳が完成した期間は1812年から1825年の間であるが、最初にハイステル本の挿絵が蘭学書に引用されたのは1768年と早い。

ハイステルの外科書の翻訳書の中で中心的な本は、大槻玄沢訳の『瘍医新書』であり、この本は1825年（文政８年）に出版された。これらの点については第３章で検討する。

このように『解体新書』『瘍医新書』と、蘭学受容の第１期に日本に受容されたオランダ医学書は外科・解剖学分野の著作が大半を占めた。

その一方で、内科・病理学分野の業績の日本への受容は遅れた。

多くの内科医向けの医学書はラテン語で執筆されており、内容も抽象的・神秘的・思弁的であった。しかしながら外科医に必要な内科の知識もあり、オランダ語で執筆された外科医ための内科の本が、少数ながら出版されていた。そうしたわかりやすい内科書が、遅ればせながら日本に持ち込まれ、日本語に翻訳された。

蘭医学の歴史において、外科・解剖学以外の医学知識の受容を考える上で、宇田川三代は重要な働きをした。

宇田川家は岡山県津山の出身であるが、その初代の玄随（1755-1792）はオランダのゴルテル（Johannes de Gorter, 1689-1762）の内科書を翻訳し、日本初の西洋内科書『西説内科撰要』（全18巻）として1793年（寛政５年）から1810（文化７）年にかけて刊行した（４章参照）。

1744年に刊行された原著であるゴルテルのオランダ語内科書の題名はたいへん長い。その最初の部分は *Gezuiverde Geneeskonst*（『精撰内科術』）であるが、原著の全書名を日本語に翻訳すると、『精撰内科術、大多数の内科疾患に関する短い手引き、海戦や野戦に従軍したり、またはその他の場合にこのような病気を取扱う必要を生じた外科医が利用するために』（故大鳥蘭三郎氏訳を筆者が改変[8]）となる。

この題を読んでそのままわかることであるが、この原書は軍の外科医が内科疾患を扱うためのハンドブックであった。

18世紀のオランダでは内科医と外科医は単に専門が異なる医師であったのではなく、教育方法、所属階層、学問か技術かという点が根本的に異なる医療職であった。内科医は大学でラテン語で学問である内科学を学んだ学者で上流階級に属した。一方、外科医は外科医マスターの家に寄宿し、徒弟奉公で外科技術を学んだ。外科医の理解する言葉は母国語だけで、外科医はギルドを形成し、職人階級に属した（５章で詳述）。

ゴルテルは元来、職人であるギルド外科医であったが、外科医人生の途中で発奮し、大学に入り直し、内科医の資格を取り、その後、大学教授にまで成り上がった人物である。

ゴルテルの勤務していたオランダのハルデルワイク大学は小規模な三流大学であった。彼は自分の出自であるギルド外科医たちに格別の愛着があったので、特別にこの大学で、ギルド外科医のための講座をオランダ語で開いた。ラテン語で講義することが普通の大学で、ギルド外科医のような職人を卑語のオランダ語で教育することなど、18世紀当時のヨーロッパでは極めて非常識なことであった。

玄随の著訳書の１つに、未完であるが、『遠西名物考』がある。数種の参考書を駆使しての西洋薬物解説書で、『西説内科撰要』の薬物参考書として利用できるように工夫されている。『精煉術』も玄随が翻訳したもので、精煉術に分離（分析）と附合（化合・合成）の二術あることを示して、西洋薬物製造の技術としての化学の認識がみとめられる。故宗田一氏はこの書を日本最初の製薬化学書と位置づけている。

玄随の養子・宇田川玄真（1769-1834）は、『西説内科撰要』の改訂を行ない、『増補重訂内科撰要』（全18巻）として1826（文政９）年から1831（天保２）年にかけて刊行した。玄真はまた、オランダの20余種の本草書や薬物書から抄訳した薬草を和漢の植物に同定し、その薬効を述べた『和蘭薬鏡』を

1819（文政２）年に出版したが、これは３巻で中絶した。

『和蘭薬鏡』は玄真の養嗣子宇田川榕菴（1798-1846）の校訂で、『新訂増補和蘭薬鏡』（全18巻）として1828（文政11）年から1838（天保９）年にかけて刊行された。この本は『西説内科撰要』『増補重訂内科撰要』の参考書として利用できるように工夫がなされている。

また玄真は日本最初の西洋小児科書『小児諸病鑒法治法全書』を訳し、さらに日本最初の西洋眼科書『泰西眼科全書』をも訳している。こうして小児科・眼科といった専門分化した臨床諸科の蘭医書もこの時代になると日本に受容され始めた。

榕菴は西洋薬物学の研究からその基礎となる学問体系の認識に開眼した。そして1822（文政５）年には『菩多尼訶経（ぼたにかきょう）』を著して、西洋植物学の大綱を紹介した。菩多尼訶とはBotanica（植物学）のことで、漢文による経文体で執筆されている。 さらに、1835年（天保６年）には『植学啓原』を著した。この本は「植学」の新造語を使い、旧来の本草学とは異なる西洋植物学を日本に紹介したものである。

また榕菴は『動学啓原』の稿本も残し、西洋動物学の紹介も準備していた。

さらに1839（天保10）年には『舎密開宗』を編訳し、近代化学の体系的紹介を行なった。なお舎密は「せいみ」と読み、オランダ語のChemie（へミー、化学の意）の発音からきている。

蘭学の受容の第１期（1774～1830年代）において、蘭学オランダ語原書の学統はオランダ外科医界と深い関係にあった。この点については、本論文の主題であり、２章以下で詳述する。

宇田川玄随・玄真・榕菴と続く宇田川家３代は、それまで外科・解剖学が主体であった蘭学に、内科・病理学のみならず、その周辺の薬学・化学の分野や、広く植物学・動物学の分野まで取り入れ、日本に紹介した。

玄真・榕菴の活躍時期はちょうどシーボルトの渡来の時期と重なる。

1823（文政６）年にドイツ人シーボルト（Philipp Franz von Siebold, 1796-1866）がオランダ商館の医師として長崎に来日し、その後６年間、日本に滞在した。彼はそれまでに来日した外国人医師の中で最も大きな学問的影響を日本に与えた。

日本の医学界・科学界に大きな影響を与えた理由の１つとして、シーボルトが大学出身の教養ある医学者であったことがあげられる。

さらに来日のタイミングが良かったこともある。『解体新書』の完成後半世紀を経て、蘭学の重要性が認識され、蘭和辞典も刊行され、日本人学者が蘭書やその翻訳書を読み、ある程度の基礎知識が蓄積されていた。

出島へ到着したシーボルトは、まず薬草の採集目的で長崎郊外に出かける許可をもらい、次いで門人たちの家で日本人の治療にあたることを幕府の役人に大目にみてもらうようになった。

こうして既成事実を積み上げ、遂に来日１年後には、長崎の東郊、鳴滝に蘭学塾を開いた。この塾は地名にちなんで鳴滝塾と呼ばれた。美馬順三・岡研介・高良斎などの優秀な日本人医学者たちがここに集まり、外科・眼科・産科などの実技披露や臨床医学講義が行なわれた。

この塾で、シーボルトはわずか４年前の医学生時代にヴュルツブルク大学で習った医療技術を日本人の弟子に供覧した。

それは例えば、牛痘接種手技、白内障手術、薬の化学的製法、腹水穿刺、ベラドンナによる散瞳、腫瘍の切除などである。

しかしながら、シーボルトの手技はたいへん未熟であり、頭部の良性腫瘍を切除した後、化膿性脳炎で患者を死にいたらしめたり[(9)]、白内障の手術に失敗して患者を失明させたり、しばしば悪い結果を招いた。

シーボルトの滞在時期中に日本の蘭学の受容範囲が拡大したことには、シーボルトからの有形無形の影響があったに違いない。

3-2-1　蘭医学受容の第２期

シーボルトの長崎における６年間の滞在は、蘭学者たちの活動に大きな影響を与えた。

しかしシーボルト事件の結果、彼は1829年に日本から追放され、蘭学は１時期、肩身の狭い立場に置かれた。

この状況は1830年代に半ばにには好転する。有力な蘭学私塾が、大坂・江戸そして京都に創設された。

この時期、蘭学者の研究の対象はさらに拡大し、また軍事科学もそれに含まれ始める。

幕末の蘭学塾の中で最大の影響を社会に与えた塾は、緒方洪庵（1810-1863）の「適塾」であろう。

洪庵は足守（現岡山市足守）という小さな陣屋町に、足守藩士の佐伯瀬左衛門惟因の３男（第４子で末子）として生まれた。蘭学者の中天游・坪井信道・宇田川玄真などから蘭学を学び、また長崎にも遊学した後、1838（天保９）年に大坂で開業するとともに、蘭学私塾を創設した。

洪庵は適々斎と称したので、この塾は「適々斎塾」あるいは「適々塾」と呼ばれる。

そして1862（文久２）年までの24年間、この塾で蘭学を教え続け、この間に600名の寄宿生と相当数の通学生を教育した。塾生の出身地は全国に拡がり、青森県と沖縄県を除く各地から有能な青年たちが適塾に集まってきた。

明治期における日本の近代化のさいに、中央ではなばなしい活躍をした多くの人材、例えば橋本左内・福沢諭吉・大村益次郎・大鳥圭介・長與専斎なども、この適塾の出身者である。

またこれ以外にも、地方から大坂に出て適塾で学び、再び地方に帰った多くの蘭学者・蘭方医たちがいた。明治維新・文明開化のさいにこうした適塾出身者たちが日本各地で草の根的に働き、日本近代化の大きな原動力となった。

この緒方洪庵は一生の間に少なくとも12冊のオランダ医学書の翻訳を完成させた。

物理学書としては『物理訳説』、化学書としては『舎密全書』、生理学書としては『人身窮理学小解』、病理学書としては『病学通論』、薬物書としては『適適斎薬室膠柱方』『袖珍内外方叢』『和蘭局方』、内科書としては『扶氏経験遺訓』『虎狼痢治準』『模斯篤（モスト）牛痘説』、眼科書としては『視力乏弱病論』『白内翳方術論』がある。

このうち『病学通論』『扶氏経験遺訓』『虎狼痢治準』の３冊だけが刊本で、残りは写本である。この点については、別稿で詳述した。[10]

『病学通論』は1849（嘉永２）年に公刊された緒方洪庵の訳述による病理学・内科学分野の書である。

もう１冊の緒方洪庵の翻訳書の刊本は『扶氏（ふし）経験遺訓』である。この本は彼の主著である。緒方洪庵と彼の義弟、郁蔵との共訳であるこの本は全20巻（本編15巻・薬方編２巻・附録３巻）の大著で、1858（安政５）年から1861（文久元）年にかけて刊行された。しかしその訳稿は1842（天保13）年には一応完成していたようで、これは写本として広く門人らの間で読まれていた。

この本のドイツ語版原書は1836年にプロイセンでフーヘラント（C. W. Hufeland）によりまず刊行され、1838年にオランダのハーヘマン（H. H. Hageman Jr.）がオランダ語に翻訳して出版した。ドイツ語版原書は*Enchiridion Medicum, oder Anleitung zur Medicinischen Praxis, Vermachtniss einer 50 jahringen Erfahrung*（『内科ハンドブック　内科臨床の手引き　50年の経験の遺産』1836年刊）であり、オランダ語版原書は*Enchiridion Medicum, Handleiding tot de Geneeskunde Praktlijk, Erfmaking van eene Vijftigjarige Ondervinding*（『内科ハンドブック　内科臨床の手引き　50年の経験の遺産』1838年刊）である。

３冊目の洪庵の刊本は『虎狼痢治準（ころうりちじゅん）』である。この本は1858（安政５）年のコレラ流行の際に急いで刊行された本で、３冊の蘭医学書のコレラに関する項を寄せ集めたものである。

緒方洪庵が翻訳した蘭学書のオランダ語版原書のオランダ人編著者たちの多くは、前の時期とは対照的に、大学教育を受けた内科医たちであった。

3-2-2　種痘の伝来

1796年にイギリスの外科医ジェンナー（E. Jenner）によって開発され、効果が確認された種痘（牛痘）は、1798年に公表された。

非常識な内容であるということで論文が学会誌に受理されなかったため、ジェンナーは自費出版にてロンドンで小冊子を刊行した。

天然痘に対する種痘の予防効果は社会に認められ、1801年までにはナポレオンによる戦乱下のヨーロッパ全土に、この新しい技術はほぼ普及した。

ワクチンがロンドンから初めて送り出されたのは1799年である。ハンブルクを経由した外交官の荷物に入っていたワクチンは、同年ウィーンの医師ジャン・ド・カルロのところに着いた。1800年にこのワクチンはトルコのコンスタンチノープルに届き、1802年には陸路バクダッドまで届いた。さらに陸路ペルシア湾岸の港町ポッサラに伝えられ、そこから船でインドのボンベイに送られた。ボンベイに届いたワクチンは、その西南のマダガスカル島東700km のインド洋に浮かぶフランスの植民地モーリシアスとレユニオンに1803年に届けられた。ここから船脚の早い船を使い、船上で人体を使って腕から腕へとワクチン連鎖を航海中行ないながら、1804年にワクチンはバタビアに到着した(11)。

日本へ最初に種痘の情報を伝えたのは蘭館長ドゥーフ（H. Doeff）である。1803（享和３）年に馬場佐十郎へ種痘情報を伝えた。

また別のルートで大西洋を横断してメキシコに伝えられたワクチンは、今度は太平洋をも横断して中国の広東へ伝えられ、そこでイギリスの商館医ピアーソンが1805年に種痘接種に成功した。この情報と関係医書は相次いで日本に伝えられていた。

また1823年には蘭館医シーボルトが、日本人医師に種痘接種手技を教えていた。こうして情報だけは日本に届いたものの、有効なワクチンの日本への到達は著しく遅れた。

ワクチンは通常はガラス板の間に保存され、あるいはランセット（外科用ひらき針）の上に乾いた状態で保存される。ジャワから日本への航海は８月の夏に限られており、６週間の暑い長い航海で、ワクチンはその生命力を失ってしまっていたのである。

1848（嘉永元）年８月にオランダ東インド陸軍２等軍医モーニッケ（Otto Gottlieb Mohnike, 1814-1887）は、ワクチンを持って、ジャワから長崎の出島に到着した。このワクチンは空気を閉め出した毛細ガラス管内に詰められていたが、変質して無効になっていた。

蘭医・楢林宗建は痘痂（かさぶた）もまた人痘接種のさいには有効であると、モーニッケに進言した。

これに応じ、翌年8月にバタビアの医務局長ボッシュ（Willem Bosch, 1798-1876）医師からモーニッケのもとに、牛痘痂が送られてきた。

この牛痘痂の起源は、1846年にウィーン大学のチェーレル教授からジャワに送られてきたワクチンであったと推定される[(11)]。

この牛痘痂は有効であった。

長崎での最初の種痘の成功後のわずか１～２年の間に、日本全国に種痘が普及したが、このことは驚くべきことである。有効なワクチンの日本への到着が遅れている間に、蘭医たちの間に種痘に対する理解とコンセンサスが、充分でき上がっていたことを示す。

天然痘に対する種痘の著しい予防効果は、この時、医師だけでなく為政者、大衆にも強烈な印象として残った。この印象が明治に入ってからすぐの西洋医学の重視と、漢方医学の放棄へとつながっていく。

もっとも長崎へ種痘のワクチンがもたらされる前に、1824（文政７）年に松前を中心に日本の北部で、シベリア帰りの中川五郎治（1786-1848）によって種痘が行なわれたが、これは広く普及することなく終わっている。

3－3　蘭医学受容の第３期

蘭書受容の第３期は、オランダ軍医ポンペが長崎に渡来した1857年に始まる。

欧米諸国からの軍事的脅威のため、幕府は軍の近代化を迫られた。その目的のため、長崎海軍伝習所が1855年に設置され、オランダ海軍士官がこの学校で教えた。

1857年９月22日（安政５年８月５日）に、オランダ船ヤパン号が長崎に到着した。この船にはオランダ海軍の第２次海軍分遣隊の一行が乗船していた。

その中に１人の若い軍医がいた。それがポンペである。

ポンペのフルネームは、ヨハネス・リデイウス・カテリヌス・ポンペ・ファン・メールデルフォールト（Johannes Lydius Catherinus Pompe van Meerdervoort, 1829-1908）と長い。このうちポンペ・ファン・メールデルフォールトが姓であるが、慣習に従い、ポンペと略記する。

ポンペは当時オランダ国内であったブルージュで、1829年に生まれた。1845年にウトレヒト陸軍軍医学校へ入学し、そこで４年間、医学教育を受け、３等軍医となった。

２年間のオランダ国内での勤務の後、スマトラ、モルッカおよびニューギニアへ派遣され、この間に熱帯医学の経験を積み、1855年にオランダへ帰国した。翌年、昇級試験に合格し２等軍医に昇進し、日本に派遣された。

来日して間もなく、ポンペは日本人に医学を教授するように依頼された。幕府は最初、内科学と外科学だけの教育で充分と考え、ポンペにこの２学科だけの講義を依頼した。

しかしポンペは系統的に５年間みっちり医学教育しなければならない必要性を幕府に納得させることに成功した。

1857年11月12日（安政４年９月26日）に、教師は彼１人だけという学校で、講義が開始された。松本良順（1832-1907）という意志が強く活動的な医師が、ポンペを助け続けた。

長崎でポンペと公に接触を許された日本人はこの松本良順だけで、一般の医師がポンペの講義を聴講して良いという許可は出なかった。そのため詭弁を使い、ポンペが良順に講義をし、良順がそれを一般の医師に伝えるというかたちで、一般の医師もポンペの講義を直接聴けるように計った。

学校は多くの困難にぶつかった。日本語で書かれた近代的な医学教科書や教材もなく、また生徒にも基礎的な自然科学の知識が不足していた。ポンペはすぐ、日本人医学生たちの理論的知識はゼロに等しいことに気付いた。オランダの医学書から、ただ単に極めて簡単な概念を得ているにすぎなかった。

しかしなんといっても最大の問題は、言葉の壁であった。ポンペはオランダ語で講義を行なった。通詞は医学用語には全く不慣れであった。ポンペは精一杯日本語を学び、一方、生徒もオランダ語を学んだ。数か月もすると、ポンペと学生たちは互いに意志の疎通ができるようになった。

ポンペがこの長崎の医学校で行なった医学カリキュラムは、筆者の調査・検討の結果、彼の母校、ウトレヒト陸軍軍医学校のカリキュラムに倣ったものであることが判明した(7)。物理学・化学といった自然科学から講義を開始し、次いで解剖学・生理学・病理学といった基礎医学を教え、そして最後に内科学・外科学・産科学といった臨床医学まで、系統的に教えた。[12・13]

ポンペが長崎の医学校での講義の底本として使用した医学書は、ウトレヒト陸軍軍医学校のテキストであった。[12] しかしながら、それをそのまま使用したのでは、初心者の日本人医学生にとって複雑すぎるため、ポンペは内容を削除し、あるいは基礎的な知識を加え、また理論をいっそう簡単にして利用した。

解剖学講義が開始された時から、ポンペは人体解剖の必要性を強く訴えていた。

1859（安政６）年に幕府は、処刑された罪人の死体を解剖供覧に使うことを承諾し、９月９日（８月13日）から、西坂刑場でポンペによって死体解剖実習が行なわれた。幕府の役人の厳重な警戒の中、夏場で死体が傷みやすかったため、たった３日間で解剖実習を終了した。

またポンペは幕府に対し、西洋式の病院の必要性を説き続けた。

幕府はそれに応えて医学所と付属病院の設立を1859（安政６）年に認めた。1861年９月20日（文久元年８月16日）に養生所（長崎病院）は開院した。養生所は２病棟からなり、病床数は120床であった。

医学教育に加え、ポンペは天然痘やコレラの大流行にも対処しなければならなかった。 1862年10月（文久２年８月）に授業が全て終了した時、ポンペは修業証書を61名の学生に与えた。

1862年11月１日（文久２年９月10日）にポンペは日本を去り、帰国後オランダで「日本における５年間」（*Vijf Jaren in Japan*, 『日本滞在見聞記』として、雄松堂より1968年に翻訳出版）を公刊した。

ポンペと入れ替わりに長崎に来て医学校で教えたオランダ軍医は、ボードイン（Antonius Franciscus Bauduin, 1820-1885）である。この軍医についても、その重要性にもかかわらず、基本的な史実が十分知られていなかったので、筆者はオランダで史料・文献・史跡調査を施行した。[12・13]

彼もまたウトレヒト陸軍軍医学校の出身であった（1839-43年在学）。また卒業後、ウトレヒト大学で研究し、グローニンゲン大学から学位を取得していた。

ボードインは1847年から来日するまで、母校ウトレヒト陸軍軍医学校の教官を勤めていた。前任者のポンペもボードインの教え子であった。

彼は長崎の医学校で学生に眼科学・生理学・外科学などの講義をするとともに、患者の診療も行なった。診療録がオランダに保存されている。[13]

1865年5月（慶応元年4月）に養生所が精得館と改称されたさいに、ボードインは幕府に要請して、物理学・化学部門を独立させ、養生所内に医学所とは別の分析究理所（分離究理所）を併設することを求め、その教師としてハラタマ（Koenraad Wolter Gratama, 1831-1888）を招くよう計った。

ハラタマもやはりウトレヒト陸軍軍医学校出身で、母校の物理学・化学などの教官を勤めていた。ボードインのかつての同僚である。

ボードインは江戸にオランダ系の軍医学校を創設しようと、1866年始め（慶応元年末）頃より画策し始めた。これは結局、1867年6月12日（慶応3年5月10日）に江戸の医学校の開設について、7ヵ条の約定書を幕府とオランダ側が結ぶことで決着した。

その準備のため、1867年6月（慶応3年5月）にボードインは緒方惟準ら日本人医学生を連れ、オランダに一時帰国した。

そして日本人医学生をウトレヒト陸軍軍医学校に編入させ、ボードイン自身も小児科・産科など医療経験の乏しい分野をロンドンの病院などで勉強し、江戸の医学校の設立に備えていた。

ところがこの間に徳川幕府は崩壊、権力は明治新政府の手に移り、江戸の医学校の構想は宙に浮いた。ボードインの再来日はそのために遅れた。

明治新政府はボードインを江戸ではなく、大坂で働かせることとした。

長崎から江戸を経て、大坂に来ていたハラタマが、ボードインの到着まで一時的に大坂の仮病院の責任者を任された。

ボードインの仮病院への就職が決まり、3月26日（2月14日）にハラタマからボードインへ重症患者の引継ぎが行なわれた。4月5日（2月24日）には緒方惟準を院長として大福寺（大阪市中央区上本町4丁目に現存）で仮病院は発足した。ここで診療と医学講義が行なわれた。仮病院は5ヵ月後に鈴木町代官屋敷跡（現中央区法円寺町の国立大阪病院の東南隅）に移転した。

明治新政府は1869（明治２）年にドイツよりの医学の導入を決め、ボードインを軽視するようになってきた。そのため彼は帰国を決意する。

ボードインは1870（明治３）年２月からは大坂の軍事病院に移り、そこで診療と軍医教育を行なっていたが、６月にこの病院を辞し、帰国することになる。そして書物や荷物をすべてオランダに送り返し、横浜に滞在していた。

大学東校（現東京大学医学部）ではドイツ人医学教師の雇用を決め、プロシアより２人の軍医を教師として招聘したが、おりからの普仏戦争で着任が遅れた。

そのため大学東校の生徒たちは、外人教師の不在を不満として騒いだ。そこで帰国の途中、横浜に滞在していたボードインに無理に頼み込んで出発を延ばし、大学東校で２ヵ月余り講義してもらった。明治３年７月頃から10月頃までのことであった。

ボードインはこの後、1870年12月（明治３年閏10月末）に日本を去った。

ところが、ボードインのウトレヒト陸軍軍医学校時代の教え子たちがその後も続々と来日し、地方の各地の医学校で医学教師として働いた。

ポンペ以後、幕末維新に来日したオランダ医は14名で（表１）、そこからボードインを除いた13名のうち、ポンペ、ハラタマ、メーエル、スロイス、ヨング、レーウエン、マンスフェルト、ブッケマ、ロイトルの９名は、1847年から1862年までウトレヒト陸軍軍医学校に勤めたボードインの教え子たちであった。

これらオランダ医たちが教えたは医学校は、西から、熊本（マンスフェルト）、長崎　（ポンペ、ボードイン、ハラタマ、マンスフェルト、レーウエン、ブッケマ、フォック）、岡山（ロイトル）、神戸（ヘーデン）、大阪（ボードイン、ハラタマ、ブッケマ、マンスフェルト、エルメレンス）、京都（府立）（マンスフェルト）、金沢（スロイス、ホルテルマン）、新潟（ホルテルマン、ヘーデン、フォック）、横浜（メーエル、ヨング）、東京（ボードイン）の10校であった。

幕末維新期に日本の医学教育機関システムが萌芽し始めた時点で、オラン

表1　来日オランダ人医師出身医学校

名前	フルネーム	生没年
ボードイン	Antonius Franciscus Bauduin	1820-1885
ポンペ	Johannes Lydius Cathrinus Pompe van Meerdervoort	1829-1908
ハラタマ	Koenraad Wolter Gratama	1831-1888
マンスフェルト	Constant George van Mansvelt	1832-1912
メーエル	Arend de Meyer	1833- ?
スロイス	Pieter Jacob Adriaan Sluys	1833-1913
ヨング	Gornelis Gerardus de Jong	1833頃-?
レーウェン	Willem Karel Maurits Leeuwen van Duivenbode	1837-1882
ブッケマ	Tjarko Wiebenga Beukema	1838-1925
ロイトル	Franciscus Johannes Antonius de Ruijter	1841-1886
エルメレンス	Christiaan Jacob Ermerins	1841-1880
ホルテルマン	Adriaan C. Holterman	1844- ?
ヘーデン	Wilhemus Hubetus van der Heyden	1844-1894
フォック	Cornelis Hendricus Matheus Fock	1845-1883

注1：ウ：ウトレヒト　ラ：ライデン　グ：グローニンゲン
　2：(　)内の地名は、医学校以外の勤務を示す

ダ医たちはその運営や教育に深くかかわった。オランダの軍医学校式の医学教育方法は、創設期の日本の医学校に刷り込まれたのである。この点についても別稿で詳述した[12・13]。

幕末維新期に多数の医学校が地方に作られすぎたため、政府は1887（明治20）年に医学校の経費は地方税をもって支弁してはならないという勅令第48号を制定し、そのため全国で48校を数えた医学校はその３割に激減し、わずか13校になった。

出身医学校			教　職	在日期間	主要関連医学校
軍 医 学 校	大学	学　位			
ウ軍(1839-43)	ウ大	グ大	ウ軍 (1847-62)	1862-70	長崎　大阪　東京
ウ軍(1845-49)				1857-62	長崎
ウ軍(1847-51)	グ大 ウ大	ウ大 MD PhD	ウ軍 (1853-65)	1866-71	長崎　大阪
ウ軍(1849-53)	ウ大	?		1866-79	長崎　熊本　京都　大阪
ウ軍(1853-　)				1866-79	(横浜オランダ海軍病院)
ウ軍(1849-　)	ラ大	ラ大		1871-74	金沢
ウ軍(1851-　)				1865-91	(横浜オランダ海軍病院)
ウ軍(1853-57)	ダ大	グ大		1870-79	長崎
ウ軍(1855-59)	グ大	グ大		1871-88	大阪 (東京) (横浜) 長崎
ウ軍(1858-62)				1870-72	岡山
	グ大	グ大		1870-77	大阪
(アムステルダム クリニカルスクール)				1875-80	金沢　新潟
	ウ大	ウ大		1874-94	新潟　神戸　東京 (横浜)
	ウ大	ウ大		1877-83	新潟　長崎

こうした医学校整理にさいし、かつてオランダ医たちが教師を勤めた医学校は、神戸と横浜を除いて、勅令第48号の施行直前に国立に経営を変えられ、生き残り、1919（大正８）年から1923（大正12）年にかけて、医科大学に昇格する。

すなわち1919（大正８）年に大阪、1921（大正10）年に京都府立、1922（大正11）年に岡山・新潟・熊本、1923（大正12）年に金沢・長崎の医学専門学校が医科大学に昇格する。

幕末維新期にオランダ医が教えた医学校は、このようにして地方の有力な大学の医学部に発達していった。その大半は戦後、国立大学の１期校となる。

現代の医学教育システムにも、幕末維新のオランダ医たちは結果的に大きな影響を及ぼしているといえる。

2　『解体新書』と原著者クルムス、翻訳者ディクテン

1　『解体新書』の出版

安永３（1774）年に杉田玄白と前野良沢らは、『解体新書』を江戸で翻訳・出版した。明和８（1771）年３月４日に、江戸小塚原で女の刑死体の解剖が行なわれた。玄白と良沢は、他の医師たちとともにそれを見学した。２人はそれぞれ１冊のオランダ語の解剖書を持参していたが、その本は同じ本の同じ版であった。死体と比較した結果、２人はこの本の挿図の正確さに驚いた。そして３年の歳月をかけてその翻訳を完成させた。

『解体新書』の原書は、まずJ. A. クルムス（Johann Adam Kulmus, 1689-1745）により *Anatomische Tabellen*（『解剖学表』）として1722年にドイツ語でダンチッヒで刊行された。G. ディクテン（Gerrit Dicten, 1696頃-1770）により、通説ではこの本の第３版（1732年刊）のドイツ語版が1734年にオランダ語に翻訳され *Ontleedkundige Tafelen*（『解剖学表』）としてアムステルダムで刊行された。この本の日本語への重訳が『解体新書』である。

2　『解体新書』の原著者クルムスについて

2－1　本節の研究方法

まず先行研究について検討する。２項で日本とヨーロッパで、研究者がこの解剖書（『解体新書』）とその原著者クルムスについて、どこまで明らかにしているのか、概観する。

次いで、３項以下でポーランドで入手したクルムスについての１次史料と文献を検討する。十数年前までポーランドは社会主義国であった。社会主義国における情報開示の少なさのため、外国人が歴史上の史料を調査することは事実上、不可能な状態であった。ところが東欧革命の結果、ポーランドは

資本主義国となり、情報の開示が西欧諸国と同様に行なわれるようになり、外国人による史料の調査が容易になった。

そこで筆者は1996年の5月と10月にポーランドのグダンスクに調査に赴き、国立グダンスク公文書館（Archiwum Panstwowe）とポーランド・アカデミー・グダンスク図書館（Biblioteka Gdanska PAN）などで史料の調査と入手を試みた。その結果、クルムスに関する1次史料と文献の入手に成功した。

2-2　クルムスに関する先行研究

まず日本語によって書かれた論文を検討する。比較的詳しくクルムスを論じたのは、呉秀三と小川鼎三であるが、いずれもその主な典拠はA.Hirsch編の *Biographisches Lexikon des Hervorragenden Aerzte Aller Zeiten und Völker*（1884-88年刊）3巻571頁の記事（④に翻訳を示す）のようである。両人の論じる内容は、基本的にA. Hirschの記載を越えるものではない。

①呉秀三著「解体新書の原著並びに解体新書に引用せる諸の原書の著者」『中外医事新報』1155号　64～75頁　1925年

②の岩熊哲の書に言及されていた先行研究である。その66～68頁に下記のような記載がある。戦前の日本語での論考の中で、もっとも詳しくクルムスを紹介したものであろう。

> Johann Adam Kulmus（1689-1745）は、西暦1689年3月18日ブレスラウで誕生した人で同地のギムナジウムに入りて最初の学問をし、それからダンチヒのギムナジウムに転校して、その後に1711年から1715年まで、ハルレー、ライプチッヒ、ストラースブルグ等二、三の大学で、医学、万有学を修学して、それからバーデンに行って、1715年にドクトルの学位を得、一時オランダに行き、ドイツの諸地方を旅行して、1725年に実兄ヨハン・ゲオルグ・クルムスがダンチヒに居てポーランド王の侍医をして居たところに行って、実地開業をして居たが、同地の高等学校の医学・万有学の教授に任命されたが、それより前1722年からレオポルドアカデミーの会員になって居、奇形に関した数多の実験を数種の手記とともに其の会に提供し、又ブレスラウの「医学者の論文集」にも公にした

ものがある。1725年以後はベルリンの科学アカデミーの会員として種々の論文を発表した。1745年5月29日ダンチヒで死亡した。享年57、此人の著述には医者に取って非常に必要なものと思われるものの他、万有学・医学又外科学に関したものが沢山あるけれども、此人を最も有名にした著述は1728年の出版で、解体新書の原本になった、独逸語で公になり、ラテン語に訳されたという銅版画入りの *Anatomische Tabellen, nebst dazu gehöringen Anmerkungen und Kupfern, daraus des ganzen menschlichen Körpers Beschaffenheit und Nutzen deutlich zu ersehen, welcheden Aufängernder Anatomie zu bequemerer Anleitung*, verfassth Danzig, 1725で、オクターフで、28図表があって、図表があっては説明があり、説明があっては図表がある、表題通り初学者の手引きに都合のよいものである。

なお、上記原著表題中にはドイツ語としては不自然な表記が散見されるが、呉論文の記載をそのまま踏襲した。

②岩熊哲著『解体新書を中心とした書誌学的検討』 福岡 米山千代子 1943年

この本の第1頁に「原著者Johann Adam Kulmus（1689-1745）の知られている限りの生涯については、呉秀三博士が「解体新書の原著並びに解体新書に引用せる諸の原書の著者」(『中外医事新報』1056号——筆者註：1155号の誤り）なる一文で詳しく紹介して居られるから、贅する必要はない。ここでは成るべく重複をさけて呉先生が述べらなかった事項を論じたい」とある。

そして引き続き、13頁に「クルムスの泰西解剖学史上における地位は甚だ低い。普通の西洋医学史の中には、彼の名を見出だすことは出来ぬ。彼について知ろうとすれば、特殊の書を漁らなければならない。之に反して、わが医学史上におけるクルムス解剖図譜の地位はほとんど絶対である」と記されており、この指摘は的をえている。

この特殊な書は史料を意味しているものであろうが、半世紀後の現在も、岩熊哲が指摘した状況とさほど変わるものではない。

③小川鼎三の一連の研究（1955～75年）

1955年に刊行された『明治前日本医学史　第1巻』（日本学士院編　東京）で、小川は下記のように著している。「解体新書の本文はクルムス解剖書（独逸ダンチッヒの自然科学者 Johann Adam Kulmus（1689-1744）の著した *Anatomische Tabellen* の第3版（1732）を和蘭の医者 Gerardus Dicten が翻訳したもので *Ontleedkundige Tafelen* と題し、1734年アムステルダムにて出版）の本文の大体に忠実な逐字訳であり、創業の人々がよくもこれだけできたものと感嘆の他はない。尤もクルムス解剖書では本文以外の註釈の部分が重要な一部をなすが、これは解体新書には載っていない」（152頁）

記載はこれだけにとどまり、クルムスやディクテンの学歴や業績に関する記述は、認められない。

小川は1968年に『解体新書　蘭学をおこした人々』（中央公論社　東京）を公刊する。その74頁から76頁にかけてクルムスの履歴が記載されている。それによると「彼（筆者註：クルムス）の生涯について詳しい伝記は知られていない。1689年3月18日にブレスラウ（いまポーランド領の Wroclaw）に生れて、ギムナジウムの教育をブレスラウとダンチッヒ（いまポーランド領の Gdansk）でうけたのち、1711年から数年間、ハルレ・ライプチッヒ・ストラスブルグ・バーゼルの諸大学で学び、医学と博物学を身につけた。ドクトルの学位を1719年バーゼルで得た。ついでオランダに滞在したあと、ダンチッヒにゆき、そこで医業を開いた。彼の実兄ヨハン・ゲオルグ・グルムスはポーランド王の侍医で、ダンチッヒに住んでいたことは、彼がこの地に来たのと関係がありそうだ。1725年に、彼ヨハン・アダム・クルムスはダンチッヒのギムナジウムの教授となり、医学と博物学を受けもった。彼が学問的にもっとも活躍したのは1720年代で、年齢では30歳から40歳までの壮年期であった。彼の有名な『簡明解剖書』（原名 *Anatomische Tabellen*）の初版は1722年ダンチッヒで出された。その他の著作としては『自然哲学要綱』*Elementa Philosophiae Naturalis* が1722年と27年、奇形胎児の解剖生理学的な記載が1724年、「聴覚について」と「血液循環」が同じく1724年、「蒸気と霞」が26年、「岩石」が27年、「嗅覚」と「視覚」が28年、「触角」が28年、同じく1729年には「動物の発生について」と「昆虫の実験」を発表している。（中略）1722年に彼はレオポルド・アカデミーの会員となり、1725年以後はベルリン学士院の会員になったというので、彼の学問上の業績は当時かなり認められていたと思う。（中略）最後までギムナジウムの先生であったかどうか明らかでないが、クルムスは1745年５月29日ダンチッヒで没した。享年56歳である。クルムス解剖書の書誌学的な考察は、日本では岩熊哲氏により昭和18年に発表されているが、いま調べるとそれにも若干訂正すべき個所があるようである」とあり、上記した②の岩熊哲の研究がそれまでの主要な書誌学的研究の一つであったと評価する。

小川鼎三の文章はA. Hirsch編 *Biographisches Lexikon des Hervorragenden Aerzte Aller Zeiten und Völker*（1884-88年刊）３巻571頁の記事に、上記②の文献からの引用を含み、その上若干他からの引用を加えたものである。「聴覚について」「血液循環」「蒸気と霞」「岩石」「嗅覚」「視覚」「触角」「動物の発生について」および「昆虫の実験」が、実際は同一書籍に収載された論文であったことについては、５項でそれを指摘する。

小川鼎三は『日本医史学雑誌』21巻２号の46～52頁に、「解体新書について」を発表しているが、その48頁に記述されたクルムスに関する内容はごく簡単で、『解体新書　蘭学をおこした人々』を越えるものではない。

④A. Hirsch編の医学者人名事典 *Biographisches Lexikon des Hervorragenden Aerzte Aller Zeiten und Völker* の記載

1884年から88年にかけてドイツで刊行された全６巻の A. Hirsch 編の医学者人名事典 *Biographisches Lexikon des Hervorragenden Aerzte Aller Zeiten und Völker* は、今までに欧米で刊行された医学者人名事典中、もっとも詳細な内容の事典であるが、この本が唯一クルムスの名前を収載している医学者人名事典である。その内容の全訳を示す。巻末にドイツ語原文を添付する（265頁の文献A）。

クルムス、ヨーハン、アーダム、ダンチッヒの。1689年３月18日ブレスラウ生まれ、1711年よりハレ、ライプチッヒ、シュトラスブルク、バーゼル大学で学び、最後の大学で1719年に博士論文 *De Harmonia Morum et Morborum* で学位取得。その後オランダ内を学術旅行し、ダンチッヒに戻って、ここで

1725年にダンチッヒ高等学校の医学と物理学（ママ）の教員のポストを得た。1745年5月29日死去。彼の著作の内であげられ得るのは：当時非常に人気があった *Anatomische Tabellen* ダンチッヒ1722、1725、1728、アムステルダム1733、ライプチッヒ1742、1759、アウグスブルク1745、1766、ローマ1748、ウトレヒト1755、カルル・ゴットロープ・キューンによる27銅板画付全面訂正版ライプチッヒ1789、フランス語版アムステルダム1736。さらに *Elementa Phylosophiae Naturalis, observationibus, necessariis experimentis et sana ratione suffulta*, c.fig. ゴータ1722、ゲッチンゲン1727、*Diss. de Vaporibus, Nebula Etnubibus* ダンチッヒ1726、*De lapidibus* ダンチッヒ1727。

これらに多数の、取るに足らない物理学と医学の論文が加わる。

⑤ *Allgemeine deutsche Biographie* 17

岡山大学・江代修助教授より A. Hirsch 編の医学者人名事典よりさらに刊行年の古いこの先行記事があることを指摘された。1883年に刊行された、ドイツの広汎に人名を収載した人物事典である（265頁に原文を添付した）。

> クルムス：ヨーハン・アーダムは1689年3月18日にブレスラウで生まれた。出身都市と後にダンチヒのギムナジウムに通い、1711年から1715年までハレ、ライプチヒ、シュトラースブルク、バーゼルの大学で医学と自然科学を学んだ。試験に合格した後、まず暫らくはオランダに滞在し、帰国後はダンチヒで内科医として開業した。1725年にその地のギムナジウムの医学と自然科学の教授に任命された。レオポルド・アカデミーとベルリン学術協会の会員。1745年5月29日にダンチヒで死去。多数の医学論文の他に『自然哲学基礎』ダンチヒ1722年や「石に関する論考」ダンチヒ1727年、「昆虫に関する講演」1729年等の様々な短い自然科学論文を著した。

A. Hirsch 編の医学者人名事典と基本的な記載内容は共通であるが、その内容は簡単で、とくにクルムスの医学的業績に関する記載は、前者よりはるかに少ない。刊行年から見て、この人名事典の記述を参考にして A. Hirsch 編の医学者人名事典の記事が書かれた可能性が高い。

Allgemeine deutsche Biographie という人名事典の存在は、日本の医史学者

の間ではあまり知られていない。断定はできないが、A. Hirsch 編の医学者人名事典の方が、日本語の医学史書のクルムスに関するすべての記載の主たる典拠となった可能性が高いように思う。

さて、『解体新書』のドイツ語版原著について、上記先行研究間で、矛盾した記載が見られる。すなわち、小川は1732年にアムステルダムで刊行された第3版であるとするのに対し、A. Hirsch 編の医学者人名事典の記載の著書リストには、1732年のアムステルダム刊行版はなく、1733年のアムステルダム刊行版があげられている。

ここに今後解決すべき問題が存在する。2章4節で詳述するが、ディクテンがアムステルダムで刊行した1734年のオランダ語版が、どのドイツ語版、あるいはラテン語版をもとに翻訳されたものかを、ドイツ語・ラテン語各版の原著をつきあわせて詳細に検討する必要がある。しばしばオランダ語に翻訳された医書には、その原著が明記されているが、ディクテンのオランダ語翻訳書にはその記載がない。

2-3 ポーランドの文献から

クルムスがドイツ人であることは従来、明白な事実だと考えられていた。彼の史料のほとんどがドイツ系のものであったからである。

しかしクルムスの生きた17世紀末から18世紀半ばまでは、グダンスクはポーランドの自治都市であったと、少なくとも『ポーランド人名事典[(1)]』の編著者たちは考えている。

グダンスクは980年頃に、ポーランドの最初の王ミェシコⅠ世がこの地を制圧して生れた[(2)]。1308年にドイツ騎士団領に編入され、1361年にはハンザ同盟の都市となった[(2)]。1454年にドイツ騎士団に対し反乱をおこし、ポーランド王に保護を求めた。13年間の混乱の後、1466年にポーランドの自治都市となった[(2)]。1793年、ポーランド第2次分割でプロシア領となった[(2)]。

従ってクルムスの時代は、ポーランドの自治都市であった。1971年にワルシャワで刊行された『ポーランド人名事典[(1)]』にはクルムスはポーランド人として掲載されている。

前述した1884年から88年の間にドイツで刊行されたA. Hirsch編の医学者人名事典 *Biographisches Lexikon des Hervorragenden Aerzte Aller Zeiten und Völker* の内容（2節2項の④、以後「前著」と略）との比較を示す。A. Hirsch編の医学者人名事典に述べられていなかった部分を括弧内で明記した。『ポーランド人名事典』(1)の記事はA. Hirsch編の医学者人名事典の内容より詳細である。

以下の記述は岡山大学経済学部助教授田口雅弘氏の和訳による。

クルムス・ヤン・アダム（ポーランド語読み、姓名順もポーランドの慣習に従った。Kulmus Jan Adam）は1689年3月23日（前著は18日）にヴロツワフで生れた。父はパン焼き職人のアダム（Adam）、母はマリア・フレゲル（Maria Flegel）、兄はヤン・イェジイ（Jan Jerzy）である(1)（前著は記載なし）。

まずブロツワフのギムナジウムに通い、両親を亡くしたあと、1704年に兄のいるグダンスクに転居し、そこのギムナジウムに通った(1)（前著は記載なし）。

1711年にハレ、1714年にフランクフルト、次いでライプチッヒ、シュトラースブルク、1715年（前著は19年、後述するように筆者も前著が誤っていることを指摘）にバーゼルにおいて *Dissertatio de harmonia morumet morborum* で医学博士号を取得した(1)。その後、オランダのライデンでヘルマン・ブールハーヴェの講義を聴講する(1)。

1725年にグダンスク・ギムナジウムの教授、1729年に教え子たちの学術論文をまとめた *Fasciculus Exercitationum Physicarum de variis ac praecipuisrebus ad philosophiam naturalem*（『自然哲学各論集成』）を出版する(1)（1729年以下の内容は前著に記載なし）。同時に主に解剖学の分野で多くの小論文を著す（前著は記載なし）。

1730年に2つの暦に関する書物 *Curieuser astronomischer und historischer Calender* および *Nowy i Stary, to jest rzymskii rusuki kalendarz*（『新暦と旧暦すなわちローマ暦とロシア暦』）を著す(1)（前著は記載なし）。

グダンスク市嘱託物理学者の公職を遂行する。皇帝博物学協会、ベルリン科学アカデミー会員(1)（前著は記載なし）。

1721年4月11日に雑貨商クシシトフ・ロイシュネル（Krzysztof Leuschner）の未亡人コンコルディア・エーベリング（Konkordia Ebeling）と結婚する(1)（前著は記載なし）。
1745年5月29日にグダンスクで死去。

2-4 ダンチッヒのギムナジウムの歴史

グダンスクなどで筆者が入手した、ダンチッヒのギムナジウムの歴史に関する事項を要約する。

ダンチッヒのギムナジウム（Gymnasium Academicum または Illustre Gedanense または Danticanum）は、1558年の夏に市の参事会の決定により、1558年に創立された。

Winter Platz（現在名：Targ Maslany）西のフランシスコ会の修道院（Franziskaner-kloster）の建物に同年から置かれた(3)。

なおこの建物は第二次世界大戦の空襲で大破したが、その後、以前と同様の外観で再建され、現在も学校の校舎として利用されている。

このギムナジウムは4つの学部のためのアカデミックな教職の導入によって、ある人たちの意見によれば1580年頃、他の人たちの意見によれば1630年または1643年に、神学と哲学と法学と医学の講義がなされる学術的ギムナジウムの性格を得た。

最盛期は1643年から68年で、平均して在学生徒数は400名、一部はバルト海沿岸とポーランドの出身者であった。1715年以後衰退した(3)。

ヨーハン・アーダム・クルムスはこのギムナジウムの学生で、その後教授に就任した。彼は自然科学、とくに解剖学の研究を彼の医師の仕事の基礎として行なった。

歴史家の一般的な意見では、18世紀の最初の四半世紀にグダンスクの高等教育が衰退したという。この衰退は著明で、彼らによると教員数と学生数が減少し、雄弁術と神学が好まれ、自然科学と数学が無視された。それは経済的・社会的・思想的理由による(4)。

しかしギムナジウムの何人かの教員の教訓的な出版活動を検討すると、高等教養教育を実施していたことがわかる。

その第1はガブリエル・グロデック（Gabriel Groddeck）教授（1694年就任)、彼の後継者ヨーハン・グローゼマイエル（Johann Glosemeyer）教授(1709年就任)、そして最強のヨーハン・アーダム・クルムス教授である。(3・4)

1725年に彼は教授に就任、そして2年後にイラスト入りの講義便覧を学生のために出版した。この便覧は記録の中にのみ知られる。この便覧の題名は公式には「科学的やり方、観察、実験、そして常識について」で、科学の啓蒙の精神にのっとって説明している。(4)

18世紀になって哲学の教授のミヒャエル・ハーノフが、この学術的ギムナジウムを総合大学に格上げするという提案をもって登場した。しかし参事会はこの提案を拒否した。

その理由はこの高等学院はルター派のプロテスタント系であり、カトリックのポーランド王からの認可が期待できなかったからである。(3)

1793年にプロイセンがダンチッヒを占拠した。そして自治都市は存在を停止してしまった。

この時以来この学術的ギムナジウムは衰退した。1812年6月29日の市参事会決定によって、すべての学部の教授職が廃止されてしまった後に、市立ギムナジウムへの改組が1812年になされた。学籍簿はダンチッヒ市立ギムナジウムの所有下にあった。(3)

2－5　クルムスの著作

表1はJo. Adamus Kulmus編著*Fasciculus Exercitationum Physicarum de variis ac praecipuisrebus ad philosophiam naturalem*（『自然哲学各論集成』、グダンスク、1729年）の全項のタイトルである。

これは筆者が現地のポーランド・アカデミー・グダンスク図書館（Biblioteka Gdanska PAN）で集録したものである。

この本はそれぞれが数ページからなる発表年の異なるラテン語で書かれた39篇の小論文の集成であるが、特徴的なことは、各論文毎にその論文を提出した学生名が明記されていることである。どの論文にも指導者クルムスの名前が併記されている。

おそらく、ギムナジウム最終学年における卒業論文であろう。それぞれが個々に独立した論文であるので、この図書館の目録には個々の論文が1枚のカードに抜き書きされている。

これから1730年代後半（文献4に拠る。実際は1720年代後半）のグダンスクのギムナジウムで行なわれていた自然誌の教育のやり方がどのようであったのか明らかになる。(4)

クルムスの弟子の32論文（文献4に拠る。実際は39論文）のコレクションは、第1章は自然と天文への疑問に対する一般的問題の考察、第2章は生気のない自然に関して、第3章は植物と動物である。(4)

表1 分類番号XIX 383 Jo. Adamus Kulmus 編著 *Fasciculus Exercitationum Physicarum de variis ac praecipuisrebus ad philosophiam naturalem*（『自然哲学各論集成』、Gedani：グダンスク、1729年刊）の全タイトル

Curriculus Ⅰ	
1	de Natura corporum, eorumqve affectionibus（人体）
2	de Corporibus Mundi totalibus in genere（天体）
3	de Sole（太陽）
4	de Luna（月）
5	de Planetis（惑星）
6	de Systemate planetarum（惑星の体系）
7	de Tellure in Genere（大地）
8	de Tempestatibus annuis（1年の天気）
9	de Aëre（空気）
10	de Ventis（風）
11	de Vaporibus, Nebula & Nubibus（水蒸気、霧および雲）
12	de Meteoris aqueis（液体）
13	de Meteoris ignitis（燃体）
14	de Meteoris emphaticis（気体）
Curriculus Ⅱ	
15	de Aquva & Maribus（水と海）
16	de Origine fontium（泉源）
17	de Aestu maris（満潮の海）
18	de Metallis（金属）

19	de Lapidibus（石）
20	de Magnete（磁石）
21	de Salibus（砂）
22	de Sulphure（硫黄）
23	de Succino（燃焼）
24	de Terrae-motibus（地震）
Curriculus Ⅲ	
25	de Plantis, earumqve nutritione（植物）
26	de Generatione & augmentatione plantarum（植物の発生と増殖）
27	de Animalibus in genere（動物）
28	de Digestione alimentorum（食物の消化）
29	de Sanguine, ejusqve Circulatione（血液循環）
30	de Nutritione animalium（活力栄養）
31	de Visu（視覚）
32	de Audita（聴覚）
33	de Gustu & Loqvela（味覚と発声）
34	de Olfactu（嗅覚）
35	de Tactu（触覚）
36	de Somno & Vigiliis（睡眠と不眠）
37	de Generatione Animalium（動物の発生）
38	de Insectis（虫）
39	de Vita & Morte（生と死）

ポーランド・アカデミー・グダンスク図書館には、クルムスのラテン語で記述された医学博士号論文も蔵されている。

それは *Dissertatio Inauguralis Medica de Harmonia Morum et Morborum*, 1715, 22 Maji, Basileae であり、すなわち1715年５月22日にバーゼルでこの学位論文が刊行された。このことは当日バーゼル大学でクルムスの論文審査が行なわれたことを示す。

この医学博士号取得年月日は前述した小川氏の記載の年月日と異なっているが、こちらの方が正しいだろう。

これらの著作内容からいえることは、クルムスは単に内科学だけに興味を抱いていたのではなく、当時、自然哲学と呼ばれた自然科学全体を視野に入れ、ギムナジウム高学年の学生を教育していたことがわかる。

2-6 「故 Jo. Ad. クルムス博士の手稿からの抜粋」

筆者は国立グダンスク公文書館（Archiwum Panstwowe）で、「故 Jo.Ad. クルムス博士の手稿からの抜粋」を入手した。ダンチッヒのギムナジウムの記録簿(6)に挿入されていた6頁の書類である。

これはクルムスが自筆した書類を、ギムナジウムの職員が転記したものである。

記録のタイトルは「故 Jo. Ad. クルムス博士の手稿『医学博士にて正教授のＪ．Ａ．クルムスにより、出来事の記録のために書かれた、1725年以降のダンチッヒ・ギムナジウムにおける特別な事柄の私的日誌』からの抜粋」であり、文中にしばしば「私、クルムス」と記されている。

1725年はクルムスがギムナジウムの教授に就任した年であり、彼の就任のいきさつからこの記録は始まる。

ラテン語混じりのドイツ語で書かれた記録の複写を、岡山大学大学院文化科学研究科の高橋輝和教授に解読していただいた。

それ以外にこの記録簿にはこのギムナジウムの医学・自然学教授（Professores Medicinae et Physices）の一覧が記録されており、これによるとクルムスの在任期間は、1725年６月27日から1745年５月30日（伝えられているクルムスの没年月日の翌日）である。

従って前述した小川氏の記載（「クルムスは没するまでギムナジウムの教授であったかどうか判らない」）は訂正されなければならない。

2-7 「故 Jo. Ad. クルムス博士の手稿からの抜粋」の要約と意義

クルムスは1725年５月23日にダンチッヒ・ギムナジウムの医学と自然哲学の教授に任命され、６月28日に就任式が行なわれた。

ここでクルムスは「哲学と将来の自然科学との結合」についての講演を行ない、学長も講演した。

この就任式では楽団長への謝礼の件で、金銭上の小さなトラブルがあった。

７月６日にはクルムスは教授団に同僚として受け入れられ、教授会の秘密の維持、異なった意見の承認、ギムナジウムの発展と教授団メンバーの名誉の堅持などを誓った。

その後に1725年における最上学年、8・9年生とその下の6・7年生の授業時間割が示されている。

この時間割より当時のこのギムナジウムの教育内容がよくわかり、重要な記載内容であると考えられる。

6人の教授が8・9年生のヘブライ学、ギリシア学、哲学、雄弁術、歴史学、法律学、神学、自然学、医学の授業を行なっている。6・7年生へはポーランド学、ヘブライ学、ギリシア学、修辞学、論理学、歴史学、神学、自然学の授業を行なっている。

クルムスはこのうち8・9年生へ医学（1コマ、ただし1コマは60分間）、自然学（2コマ）、6・7年生へ自然学（1コマ）の授業を行い、医学のみならず自然科学全般を教えている。

前述したクルムスが指導し、学生が執筆した著作の専門分野からも医学を含む自然学全般を、彼が教育したことがわかる。クルムスの教育した分野は物理学、地学、鉱物学、天文学、気象学、植物学、動物学、解剖学、発生学、生理学、感覚、内科学、薬物学などが含まれる。

クルムス以外の教員の授業科目から、このギムナジウムの高学年では大学の教養部レベルの学問が教えられ、このギムナジウムはその名称にAcademicumすなわち「学術的」が付けられていることからも、普通のドイツのギムナジウムより水準が高かったと考えられる。

18世紀に大学への昇格も提案されたが、宗教的理由から実現されなかった。

次いで定期試験の様子が述べられている。6・7年生への定期試験は8月21日（他の年の記載からも定期試験は毎年8月下旬に実施されていたようである）に行なわれた。

立会人として近辺の名士や知識人が招待された。口頭試問であったようである。立会人の招待手続きに関して、小さなトラブルがあった。4・5年生、3年生、2年生への試験も同時に行なわれ、試験官名が記録されている。2年生へは計算とポーランド語の試験が行なわれた。

受験者数は4・5年生が6人、3年生が4人、2年生が5人と少数であった。

8月23日に試験結果が発表され、7年生は30人、6年生は15人が席替えした。

6年生の成績および素行不良の学生1名が除籍された。

8・9年生に進級できる条件としては①年齢、②体格、③厚かましさ、④怠惰があげられている。

10月12日から国庫に関する会計担当者の改選があったが、前任者が会計記録をつけておらず、会計処理がずさんで不審な点があり、紛糾した。

学長は意見を書いた紙を箱に投票させ、各教員の意見を集めた後、10月29日にクルムスが新しい会計担当者に任命された。

12月11日に6・7年生の成績判定があった。この際、校舎の居住者たちは火元に注意するよう訓戒され、校舎への夜間巡察が再開された。

1726年に入り1人の学生が暴力で友人の眼に怪我をさせたので、1月29日に教授団が召集され、学生牢入牢の処分が決定された。しかし加害者の学生が前例を引き合いに出し、処分過重を主張し、その学生の言い分が通った。

2月28日には公開討論が開かれた。キーケブシュは空席の数学の教授職を目指してそれに参加したが、対立者の員外教授ハーナウが彼を非常に汚したので、キーケブシュの望みはかなえられなかった。

3月28日に最上級生の度重なる盗みに関し教授団が召集された。すべての同級生たちはこの学生に対し敵対的となり一緒に通学したくないとして、この学生を講義中に講堂から放り出した。またこの学生を厳しく処分するようにとの要望書を教授たちに手渡した。

これに応じ、教授団はこの学生の父親を呼び出し、転校を勧め、この学生はハンブルクに移された。

8月22日に試験と成績判定に欠席した学生が除籍になった。

また留年が決定した学生の1人が8月中旬に進級したいと申し出てきて、この件に関して教授間で討論があった。クルムスは教授団で1度決定されたことを、学生の意向で覆すことはおかしいと意見書を書き、結局この学生の要望は却下され、落第となった。

この史料により1725年のクルムスの教授就任当時の、8・9年生と6・7年生の授業の時間割が明らかになった。

このギムナジウムは他のギムナジウムより程度が高く、現在の大学の教養部程度の水準の授業が行なわれていたことが判明した。また試験の様子もわかった。

現在の大学運営とも共通点をもつ、1725年と26年の学生をめぐるいくつかのトラブルの具体的な様子もよくわかった。

2-8　考察

本節では、今回筆者がポーランドのグダンスクなどで発掘したクルムスに関する1次史料を紹介した。2節2項の先行研究の検討から判明するように、これらは従来、知られていなかった1次史料である。クルムスはヨーロッパの医学史・解剖学史において、重要な医学者でないため、彼に関する史料の発掘は、ヨーロッパの医史学者の研究に依存することはできない。

ここに彼に関していくつかの疑問が残る。それは、

①クルムスはなぜ *Anatomische Tabellen* を執筆・刊行したのか。

②クルムスはダンチッヒのギムナジウムで実際に人体解剖を行なったか。

③クルムスは解剖学の授業を同校でどの程度行なっていたのか、*Anatomische Tabellen* をどのように教材として利用していたのか。

という問題である。

①の問題であるが、クルムスが *Anatomische Tabellen* の初版をドイツ語で刊行したのは1722年、ダンチッヒにおいてである。彼がギムナジウムの医学・自然学教授に任命されたのは、その3年後のことであり、このことから、当初はこの本はギムナジウム生徒の教科書として執筆されたものではないことがわかる。しかし18世紀前半の当時、大学の医学生、大学卒の内科医の公用語はラテン語であり、内科医のための医学書はすべてラテン語で執筆されていた。*Anatomische Tabellen* の初版がドイツ語で刊行されたことは、読者層をドイツ語しか読めない人たち、すなわち外科医やギムナジウム生徒に限定していたことを示唆している。ドイツ語の簡潔・適切な解剖書がなかった

ので、彼らのために執筆されたのだろう。

初版刊行３年後の1725年に、クルムスはギムナジウム教授に就任し、今回発掘した史料から判明するように、高学年の生徒に医学と自然学の講義を行なっている。また1729年には、クルムスの指導のもと、最終学年の各生徒により執筆させた卒業論文を１項として編集された論文集『自然哲学各論集成』が刊行されているが、その内容は自然科学全体にわたる広汎なものである。その中に、人体、動物、食物の消化、血液循環、視覚、聴覚、味覚と発声、口臭覚、触覚、動物の発生など、解剖学にかかわる内容も含まれている。

本章４節で詳述するが、1722年ドイツ語版、1725年ドイツ語版では箇条書きであった説明が、1732年ドイツ語版からは、文章での説明に変わっている。この説明方法の変化も、この本を教科書として利用するために行なわれた可能性がある。

今回発掘した「故 Jo. Ad. クルムス博士の手稿からの抜粋」は、彼のギムナジウム教授就任の1725年とその翌年のギムナジウム生活に関する雑記であるが、そこには彼が人体解剖をしたという記載は見られない。

以上の点から、②と③の問題を検討してみる。クルムスはギムナジウムにおいては人体解剖を行なわなかった可能性が大きい。この点については、当時人体解剖が実施されていたのは、オランダ連邦共和国では、大学の医学部の人体解剖、ギルドの外科医を対象とした人体解剖、そして解剖学者による自宅での人体解剖だけであるという筆者の先行研究（「目で見るオランダの解剖学講義――オランダに現存する24枚の解剖学講義の画より」、『洋学資料による日本文化史の研究』Ⅷ、113〜183頁、1995年、吉備洋学資料研究会刊）がある。オランダでは大学の予科的存在であったラテン学校やギムナジウムでは、人体解剖は行なわれていなかった。従って、ダンチッヒでも同様であった可能性が強い。

クルムスは解剖学の授業を、同校でどの程度行なっていたのか、*Anatomische Tabellen* をどのように教材として利用していたのか、という点についても、史料に記載がないので、推測の域を出ないが、彼の医学講義では利用していたと考えられる。*Anatomische Tabellen* の解剖図は、特徴を強調した、初心者への教材としては適していた図であり、ギムナジウム生徒への医学講義で利用されていただろう。また最終学年生徒の卒業論文の典拠資料しても、当然ながら利用されていたと推定される。

以上、筆者の見解を述べた。

3　『解体新書』のオランダ人翻訳者ディクテンについて

3－1　本節の研究方法

『解体新書』のオランダ語訳書 *Ontleedkundige Tafelen*（『解剖学表』、アムステルダム、1734年刊）の訳者ヘリット・ディクテン（Gerrit〔または Gerret, Gerardas〕 Dicten〔または Dikten, Dickten, Diekte〕）について検討する。

オランダ・ライデン市公文書館およびライデン市立博物館ラケン・ホール蔵の１次史料より、ディクテンの基本的史実を明らかにして、２項で示した。

なお17・18世紀のオランダ人名は文書毎にその綴りが少しづつ異なり、ディクテンに関しても括弧内のように、いくつかの表記方法がある。カタカナ名の後の括弧内に、文書に記載された原綴りを示した。

次いで３項で、ディクテンのかかわった医学書について、オランダの図書館で実際に手に取って検討した結果を示した。

最後に『解剖学表』について考察した。

3－2　外科医マスターとしてのディクテン（ライデンの１次史料より）

以下の記載はライデン市公文書館に保存されている史料に拠った。ライデンの外科医ギルドの記録がライデン市公文書館に継承され、ギルド文書の外科医ギルドとして分類保存されている。その史料目録より、ディクテンに係わる史料を探しだした。目録番号にＡＧとあるのは archieves van guliden すなわち、ギルド文書を意味する。

ヘリット・ディクテン（Gerrit Dicten）自身の教育歴は下記のようである。

ヘリット・ディクテンはライデン市民の息子として、1696年頃に生まれる。[2]

1713年３月１日、16歳の時より３年間、親方ヨハネス・ファン・リート（Johannes van Riet）の徒弟として、1.10ギルダーを支払って働く契約をする。[1]

1715年6月6日にヘリット・ディクテン（Gerrit Dickten）は徒弟修学証（leerbrief）を得る(1)。1716年5月に親方をファン・リートからJ．ステーンフェルト（Joh. Steenveld）に替える(1)。

次に、ディクテンの最初の師ヨハネス・ファン・リート（Johannes van Riet）について述べる。

ファン・リートは1696年12月より4～5年間、デイルク・クラメル（Dirk Cramer）の徒弟となる契約を結ぶ(3)。1701年に徒弟修学証を得る(3)。1702年に外科医親方となる(3)。

このファン・リートが教育した徒弟は、下記のように5名が記録されている。

①1704年5月7日よりヘレット・ヘンリクス・ファン・ホーヘフェーン（Gerret Henricks van Hoogeveen, 15歳）を2年間徒弟として教育し、1706年5月12日に徒弟修学証を交付する(4)。1708年にファン・ホーヘフェーンは親方を替える(4)。1715年にヘリット・ホーヘフェーン（Gerrit Hoogeveen）は外科医親方となる(4)。

②1706年5月12日にバスチアーン・レーンブルフ（Bastiaan Leenbrugh, 14歳）を3年間徒弟として教育する契約を結ぶが、中断する(5)。

③1707年7月6日よりコルネリス・フィンセント・ブルフェルス（Cornelis Vincent Burgers, 11歳）を4年間徒弟として教育する契約を結ぶ(6)。1709年6月6日に徒弟修学証を交付する(6)。1712年5月よりブルフェルスは1年間、再び親方ファン・リートの家に寄宿する(6)。1713年5月にブルフェルスは親方を替える(6)。

④ヘリット・ディクテンがファン・リートの徒弟になったことについては上記した(7)。

⑤1714年8月1日にヘラルダス・プルフー（Gerarudus Provoo, 16歳）を4年間徒弟(8)として受け入れる契約を結ぶ(9)。

ファン・リートの5名の徒弟のうちディクテンを含む2名が外科医親方になり、2名は徒弟の記録しかなく、1名は途中で挫折し外科医教育を中断している。

次に、ディクテンの第2の師J. ステーンフェルト（Joh. Steenveld）について述べる。ステーンフェルトは1699年に外科医親方の資格を得た。[11]

理事長には1710・1714・1728・1732・1736・1740年の計6回任命された。[11]

また町外科医[10]を1705年以来、務めている。

ライデンの外科医ギルドにおけるディクテンの役員としての履歴を示す。[11]

ディクテンはライデンの市当局の監督下に外科医ギルドが施行する外科医資格試験に合格して、1721年に外科医親方になった。[11]そして目抜き通りのブリー・ストラート（Bree straat）に外科医の店を開いた。

下記の年にディクテンは役員候補に推薦された。[11]括弧内はその時の候補者内での順位を示す。

1732年（6位）	1733年（6位）	1735年（5位）	1740年（5位）
1743年（2位）	1747年（1位）	1751年（1位）	1755年（1位）
1759年（1位）	1763年（1位）	1767年（1位）	

役員に選出された年とそのポストを示す。

試験係マスターには1740・1747・1751年の計3回選出された。[11]

またギルド規約によると、理事長は試験係マスターに選ばれた翌年に任命されるので古文書には記録されていないものの以下の年にも、ディクテンが試験係マスターに就任していた可能性が強い。

1743・1755・1759・1763・1767年。

そしてディクテンは理事長には1744・1748・1752・1756・1760・1764・1768年の計7回選出された。[11]

すなわちディクテンはライデンの外科医ギルドの中枢にあり、ギルドの要職を歴任した外科医であると評価できる。

ディクテンは1770年7月22日にライデンで没した。

このディクテン自身が教育した徒弟11名を列記する。

①ヨハネス・アンケン（Johannes Anken）はまず1716年12月2日、16歳の時ホーヘフェーン（Hoogeveen）親方の徒弟となる。[12]次いで1719年12月6日に親方をヘンドリック・ユールホールン[13]（Hendrik Ulhoorn）に替える。[12]1722年9月2日に親方をヘリット・ディクテン（Gerrit Dicten）に替える。[12]

②フランシスカス・ファン・デル・フィフテ（Franciscus van der Fighte）は1721年５月７日、15歳の時より２年間徒弟として、ヘリット・ディクテ（Gerrit Dickte）に師事することを契約するが[14]、1721年11月に中断する[14]。

③ジャン・ロンドー（Jean Rondeau）は1721年11月３日、15歳の時より３年間徒弟として、ジャン・ポルヘル（Jean Porcher）に師事する契約する[15]。1723年11月３日に徒弟修学証を得る[15]。17[redacted]（判読不能）年３月７日より親方を２年間ヤン・ファン・ステーンフェルト（Jan van Steenvelt）に替える[15]。1727年11月５日に親方をヘリット・ディクテ（Gerrit Dicte）に替える[15]。

④ヘンドリック・マスティク（Hendrick Mastik）は1723年２月３日、12歳の時より４年間徒弟として、ヘリット・ディクテン（Gerrit Dickten）に師事する[16]。1725年３月７日に徒弟修学証を得る[16]。1727年９月５日に親方をヴィレム・ファン・エリンクハウゼン（Willem van Ellinkhuysen）に替える[16]。17[redacted]（判読不能）年９月１日に親方をアレント・ファン・ホイスデン（Arent van Heusden）に替える[16]。1729年10月５日に親方をヤコブス・ル・ディユー（Jacobus le Dieu）に替える[16]。

⑤ヤン・ドゥ・ブリー（Jandu Blee）は1723年８月23日、14歳の時より２年間徒弟として、ベンジャミン・マロン（Benjamin Maron）に師事する[17]。1725年９月５日に徒弟修学証を得て、親方をコルネリス・アブコゥ（Cornelis Abcou）に替える[17]。17[redacted]（判読不能）年11月７日に親方をＪ．ホウッツィン（Joh. Houttuijn）に替える[17]。17[redacted]（判読不能）年５月１日に親方をヘリット・ディクテ（Gerrit Dicte）に替える[17]。

⑥ヤン・フィリップス・ロス（Jan Philippus Ros, ヴァルトロップ〔Waltrop〕生まれ）は1725年９月５日、14歳の時、徒弟としてヘリット・ディクテ（Gerrit Dickte）に師事する[18]。

⑦ヒレブランディウス・ビネマ（Hillebrandius Binnema, スネーク〔Sneek〕生まれ）は1725年９月５日に徒弟としてＪ・ブルーデ（Joh. Broede）に師事する[19]。1725年11月７日に親方をヘリット・ディクテ（Gerrit Dickte）に替える[19]。

⑧ヤコブス・ル・ディユー（Jacobus le Dieu）は1726年10月11日、22歳の時、

ヘリット・ディクテン（Gerrit Dickten）の徒弟となる。[20] 1729年に外科医親方の資格を得る。[20]

⑨ダヴィッド・ムニエール（David Mounier）は1726年6月5日より2年間徒弟として、ヨハネス・ホイケロム（Johannes Heukelom）に師事する。[21] その後、親方をヘリット・ディクテン（Gerrit Dickten）に替える。[21]

⑩ニコラース・フーシュー（Nicolaas Goesieu）は1727年1月8日、16歳の時より4年間徒弟として、ヘリット・ディクテン（Gerrit Dicten）に師事する。[22] 1729年に徒弟修学証を得る。[22]

⑪マタイス・アルデルケルク（Mathijs Alderkerk, スーテルメール〔Soetermeer〕生まれ）は1729年7月8日、10歳の時、徒弟としてヘリット・ディクテン（Gerrit Dicten）に師事する。[26] 1731年8月に徒弟修学証を得る。[23] 1732年8月6日に親方をイザック・カレル（Yssack Carel）に替える。[23] 17■■(判読不能)年7月1日に親方をヴェッド・ファン・ヤコブ・アレルス（Wed van Jacob Allers）に替える。[23]

ディクテンの指導した徒弟11名のうち、外科医親方の資格を得たことが記録されている者は2名にすぎない。8名は徒弟の記録のみしかなく（しかしながら、この8名が親方にならず、修業を途中で中断したとは断定できない）、1名は途中で中断している。

修業を中断した1名を除く10名の徒弟のついた親方の数を数えてみる。

4名の親方に師事した徒弟が2名、3名の親方に師事した徒弟が3名、2名の親方に師事した徒弟が2名、ひとりの親方にしか師事した記録がない徒弟が3名である。

師事した親方数の少ない徒弟は、記録に遺漏がある可能性もあるので、徒弟期間中に師事する親方は当時3～4名が平均的なものではなかったのであろうか。

このうち第1の弟子ヨハネス・アンケン（Johannes Anken）が師事した別の親方、ヘンドリック・ユールホールンは日本の蘭学にとり、ディクテン同様、重要な外科医である。

1739年6月28日、43歳の時ディクテンはライデン大学に入学登録し、1740

年までにMDの学位を得た。[24]

当時、外科医が大学からMDの称号を授与されることは稀であった。これはディクテンが大学の医学者から外科医としては稀有の学識ある者と認められたことを示している。ディクテンの学位論文は滅失しているが、大学の論文はラテン語で執筆されるのが普通であり、ディクテンはラテン語を理解したことがわかる。

3-3 ディクテンの著作

ディクテンの著作を検討する。目録[25]に収載されているディクテンの関係する著作は以下の5点に過ぎないが、そのうち本当の意味での著訳書は①の『解剖学表』の1冊だけで、他の本はその序文や出版をディクテンが担当しただけに過ぎない。

各冊について、筆者はオランダのライデン大学中央図書館、ライデン・ブールハーヴェ博物館図書室、アムステルダム大学図書館などで現物を閲覧し検討した。

① Kulmus (Joh. Ad.), *Ontleedkundige Tafelen, benevens de daar toe behoorende afbeeldingen en aanmerkingen, waar in het zaamenstel des menschelyken lichaams, en het gebruik van alle deszelfs deelen afgebeeld en geleerd word,* In het Nederd. gebr. door Ger. Dicten. Amsterdam, 1734.

クルムスの解剖書のディクテンによる翻訳。1734年刊。『解体新書』の原著。

この本の由来については前述した。

さて『解剖学表』には、その巻頭に下記のような献辞がある。[26]

献　　辞

オランダにおける著名なライデン大学の解剖学と外科学の教授であり、しかも偉大にして高名な解剖学者、医学博士、Bernhardus Siegfried Albinus 先生に捧ぐ。

偉大にして博学なるアルビヌス先生、わたしが解剖学について知っていることは、私が先生の学識ならびに親切なお教えに負うところが特に

大であります。(中略)

この本(『解剖学表』)が、先生のはなはだお好きな称賛すべき学識である解剖学と外科学[27]の奉仕と利益のためにオランダ語に翻訳されたことを、先生は認めておられるからであります。しかも、偉大で、かつ精細な知識によって先生は、解剖学と外科学の領域では、はなはだすぐれておられます。(後略)

博学にして高名なる先生へ

あなたの従順にして恩義ある召使い
外科医　Gerardus Dicten より
ライデン
1733年12月20日

このように、ディクテンは当時のライデン大学医学部の解剖学教授ベルンハルト・シークフリート・アルビヌス(Bernhard Siegfried Albinus, 1697-1770)を尊敬していると述べている。

ディクテンがライデンの外科医ギルドの要職を歴任していたころ、アルビヌスはこの外科医ギルドの議長を務め、ギルド会員に解剖供覧を実施し、外科医に学問的恩恵を与えていた。

そうしたこともあり、ディクテンはアルビヌスと親しく、彼を尊敬しており、この本の刊行のさい1冊をアルビヌスに謹呈したと、『解剖学表』の巻頭[26]に記されている。

このB・S・アルビヌスはきわめて精密で写実的な解剖学図譜を1720年代から30年代にかけて公刊し、これがオランダにおける近代解剖学の始まりとされている[28]。

一方、ディクテンの『解剖学表』は、装飾過多のバロック解剖学で前近代的な解剖書であるとオランダの医史学界では評価されている[29]。

この点については、次の4項で検討する。

② Deventer (Hendr. van), *Beschryving, van de ziektens der beenderen. En inzonderheid van de rhachitis of Engelsche ziekte. Als meede Verhandeling over het voedzel der beenderen enz. door Louis Lemery. Bonevens nieuwe ontleedkundige aanmerkingen over de ziektens der beerderen ens*, door Jean Jos. Courtial. Beide uyt het Fr. vert. en uitg. door Ger. Dicten. Leyden 1739, 2^{e}dr. Leyden 1765.

フランス語版病理学・病理解剖学のデヴェンテル（Deventer）による翻訳書のディクテンによる出版。1739年刊、第２版1765年刊。

この本の題名は全203字にのぼる長いもので（17～19世紀の蘭書のタイトルは一般的にいって長い）、原著者のルイ・レメリー（Louis Lemmery）の肩書きは見開きに記されているところによるとDoctor Regent der Geneeskunde（上級内科医）であり、パリの王立アカデミーに属した。

筆者はこの本の現物を、ライデン大学中央図書館で確認した。

翻訳者ヘンドリック・ファン・デヴェンテル（Hendrik van Deventer）について簡単に記す。1651年３月16日に生まれた[(30)]。彼の墓の碑文によるとハーグ生まれとなっているが、ライデンのホーホラント教会（Hooglandsche Kerk）で1651年３月19日に洗礼を受けた記録があり、ライデン生まれが正しいであろう[(30)]。父は皮革製品の商人で、デヴェンテルは金細工師として訓練された。

17歳の時、フランスの聖職者ラバディ（Jan de Labadie）と出会い、彼のグループの１員となり、あちこち放浪しながら内科・外科・産科の技術を身につけた[(30)]。

ウィーウェルト（Wieuwerd）で開業したが、１度以上デンマーク宮廷に呼ばれ、くる病で曲がった骨の整形外科的治療の供覧を行なった。この時点での彼の医療職としての位置付けはギルド外科医、あるいは巡回医療職（Quack）専門職群であったと考えられる。

1694年11月１日、40歳の中年になって、グローニンゲン大学でMDを取得し、内科医の資格を得た[(31)]。

この論文審査は、彼がラテン語を理解しなかったので、非公開で例外的にオランダ語で行なわれた[(31)]。

ラテン語の公的使用が常識のオランダの大学で、17世紀末に卑語であるオランダ語の使用が認められることは稀であった。グローニンゲン大学が二流大学であったことと、彼の技術と学識が高く評価されたことにより、それが可能となったのであろう。

その後ハーグ近くのフォールビュルフ（Voorburg）で開業し、1724年12月12日に73歳でフォールビュルフで没した。[30]

③ Munniks (Joh.), *Alle de wercken, bestaande in de practyk der heelkonst, vert. door Dan. Havart. Verhandeling over de ontleedkunde,* nu eerst uit het Lat. vert. Enverhandelinge van de wateren, vert. door Dav. van Hoogstraten. Met een voorr. over het geheele werk door Ger. Dicten. Amsterdam 1740.

ラテン語版外科書のミュニックス（Munniks）による翻訳書の序文をディクテンが担当。1740年刊。

アムステルダム大学図書館に蔵されるが、この本のみ筆者はチェックを失念した。 訳者ヨハネス・ミュニックス（Johannes Munniks）は1652年10月16日に薬剤師の息子としてウトレヒトに生まれた。[32]

1670年にウトレヒト大学に入学登録を行ない、1670年12月13日に MD を取得して卒業した。[32]

1677年にウトレヒト大学解剖学講師、1678年に員外教授、1679年に正教授に就任した。学部長を1692〜93年・1693〜94年及び1710〜11年と３回務めた。[32]

1711年６月10日に68歳でウトレヒトで没した。[32]

④ Scultetus (Joh.), *Het vermeerderde wapenhuis der heel-meesters. Waarin alle de kunstbewerkingen en afbeeldingen der werktuigen tot de heelkunst nodig, gevonden worden. Alsmede deszelfs aanmerkingen*, En 100 heelkundige waarnemingen, verzamelt van Joh. Bapt. van Lamzweerde. Waar by gevoegt zijn twee aanhangzels over dezelve stof, en eenige aanmerkingen van P. Az. Verduin. Beneffens een kort begrip of te inleiding tot de chirurgie. Alles na de laatste Lat. druk ver. en verm. door Ger. Dicten. 2 dln. Amsterdam 1748.

ラテン語外科書のファン・ラムズヴェールデ（van Lamzweerde）による翻訳書の序文をディクテンが担当。

ドイツ人原著者ヨハン・ショルツ・スクルテトゥス（Johann Scholz Scultetus）は1595年10月12日にドイツのウルム（Ulm）に生まれ、15歳でパドバ大学に入り医学を学び、1621年に医師の資格を得た。[33・34]

その後ウイーンへ行き、30歳でウルムに帰り、市医となった。1645年12月1日にシュトゥットガルト（Stuttgart）で客死した。享年50歳。[33・34]

彼の没後の1653年に同姓同名の甥がこの本の原書を編集・公刊（1653年刊）した。

この甥は1621年8月7日にニュルンベルク（Nürnberg）に生まれ、そこで開業し、1680年2月13日に没した。[33・34]享年58歳。

オランダ語へ翻訳し増補したのはヨハネス・バプティスタ・ファン・ラムズヴェールデ（Johannes Baptista van Lamzweerde）というオランダ人で、1630年頃ウトレヒトで生まれ、ウトレヒト大学で医学を学んだ。[35]

彼はMDだけでなくPhDも名乗っていたが、PhDを取得した証拠は見当らない。1657年6月20日にウトレヒト大学でMDを取得して卒業、アムステルダムで開業した。1683年頃ケルンに移り、解剖学の員外教授を務めた。ケルン(？)で没した。[35]

ファン・ラムズヴェールデの初版は、まず1671年に出版された。その1748年の再版が上記の書で、外科医のための序文がディクテンにより追加されている。1748年の再版には外科医のための序文が、ディクテンにより追加されている。1748年再版見開きのディクテンの肩書きは、ライデンの町とレインラント（Stadt en Rhynland）の産婆講師、ライデンの外科医である。

1748年再版についても筆者は実際に検分した。アムステルダム大学中央図書館、ライデン大学中央図書館、ライデンのブールハーヴェ博物館図書室にこの本が所蔵されていることを確認し、その後2者をチェックした。いずれも同年版であるが、両者で微妙な違いが認められた。いずれも館外持出禁止なので、つきあわせての比較は不可能であった。

ライデン大学本は上巻548頁・下巻545頁の計1093頁に索引を付す。大きさは14.5×22.2×6.3cmである。一方、ブールハーヴェ博物館本は上巻545頁・下巻543頁の計1088頁に索引を付す。大きさは14×21×6cmである。

しかしながら、収載されている多数の添付図の構図は同一のようである。

また1671年初版と1748年再版も、今回つきあわせての比較は行なえなかったが、ディクテンの序文が後者に加えられたことを除き、大差はないようである。添付図に限っては、同じようである。

日本最初の西洋医学書は1706年の楢林鎮山による『紅夷外科宗伝』である。パレ（Paré）原著の *Les Oeuvers de M. Ambroise Paré*（初版1575年刊）の第４版（1585年刊）をバトゥス（C.Battus）がオランダ語に翻訳して *De chirurgie en de Opera*（1592年刊）として出版したが、『紅夷外科宗伝』の挿し絵は1649年刊のオランダ語版（Schipper 版）より取られている（大村敏郎）[(36)]。

ところが最近、蒲原宏氏は『紅夷外科宗伝』の挿し絵はパレの本からだけではなく、このスクルテトゥス本からも取られていることを明らかにした[(33)]。

『解体新書』のオランダ語版翻訳者であるディクテンが、この1748年版の序文を担当したわけで、日本の蘭学萌芽期におけるディクテンの重要性は一層増すことになろう。

⑤ Munniks (Joh.), *Alle heel-, ontleed- en geneeskundige werken,* Uit het Lat. vert. door Dan. Havart en Dav. van Hoogstraaten. Met voorr. door Ger. Dicten. 2^{e}dr. Nieuwe uitg. Amasterdam 1765.

ラテン語版外科学・解剖学・内科学書のミュニックスによる翻訳書の序文をディクテンが担当。1765年刊。

翻訳者ミュニックスについては③で説明した。

この本は第２版の新版で、初版が刊行されたはずであるが、アムステルダム大学中央図書館、ライデン大学中央図書館、ライデンのブールハーヴェ博物館図書室のいずれの図書館にもこの初版は蔵されていなかった。

しかし初版が1740年に刊行されたことは確かである。なぜなら序文とタイトルページに1740年と記されているからである。

アムステルダム大学中央図書館とライデン大学中央図書館に第２版が蔵されているが、そのうち後者をチェックした。

この本で注目すべきはディクテンの肩書きに MD が付いている点である。

彼は1739年６月28日にライデン大学に入学登録を行ない、その学識ゆえに1740年までに MD を授与されたのである。

3－4　オランダ解剖学における近代と『解剖学表』

オランダの医史学界における共通の認識では、解剖学においてディクテンと同世代のB. S. アルビヌス（Bernhard Siegfried Albinus, 1697-1770）の解剖学書が、「近代的解剖学書」の始まりと考えられている。[28・37]

アルビヌスの解剖書は精密で写実的で正確な大きな解剖図を収めている。

一方、クルムスとディクテンの『解剖学表』は、近代的な解剖学書とはみなされておらず、「バロック解剖学」と評価されている。[28・37] すなわち、解剖図が小さく、装飾過多で、真実を伝えていないとみなされている。

ここにアルビヌスの解剖書の挿し絵を２葉示すが（図１・２）、実際の解剖書に収載された絵の大きさは、一辺がこの10倍強で、面積では100倍程度となる。クルムスの『解剖学表（いわゆる「ターヘル・アナトミア」)』の挿し絵と比較すると（図３）、両者の違いは歴然とする。アルビヌスの方は写実的で非常に大きく、クルムスの方は特徴を強調しすぎており、図の大きさはごく小さい。

ライデン大学の解剖学教授B. S. アルビヌスは、ディクテンが外科医ギルドの要職にあった時、そのギルドにかかわっていた。そのため、ディクテンが1734年に『解剖学表』を翻訳・公刊したさいに、この本の巻頭の献辞で、ディクテンはB. S. アルビヌスを称賛し、この本を彼に捧げたことを述べている。この点は３項の①で述べた。

オランダの近代解剖学の始祖とされるこのB. S. アルビヌスの履歴と解剖学上での業績、そして彼の解剖図作製法について、オランダの文献をもとに検討する。

B. S. アルビヌス（Bernhard Siegfried Albinus）は1697年２月24日にフランクフルト・アン・デル・オーデル大学教授で後にライデン大学内科学教授に就任したB. アルビヌス（Bernhardus Albinus, 1653-1721）を父に、スザンナ・カタリナ・リング（Susanna Catherina Ring）を母に、４男７女の長男としてフランクフルト・アン・デル・オーデル（Frankfurt an der Oder）で生まれた。[38]

父のライデン大学教授就任に伴い、B. S. アルビヌスは1702年にライデン

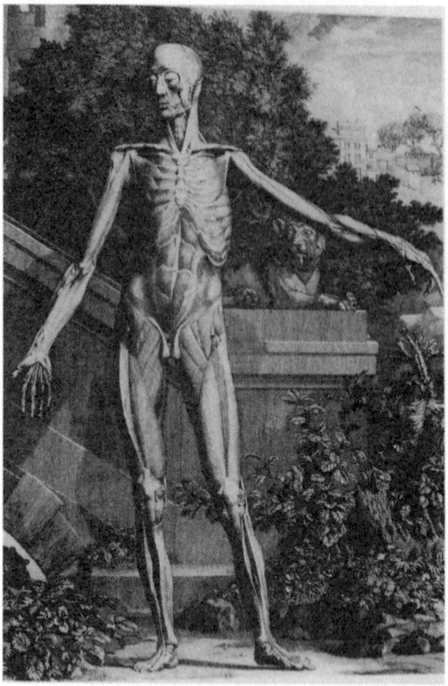

図1　B. S. アルビヌス著　*Tabulae sceleti* 挿入図

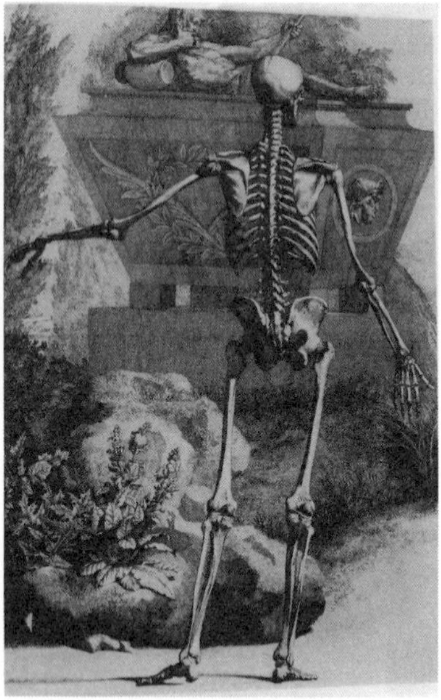

図2　B. S. アルビヌス著　*Tabulae sceleti* 挿入図

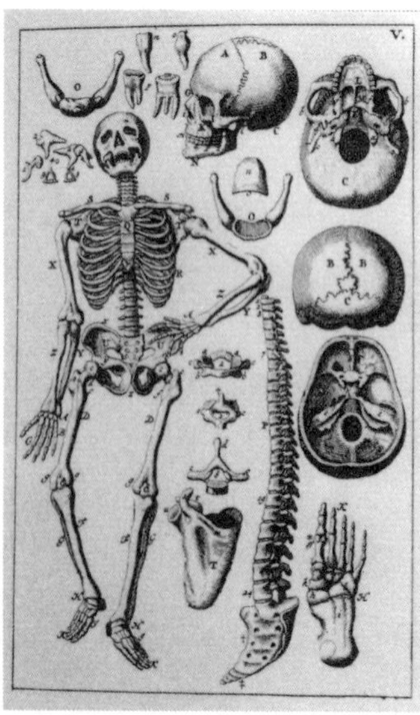

図3　クルムス／ディクテンの解剖学書の挿絵

に転居した[38]。1709年9月16日には12歳という若さで、B. S. アルビヌスはライデン大学に入学登録し、まず哲学講義を受講し、次いでおそらく1712年から医学の勉強を開始した[39]。彼は医学をRau[40], Bidloo[41], Deckers[42]およびBoerhaave[43]から学んだ。1718年にはフランスのパリに留学し、医学の勉強を続け、Winslow[44]とDuverney[45]の解剖学と外科学の講義に出席した。しかし彼のパリ滞在は6か月しか続かなかった[46]。

ライデン大学解剖学教授ラウ（Rau）が病気になったため、ライデン大学の管理者によりライデンへ呼び戻され、1719年6月29日にライデン大学解剖学講師に任命された[47]。しかし彼はまだ学位を取得していなかったので、同年9月19日に医学部の推薦により、学位審査を受けることなく、名誉医学博士号（MD）を授与された[48]。

そして同年10月2日には「比較解剖学（*De anatome comparate*）」と題した開講講演を行なった。この講演の中で、彼は人間・動物・植物そして鉱物の解剖と生理の類似について説明した[49]。

1721年9月7日にはブールハーヴェ教授の特別な推薦により解剖学教授に任命された[58]。同年11月19日に教授就任の開講講演 *Oratio quae in veram viam, quae ad fabricae humani corporis congnitonen ducat, inquiritur* で、彼は正確な観察の重要性と、顕微鏡と静脈色素注射を利用した広い範囲の解剖学研究について強調した[51]。この講演の内容にそって、彼は自分で人体のすべての部分の見事なコレクションを完成させた[81]。そして静脈色素注射の技術を利用して、それらの標本の水準を完全といえるまでに高めた[81]。静脈色素注射を利用した解剖標本は、現在もライデン大学解剖学博物館に展示されており、ライデン大学解剖学研究室の当時の解剖標本の特徴となっている。

アルビヌスは多数の剖検を行ない、彼の解剖学知識を充実させた。教授職についた最初の数年間は、彼はヴェザリウス（Vesalius）[52]とエウスタキウス（Eustachius）[53]が出版した解剖図譜を利用した。

1725年にアルビヌスはブールハーヴェとともに、ヴェザリウスの *Opera omnia anatomica et chirurgica* 全2巻を刊行した[54]。この本の解剖図はヤン・ワンデラー（Jan Wandelaar, 1690-1759）によって画かれたが[81]、ワンデラーはすでに同様の解剖図の描写をブールハーヴェの友人の解剖学者ルイシュ(Ruysch)[55]のために行なっていた。ワンデラーの画は繊細で自然な姿に忠実であり[82]、それがこのヴェザリウスの解剖書の新版の大きな特徴であった。

ヴェザリウスの製図者の芸術的手法（artistic technique）——アルビヌスはこれを絵画的手法と呼んでいたが——にアルビヌスは賛意を表しはしなかったけれども、彼はこの本の公刊には協力した[56]。

アルビヌスはエウスタキウス[53]の図に見られる、より数学的なアプローチの方が人体の機械論的構造をより正しく表現するから、教育の目的に合っていると信じていた[81]。当時、アルビヌスは恩師ブールハーヴェ教授の唱える機械論の考えの中にいた[83]。

アルビヌスが教授に就任してしばらくは、解剖学分野では、主として筋学と骨学に関心を持った。1726年に刊行した人体の骨に関する本（*Libellus de ossibus corporis humani*）の中で、骨の形はヴェザリウスとエウスタキウスの文献に従って左右対称に画かれ、文章でそれを説明してある[57]。

この本の中で、彼は理想的に釣り合いのとれた人間 'homo perfectus'（完全なる人体）の概念について、すでに言及している[57]。この概念は機械的平衡が健康の必要条件であり、これは人体の組織の最小部分にまであてはめることができるとしたブールハーヴェの考え（機械論）にそっており、肉眼的水準でアルビヌスは 'homo perfectus' の概念を考えだしたのである。彼はこの 'homo perfectus' を最も可能性の高い、完全さの象徴であると考えた[84]。

ヴェザリウスの *Operaomnia Anatomica et Chirurgica* 全２巻を刊行した直後の1726年に、早くもアルビヌスとワンデラーは骨格と筋肉構造を写実的に描写する試みを始めた。多数の死体の中から、アルビヌスは理想的な骨格と理想的に均整のとれた骨と筋肉を持つ死体を選び出した。理想的な機械的均衡を表現するものと考えられた対称性が、その選択のさいには重視された（筆者註：人体の形態や構造は決して対称的でないことは、現在の医学、解剖学では自明である[58]）。

1734年に刊行されたアルビヌスの筋学書 *Historia Musculirum Hominis*[59]の解剖図は、手の筋肉を描写した秀れた図を含む人体の全筋肉の非常に詳細な解剖図である。ひと組みのコンパスと定規を利用して、紙の上に対象を転写させたヤン・ワンデラーの最初の仕事である。

アルビヌスの骨学と筋学の書の中で、すべての筋肉と骨とは個別に描写され、互いに関係づけられている。それぞれの筋肉ごとに、筋肉の骨の起始部と付着部を理想的に描写することにより、筋肉の構成は示されている。その最初の部分『骨格と筋肉』をアルビウスは1747年に完成させ[(60)]、1753年には引き続いて『骨』についての部分を刊行した[(61)]。これらは解剖学専門家向けの程度の高いアルビヌス著の解剖学書 *Annotationes* と呼ばれる８巻本の一部である[(62)]。

アルビヌスの解剖図譜作製のパートナーである画家ヤン・ワンデラーの履歴と彼の解剖図譜作製の技法について紹介する。

アルビヌスがワンデラーと知り合いになったのは1723年のことである[(63)]。ワンデラーは Folkema, Gowen および De Lairesse の弟子であり、製図家・画家・銅版画工で彫版工であった。解剖図画家としての道を歩む前には、２～３人のアムステルダム市長の肖像画を描いている[(64)]。ワンデラーはアムステルダムの解剖講堂で解剖学の勉強をし、フレデリック・ルイシュのために解剖標本の彫版を作製した[(64)]。

ワンデラーはルイシュを介して、ブールハーヴェとアルビヌスに出会ったと考えられ、前述したようにヴェザリウスの解剖図を描き直した。この仕事の間に、完全な解剖図の完成というワンデラーの芸術家としての抱負が、アルビヌスの解剖学者としての抱負とほとんど同じであることがわかった[(64)]。

ワンデラーの胎児骨[(65)]と手[(66)]を描いた習作は、たいへんできが良かったので、アルビヌスはすぐ自分の解剖図譜作製のために、ワンデラーを雇用することに決めた。ワンデラーはライデンのアトリエで、最初の実験的な図の作製に1724年にとりかかった[(67)]。

1732年にワンデラーはアムステルダムを去り、ライデン近くの小村ワーモンド（Warmond）に移り住んだ。数年後、１人息子が死亡した時、ワンデラーはアルビヌスの家に寄宿した[(68)]。こうして、解剖学者と画家の情報交換にとって、最高の環境ができあがった。

アルビヌスの仕事を通じ、常に画家の仕事を修正し、そのようにしてワンデラーを「画家の手の中にある道具のように[69]」使った。アルビヌスがペトルス・カムペル（Petrus Camper[70]）への手紙の中で記載されたこの表現では、ワンデラーをアルビヌスの手の中にある意志のない道具に例えているように見える。しかしながらこれは、決して真実とはいえなかった。アルビヌス自身は画家ではなかったし、それ故に、彼は常に画家の熟練した技術を頼りにしなければならなかったからである。

ワンデラーはアルビヌスによる修正の命令を単純に受け入れ（理想的な解剖上の形状に関する修正）、一方、アルビヌスはワンデラーの描写技術に影響をおよぼすどのような試みも控えた。アルビヌスとワンデラーの協力関係はこのような妥協の形をとった[71]。

ワンデラーが従うことを強いられた法則は、アルビヌスの 'homo perfectus' についての考え方と、解剖学的描写の客観性・対称性および生命力の追求に基礎をおいたものであった。人体の種々の部分をアルビヌスはできる限り客観的に描きたかったので、形状、位置、別の構造への変化、そして他の構造との関係などについて、正確に描写することが求められた[72]。

言い換えれば、2つの次元において、人体の完全に真に迫った写し換えをアルビヌスは望んだ。そのため、正確な計測と正確なサイズでの紙への転写が必要となった。しかしながら、アルビヌスはそれぞれの対象の輪郭を明瞭に示すことを望んだので、客観的に表現するという上記の要求には不自然な要素が入り込んだ。筋肉は自然の状態で、輪郭ははっきりと示せないので、これはとくに筋肉の描写のさいに大きな問題となった[73]。

アルビヌスの 'homo perfectus' のための第2の必要条件は、均整によって成し遂げられた美の理想である対称性であった[74]。

人体の標本を年々収集することにより、それらの理想的な均整をアルビヌスは得ることができた。これらの理想的なサイズは、平均の、あるいはアルビヌスが提唱したように、自然ともっとも良く調和するもっとも普通のサイズであった。

アルビヌスは骨格を人体の基礎とみなした。他の器官システムがある種の法則や規則に従って関係している人類の特殊な基質として、理想的に形づくられた骨格とともに、彼は理想的な人間の形状についての彼の考え方を紹介した。[(75)]

アルビヌスの第3の関心は密接に生命に近い骨格に美の表現を与えることであった。彼は長さ、優雅さ、そして調和に基礎を置いた生命力の表現を狙った。[(76)]

アルビヌスの 'homo perfectus' は、数体の死体の寸法から計算された標準サイズの人体である。アルビヌスは人体が成熟して完成に達する歳を30歳と信じていたので、年齢が30歳前後の典型的な若い死体だけを選択し、彼の信じる美の理想 'homo perfectus' を追求した。[(77)]

おおむね理想的なサイズの若い男性の死体を選んで、骨格を描写した。遠近法の歪みを伴うことなしに、できるだけ正確に 'homo perfectus' の割合を紙の上に転写する試みが行なわれた。[(77)]

これを成し遂げるため、製図は2段階で行なわれた。[(78)]

第1段階では、40フィート（約12m）の距離から 'foramen opticum' と名付けた覗き孔を通して、全身の骨格を描いた。そのため骨格の位置はすべてほぼ正確な角度で表現された。この方法は投射（projectival）法、あるいは構造（architectonic）法として知られる。7.3cm 四方の正方形のワクが骨格の直前に設置された。製図者側の紙の方眼の中に、それぞれの正方形の中の線が転写された。[(78)]

第2段階は、やはり40フィート（約12m）の距離から描かれた輪郭の中に、さらに詳細に描かれた。さらに小さい一辺が7.3mm 四方の正方形のワクを標本の手前4フィート（約1.2m）のところに正確に置き、そこからさらに細かく骨の輪郭を描くことになる。製図者もそのワクの手前に立ち、正方形のワクを通して、線をスケッチする。[(78)]

この方法でたいへんリアルな骨格図が描かれるのである。しがしながら、細部にわたると問題があった。足のように小さくて不規則な物体の描写のさいに、遠近法による歪みが生じた。

アルビヌスはこの方法を個々の骨の描写に適用することはせず、コンパスと定規の助けを借りて、投影法で全身の骨格を完全に描写した。それは完全さの象徴として、左右対称に描かれた。

アルビヌスの偉大な業績は、解剖学分野だけでなく生理学分野にもおよび、また1746年以後は解剖学教授から内科学教授へとその専門を変えた。アルビヌスの解剖学分野以外での業績については、ここでは触れない[79]。

アルビヌスの名声は、主として彼の華麗な解剖図譜によって沸き上がった。彼は「完全なる解剖学 'anatomes perfectio'」の父と称賛され、彼の解剖図譜こそがオランダの近代解剖学の始まりと後世の医史学者により、評価されるようになった。

アルビヌスの 'homo perfectus' の哲学に基づいた大きな美しい解剖図譜と比較し、クルムスとディクテンの『解剖学表』は、版型が比較にならないほど小さいポケットサイズである。また収載してある解剖図の作製にさいしても、アルビヌスの払ったオリジナルの解剖図作製のための精巧な技術と手間とは比較にならないほどの安易な方法が、クルムスとディクテンの『解剖学表』の編集のさいにはとられている。すなわち死体の精密な描写などは行なわず、既出の解剖学者向けの図譜から、そのエッセンスだけを取り出し、図を縮小し、デフォルメして特徴を強調し、作図して『解剖学表』に掲載した。

解剖学者だけでなく、解剖学をその医学教育の最初の段階で習得する現在の医師、医学者の眼からは、史料に基づいてこの点を検証するまでもなく、両者の解剖図を一目比較するだけで、それは明らかである。

クルムスの解剖書の解剖図が装飾過多で、真実を伝えていないと評価されている点は、すでに18世紀中に、クルムスと同時代人であるフランス人解剖学者のA. Porthalにより、「クルムスは解剖に対し高い見識を持っている。しかしながら、それは時代遅れの見識で、しばしば劣った引用をしている。Malpighiの業績の紹介を忘れ、時代遅れのBidloo, VerheyenおよびPalpfinの業績を称賛している」と批判されている[37・80]。

この鋭い批判からもわかるように、クルムスは18世紀の解剖学者としては、すでに当時から高い評価を得ていない[44]。そしてクルムスとディクテンの『解剖学表』は、疑いもなくオランダの大学の解剖学教育の水準に達しない書と評価されている[37]（大学の解剖学教育の水準に達した近代的な図譜は、ディクテンがライデンのギルドの要職を務めた時代のライデン大学解剖学教授であるB. S. アルビヌスが著した）。しかしながら『解剖学表』はオランダ・ドイツの外科医界に広く普及し、外科医に向けてよく売れた。

従って大学の水準の解剖学の業績で、当時からクルムスはヨーロッパでは注目されることはなかった。医史学という学問は、ヨーロッパでは大学を基盤として、大学人により研究されてきた学問であるので、クルムスもディクテンも評価されず、ほとんど医史学の文献に記載されることがなかったのである。

しかし『解剖学表』がオランダの外科医に向けてよく売れたから、またバロック解剖学的な図譜ではあるが、コンパクトに解剖図がまとめられていたポケットサイズの書であったから、出島蘭館のオランダ人外科医を通じ、日本に持ち込まれたのである。

またハルム・ボイケルス教授（ライデン大学医史学）が、2004年９月５日の広島大学医学部主催の「星野木骨シンポジウム」の講演で述べたように、『解剖学表』収載の解剖図数や解剖知識の情報量が当時の類書よりかなり少なく、概要を簡単にまとめていたから、日本に持ち込まれた『解剖学表』が、西洋医学体系に無知だった日本人医学者に大きな抵抗もなく受容された。

ヨーロッパでは前近代的と評価される『解剖学表』の翻訳書『解体新書』が、日本では近代医学の始まりと高く評価されている点は、評価自体の質に根本的な違いがあるゆえ、興味深い。

この違いがどこから来たかを考えてみる。大学の解剖学の水準に照らしての『解剖学表』のヨーロッパにおける芳しくない評価を、我々が今まで知らなかったことが、その理由の１つである。

また「近代」という用語の定義が、ヨーロッパと日本で異なっているということも、もう１つの理由であると考えられる。日本において「近代化」という用語は、無意識的に、しばしば「西洋化」と同じ意味として使われている。そうした意味合いにおいて、前近代的なバロック解剖学の『解体新書』も、日本では「近代」に含まれるのかもしれない。

またこのように考えても良いかもしれない。『解剖学表』が当時のヨーロッパの大学の解剖学の水準に達しないものとして、ヨーロッパでは「前近代」的と評価されても、18世紀後半の日本の医学者たちの解剖学の知識水準の中では、著しく実際に近い解剖図と情報をもった書物であった。当時の日本の解剖学の水準を考慮する時、日本では「近代」的と評価されても良いかもしれない。「近代」という用語は、その地域の学問水準に対しての相対的な意味をもった用語であろう。

4 『解剖学表（いわゆる「ターヘル・アナトミア」)』の検討

4－1 本節の調査方法

本章の2節と3節で、『解体新書』の原著『解剖学表（いわゆる「ターヘル・アナトミア」)』のドイツ語版原著者のクルムスとオランダ語版翻訳者のディクテンについて検討した。

クルムスについては、現地ポーランドのグダンスク（ダンチッヒ）の公文書館・図書館で史料・文献を発掘し、ダンチッヒのギムナジウムにおける彼の仕事と業績の一端を明らかにした。またディクテンについては、現地オランダのライデン市公文書館などに保管される史料より、従来ほとんど知られていなかった履歴を明らかにした。

1774年に江戸で刊行された『解体新書』の原著は、1734年オランダ語版『解剖学表（*Ontleedkundige Tafelen* いわゆる「ターヘル・アナトミア」)』で、その原著は1732年版ドイツ語版『解剖学表（*Anatomische Tabellen*)』である[(85)]といわれている。それが真実かどうか、実証的に検討するのが本節の目的である。

その目的のために、まず『解剖学表』を蔵している内外の図書館を訪れ、実際に手に取ってその内容や挿絵、外観を比較検討することにした。

訪問した図書館は、ドイツ連邦共和国（シュベリン州立図書館、ライプチッヒ大学図書館、ミュンヘン大学図書館、ミュンヘン・バイエルン州立図書館、イエナ大学図書館、ゲッチンゲン大学図書館、ロストック大学図書館、ハレ大学図書館、キール大学図書館、ヴォルフェンビュテル州立図書館、エルランゲン・ニュルンベルク大学図書館、ワイマール州立図書館、アウグスブルク大学図書館)、オランダ王国(アムステルダム大学図書館、ウトレヒト大学図書館、ライデン・ブールハーヴェ博物館図書室)、オーストリア共和国(ザルツブルク聖ペテルス修道院図書室、ウイーン大学医史学教室図書室)、アメリカ合衆国(NIH〔National Institute of Health〕国立医学図書館、カリフォルニア大学バークレー校図書館、カリフォルニア大学サンフランシスコ校図書館)、日本国(倉敷中央病院ゲッチンゲン文庫、弘前市松木明知氏私蔵)の23箇所である。2001年から3年がかりで、訪問・調査を行なった。

欧米の図書館で18世紀の古書を閲覧することは困難ではない。日本の私立大学の図書館のように、入館・閲覧にさいし、紹介状や学内研究者との縁故を要求されることは一切ない。来館者はすなわち研究者であり、欧米の図書館員は自分の図書館の貴重書を学外者に閲覧させることを、誇りとしているようである。必要な書類は旅券一つでよく、名刺や所属大学の職員証すら不要である。その場ですみやかに図書カードが発行され、閲覧が可能となる。しかしながら所蔵書の閲覧請求後、現物が出てくるまでに、平均24時間、最長72時間もかかるので、それが調査の障害になることがある。現物が遠隔地の書庫に保存されているためである。

表3(『解剖学表』異版目録)に示したように、今までにインターネットの図書館目録OPACなどより、『解剖学表』159冊の所在を確認し、そのうち108冊の調査を終了した。その結果、23種の異版(ドイツ語版14種、ラテン語版7種、オランダ語版1種、フランス語版1種)の存在を明らかにした。

従来、内外の文献で、『解剖学表』の異版が系統立って論議・指摘されたことはなく、これほどの数の異版の存在は知られていなかった。

インターネットの図書館目録OPACでは、所蔵の可能性の強い限定された図書館だけを検索した。国によっては、例えばポーランドのように、『解剖学表』の現物が多数存在しているはずなのに、図書館目録OPACの整備が不十分な国もある。また検索した図書館以外にも、実際には保存している図書館がある。その上OPACの目録では古書の遺漏はしばしば認められる。従って実際には、筆者が把握した数倍の『解剖学表』が現存していると考えられる。

表3　『解剖学表』異版目録

★(済)は石田純郎が閲覧済、Xはヒルシュの人名事典の記載にあるが未確認のもの。

①1722年　ドイツ語初版　ダンチッヒ刊 ドイツ語　Danzig: von Beughem, 1722(4冊閲覧／4冊現存) ★LBMV Schwerin(済), ★UB Leipzig(済), ★UB München(済), ★NIH(済)
②1725年　ドイツ語(2)版　ダンチッヒ刊 ドイツ語　Danzig: von Beughem,1725(10／14) ★THULB Jena(済), ★SUB Göttingen(済), ★UB Rostock(済), ★ULB Halle(済), ★BSB München(済), ★UB München(済), ★倉中ゲッチンゲン文庫(済), ★弘前(済), ★UCB(済), ★NIH(済), ミネソタ大, Chicago U., SBB-PK Berlin, UBSB Bamberg
I　1728年　ドイツ語版　ダンチッヒ刊　(X記載　未確認)
L-①1731年　ラテン語版　新版　アムステルダム刊 ラテン語　Amstelaedami: Janssonius Waesbergius, 1731(1／1) ★NIH(済)
③1732年　ドイツ語3版　アムステルダム刊 ドイツ語　Amsterdam: Waesberge,1732(4／4) ★THULB Jena(済), ★SUB Göttingen(済), ★UB Amsterdam(済), ★BSB München(済)
④1732年　ドイツ語3版　ダンチッヒ刊 ドイツ語　Danzig: von Beughem, 1732(1／2) ★NIH(済) ノルウェイ Trondheim 大図
L-②1732年　ラテン語版　アムステルダム刊 ラテン語　Amstelaedami: Janssonius Waesbergius, 1732(10／15) ★SUB Göttingen(済): ★UB Kiel(済), ★THULB Jena(済), ★HAB Wolfenbuettel(済), ★UB Utrecht(済), ★UB Amsterdam(済), ★BSB München(済), ★UB Erlangen-Nürnberg(済), ★弘前(済), ★NIH(済) Yale U., Chicago U., ハーバード大, NY公共図, 大英図書館
L-③1732年　ラテン語版　ダンチッヒ刊 ラテン語　Danzig: a Beuchem, 1732(1／1) ★弘前(済)

Ⅱ　1733年　ドイツ語版　アムステルダム刊　（X記載、未確認）

F-① 1734年　フランス語版　アムステルダム刊　L-①よりの翻訳(明記)
フランス語　Amsterdam: Janssons a Waesberge, 1734(９／11)
★ SUB Göttingen(済), ★ THULB Jena(済), ★ HAB Wolfenbuettel(済), ★ HAAB Weimar(済), ★弘前(済), ★ UCB(済), ★ UB Amsterdam(済), ★ UB Erlangen-Nürnberg(済), ★ NIH(済)
大英図書館 , Yale U.

N-①1734年　オランダ語版　アムステルダム刊
オランダ語　Amsterdam: Waesberge, 1734(７／13)
★UB Amsterdam(２冊、済), ★ブールハーヴェ図書室(済), ★UB Utrecht(済), ★弘前(済), ★ UCB(済), ★ NIH(済)
UB Groningen, Yale U., 蘭国立図(ハーグ), 東京医科歯科大 , 東京大 , 天理大

⑤1740年　ドイツ語自称４版　アウグスブルク刊
ドイツ語　Augsberg: Lotter, 1740: 1741年ライプチッヒ版のクルムスの自序によると無許可版(６／７)
★ St Peter Salzb. Stiftbiblio(済), ★ BSB München(２冊、済), ★ UB München(済), ★弘前(済), ★ NIH(済)
UBSB Bamberg

⑥1740年　ドイツ語版　ニュルンベルク・フランクフルト・ライプチッヒ刊
ドイツ語　Nuernberg, Frankfurt und Leipzig: Johann Andreas von Creutz, 1740(２／２)
★ UB Erlangen-Nürnberg(済), ★弘前(済)

⑦1741年　ドイツ語４版　ライプチッヒ刊
ドイツ語　Leipzig: Fritsch,1741(６／11)
★ HAAB Weimar(済), ★ UB Rostock(済), ★ ULB Halle(済), ★ UB München(済), ★弘前(済), ★ NIH(済)
UB Greifswald, SUSTB Augsburg, Chicago U., Yale U., 榊原病院

Ⅲ　1742年　ドイツ語版　ライプチッヒ刊　（X記載、未確認）

⑧1743年　ドイツ語版　アムステルダム刊
ドイツ語　Amsterdam: Janssons von Waesberge, 1743(２／２)
★ HAB Wolfenbuettel(済), ★ UB Erlangen-Nürunberg(済)

L-④1744年　ラテン語版　アムステルダム刊
ラテン語　Amstelaedami: Janssonius Waesbergius, 1744(８／11)
★ SUB Göttingen(済), ★ UB Utrecht(済), ★ UB Amsterdam(３冊、済), ★弘前(済), ★ UCSF(済), ★ NIH(済)
アメリカ連邦議会図 , Chicago U., ハーバード大

⑨1745年　ドイツ語５版　アウグスブルク刊（無許可版）
ドイツ語　Augsburg: Lotter, 1745（５／７）
★ SUB Göttingen（済）★ウイーン・ヨセフィーヌム（済），★弘前（済），★ UCSF（済），★ UCB（済）
Bibl Aerztl.Verein HH, BSB München

L-⑤1748年　ラテン語版　アムステルダム刊
ラテン語　Amstelaedami: Romae, 1748（３／７）
★ UB Amsterdam（済），★ UCB（済），★ NIH（済）
Yale U., アメリカ連邦議会図 , Chicago U., コルネル大

L-⑥1755年　ラテン語版　アムステルダム刊
ラテン語　Amstelaedami: Trajecti ad.Rhenun, 1755（１／１）
★ UB Amsterdam（済）

⑩1758年　ドイツ語６版　アウグスブルク刊（無許可版）
ドイツ語　Augsburg: Lotter, 1758（３／７）
★ウィーン・ヨセフィーヌム（済），★ UB München（済），★ UCB（済）
UB Augsburg（SUSB とは別），SUSB Augsburg, UBSB Bamberg, SB Regensburg,

⑪1759年　ドイツ語版（新版）　ライプチッヒ刊
ドイツ語　Leipzig: Fritsch, 1759（10／12）
★ UB Kiel（済），★ HAB Wolfenbuettel（済），★ ULB Halle（済），★ SUB Göttingen（済），★ウィーン・ヨセフィーヌム（済），★ UB Leipzig（済），★ UB Erlangen-Nürunberg（済），★弘前（済），★ NIH（２冊、済）
ハーバード大 , 榊原病院

⑫1764年　ドイツ語版　アウグスブルク刊（無許可版）
ドイツ語　Augsburg: Lotter, 1764（０／６）
UB Leipzig, SUSTB Augsburg, SB Regensburg, RBHRBH（場所不明），Yale U., ミネソタ大

L-⑦1765年 ラテン語版　アムステルダム刊
ラテン語　Amstelaedami: Romae, 1765（３／６）
★ UB Amsterdam（済），★弘前（済），★ UCB（済）
Yale U., ハーバード大 , コルネル大

Ⅳ　1766年　ドイツ語版　アウグスブルク刊（無許可版）（X記載　未確認）

⑬1789年　ドイツ語版　ライプッヒ刊
ドイツ語　Leipzig: Fritsch, 1789（８／９）
★ THULB Jena 3vol, ★ SUB Göttingen（済），★ HAAB Weimar（済），★ UB Rostock（済），★ UB Kiel（済），UB Kiel（前と２分冊、実質的には１冊、済），★ UB München（済），★弘前（済），★ NIH（済）

Yale U.

⑭1814年　ドイツ語版　ライプチッヒ刊
ドイツ語　Leipzig: Hahn, 1814（4／6）
★ SUB Göttingen（済）, ★ HAAB Weimar（済）, ★弘前（済）, ★ NIH（済）
Colombia U., Cornell U.

4－2　1734年刊までの各異版の摘要

『解体新書』の原著であるアムステルダム・オランダ語版刊行年の1734年までに刊行された各異版の共通点と各冊の特徴について述べる。

この後の記載は下記の版の順に示す。また、調査した冊数を付記する。

1	①1722年ダンチッヒ・ドイツ語版初版	4冊
2	②1725年ダンチッヒ・ドイツ語版2版	10冊
3	L-①1731年アムステルダム・ラテン語版	1冊
4	L-②1732年アムステルダム・ラテン語版	10冊
5	L-③1732年ダンチッヒ・ラテン語版	1冊
6	③1732年アムステルダム・ドイツ語版（3版）	4冊
7	④1732年ダンチッヒ・ドイツ語版（3版）	1冊
8	F-①1734年アムステルダム・フランス語版	9冊
9	N-①1734年アムステルダム・オランダ語版	7冊

なお1734年以後の版も調査したが、その詳細は省略する。

4－2－1　①1722年ダンチッヒ・ドイツ語版初版（4冊）

すべての『解剖学表』の初版となるドイツ語版（書名 *Anatomische Tabellen*, 以後のドイツ語版はすべてこの書名）の初版は、ダンチッヒ（現、ポーランドのグダンスク）の von Beughem 社から1722年に出版された。当時、クルムスはダンチッヒの開業内科医であり、ギムナジウム教授にはまだ就任していなかった。

ドイツのシュベリン州立図書館、ライプチッヒ大学図書館、ミュンヘン大

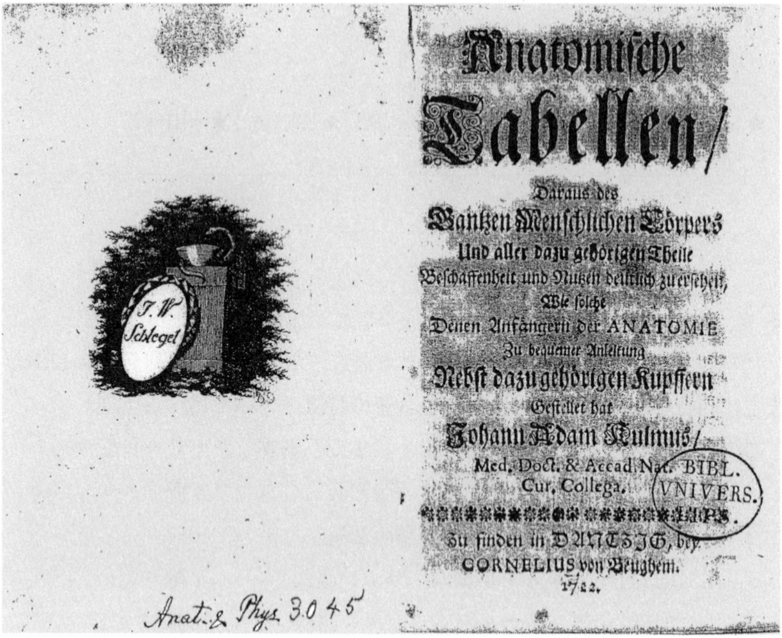

図4　1722年ダンチッヒ・ドイツ語版初版見開き（ライプチッヒ本）

学図書館、アメリカ NIH 国立医学図書館に、この初版は合わせて4冊現存しており、そのすべてを調査した。

このうち、もっとも原型に近いと思われるのは、ミュンヘン大学図書館本である。

図4で1722年ダンチッヒ・ドイツ語版初版のライプチッヒ本の見開きを示した。

ミュンヘン大学図書館本（ミュンヘン本）は、全白革装で、オリジナルと思われる。大きさは11.6×17.9×0.9センチである。第1頁は単色印刷の見開き、2頁は無印刷（蔵書印2つ）、3頁から8頁まで序文（Vorrede）があり、9頁から47頁までに表（Tabelle）の説明の本文が表1から表28まで掲げられている。48頁は無印刷で、49頁から56頁までは解剖用語の件名索引である。その後、図が綴り込まれており、57頁には図1（これは人皮の図であるが）

と図2の2図が12×17.2センチの大きさで印刷されている。58頁は図3と図4・5（図4・5で一枠）、59頁は図6・7・8、60頁は図9・10・11・12、61頁は図13・14・15、62頁は図17・18・19が枠無しで描かれている。63頁は図19・20・21が、64頁は図22・23・24・25が、65頁は図26・27が、66頁は図28が印刷され、図は10葉に納められている。

アメリカNIH国立医学図書館本（NIH本）は、クロス外装であるが、これは18〜19世紀頃の再装丁と思われる。大きさは11.2×18.5×1.2センチである。この本の図は巻末に集めて製本されている。第1頁は単色印刷の見開き、2頁は無印刷、3頁から8頁まで序文（Vorrede）があり、9頁から47頁までに表（Tabelle）の説明の本文が表1から表28まで掲げられている。48頁は無印刷で、49頁から56頁までは解剖用語の件名索引である。その後、図が綴り込まれており、57頁には図1（これは人皮の図であるが）と図2の2図が12×17.2センチの大きさで印刷されている。58頁は図3と図4・5（図4・5で一枠）、59頁は図6・7・8、60頁は図9・10・11・12、61頁は図13・14・15、62頁は図17・18・19が枠無しで描かれている。63頁は図19・20・21が、64頁は図22・23・24・25が、65頁は図26・27が、66頁は図28が印刷され、図は10葉に納められている。大きさ、外装を除き、この2書の内容はほぼ同じである。

ライプチッヒ大学図書館本（ライプチッヒ本）の外装は、黄色クロスである。大きさは11.5×17.2×0.6センチである。表紙裏にJ. W. Schlegelの蔵書票があり、第1頁は単色印刷の見開きで、BIBL. VNIVERS. LIPS（ライプチッヒ大学図書館）の蔵書印があり、2頁は無印刷、3頁から8頁まで序文（Vorrede）があり、9頁は無印刷である。この本の特徴は、図が本文中にばらばらに綴り込まれていることで、それも前2冊では数図で1枚を構成していたが、この本では，図毎に小さく切断され、それぞれの本文のあとに置かれている。10頁には図1（人皮の図）と図2が綴り込まれ、11頁に図2の説明、12・13・14頁は無印刷で、15頁に図3の説明、16・17頁は無印刷で、18頁に図3の綴り込みというふうに、80頁までの間に各図が切り分けられて綴り込まれている。81頁は無印刷、82頁から89頁まで解剖用語の件名索引がある。この本で頁数が多いのは、無印刷紙の挿入が多かったためと思われる。

シュベリン州立図書館本（シュベリン本）は、すべての図が切り取られた不完全本で、切断面の古さより、この切り取りは18・19世紀中になされた可能性が大きい。大きさは12×19×0.9センチであり、1頁から56頁までの構成は前2書と同じである。そのあとに、数枚、図を貼っていたと思われる白紙が綴られているが、図はすべて滅失している。

このように、この4冊の外装は、再装丁、全白革装、黄色クロス装（シュベリン本はチェック失念）とさまざまで、大きさも11.2×18.5×1.2センチ、11.6×17.9×0.9センチ、11.5×17.2×0.6センチ、12×19×0.9センチとほぼ似たサイズであるものの4種4様である。

4－2－2　②1725年ダンチッヒ・ドイツ語版2版（10冊）

1725年ダンチッヒ・ドイツ語版2版は、1722年版と同じダンチッヒのvon Beughem社からの刊行であるが、表3のように14冊を確認し、そのうち10冊を調査した。なお、クルムスのギムナジウム教授への就任式はこの年の6月28日であり、『解剖学表』改訂の作業は、それ以前になされたと考えられる。

1725年ダンチッヒ・ドイツ語版の見開きを図5に、図Ⅰ・Ⅱの人皮の図を図6に、図Ⅲ・Ⅳ・Ⅴを図7に、Tabula XⅡ・XⅢの部分の本文を図8に示した。

アメリカNIH国立医学図書館本（NIH本）は、ここ10年以内に再装丁された新しいクロスの外装である。大きさは12×20.4×1.4センチの大きさである。第1頁は単色の見開きで、2頁は無印刷、3頁から8頁までは序文（Vorrede）があり、9頁から48頁までに表（Tabelle）の説明の本文が表1から表28まで掲げられている。49頁に第2見開きがあり、その後に小活字の註が表1から表28まで、50頁から108頁の間に掲げられている。この第2見開きとその後の註の存在が、1725年ドイツ語版の特徴である。そのあと109頁から116頁までは解剖用語の件名索引で、117頁は無印刷、118頁に図1の人皮の図と図2が12×17.2センチの大きさで印刷されている。図のサイズも図の原版も1722年ドイツ語版と同じである。図の組合せも前版と同じで、137

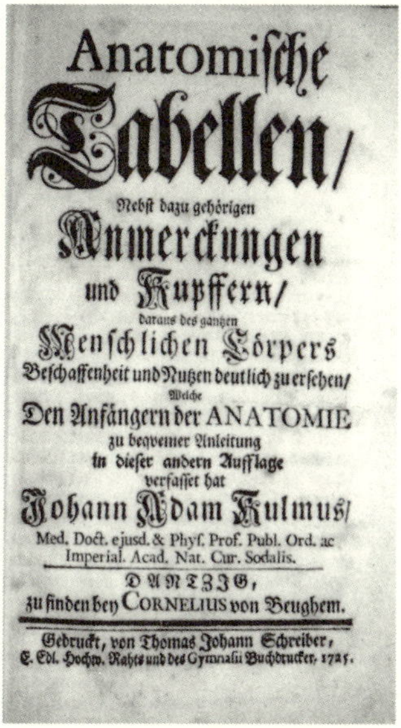

Anatomische
Tabellen/
Nebst dazu gehörigen
Anmerckungen
und Kupffern/
daraus des gantzen
Menschlichen Cörpers
Beschaffenheit und Nutzen deutlich zu ersehen/
Welche
Den Anfängern der ANATOMIE
zu bequemer Anleitung
in dieser andern Aufflage
verfasset hat
Johann Adam Kulmus/
Med. Doct. ejusd. & Phys. Prof. Publ. Ord. ac
Imperial. Acad. Nat. Cur. Sodalis.
DANTZIG,
zu finden bey CORNELIUS von Beughem.
Gedruckt, von Thomas Johann Schreiber,
E. Edl. Hochw. Rahts und des Gymnasii Buchdrucker, 1725.

図５　1725年ダンチッヒ・ドイツ語版２版見開き

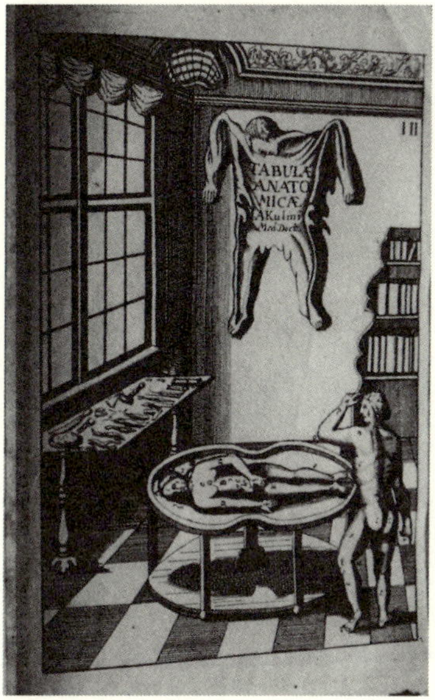

図６　1725年ダンチッヒ・ドイツ語版の図Ⅰ・Ⅱ（人皮の図）

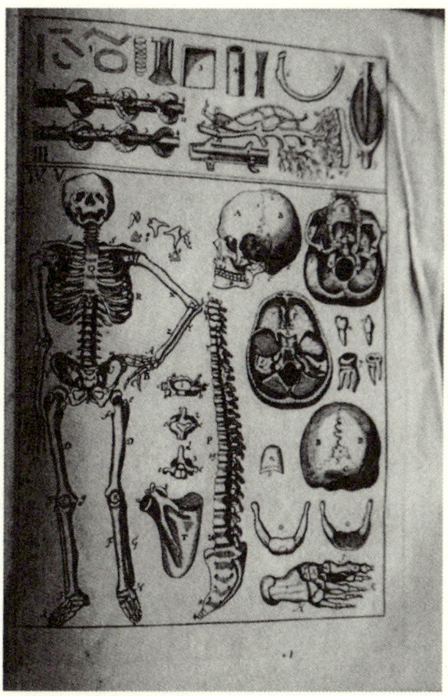

図７　1725年ダンチッヒ・ドイツ語版の図Ⅲ・Ⅳ・Ⅴ

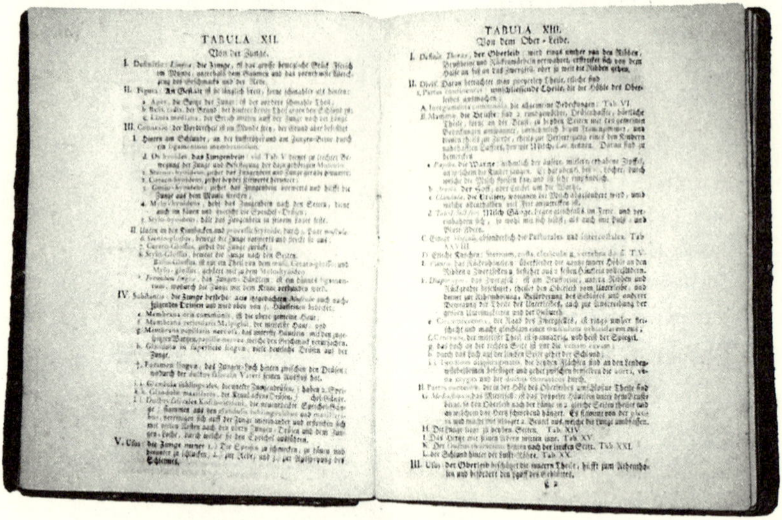
TABULA XII.
Von der Zunge.
TABULA XIII.
Von dem Ober-Leibe.

図8　1725年ダンチッヒ・ドイツ語版本文　TABULA XII・XIII

頁までの10葉に28図が納められている。

松木明知氏蔵本（松木本、松木明知氏は弘前大学医学部名誉教授で調査当時は弘前市在住）は、背の一部が白革で、他の部分はクロスである。大きさは17×20.5×1.7センチである。表紙裏には旧蔵者の２枚の蔵書票が貼られている。１枚は、棒に巻き付いた蛇（医師や医学の象徴）が描かれたProf Dr DELACAMPの蔵書票で、その隣にDr Med. Rudolf Mederの蔵書票がある。第１頁は単色の見開きで、２頁は無印刷、３頁から８頁までに序文（Vorrede）があり、９頁から48頁までに表（Tabelle）の説明の本文が表１から表28まで掲げられている。49頁に第２見開きがあり、そのあとに小活字の註が表１から表28まで50頁から112頁の間に掲げられている。113頁から120頁までは解剖用語の件名索引で、121頁に図１の人皮の図と図２が印刷されている。140頁までの10葉に28図が納められている。

米カリフォルニア大学バークレー校図書館本（バークレー本）は、背は再装丁で、19世紀頃の再装丁と考えられる。他の部分はオリジナルの白革であるが、かなり傷んでいる。大きさは12.2×21×1.5センチである。表紙裏には

presented by Prof. Charles A. Kofoid and Prudnce W. Kofoidというシールが貼られており、同校教授のC・A・コフォイド氏と同夫人からの寄贈であるとわかる。また、同氏のバークレー校の研究室を描いた蔵書票も貼られている。キャンパスに聳える特徴のある塔が、窓の外に描かれているので、バークレー校の絵とわかる。同校蔵の8冊の『解剖学表』のすべてが、コフォイド教授旧蔵本で、同じシールと蔵書票が貼られている。コフォイド教授は1950年代に日本に派遣されたことがある。第1頁は単色の見開きで、2頁は無印刷、3頁から8頁まで序文（Vorrede）があり、9頁から48頁までに表（Tabelle）の説明の本文が表1から表28まで掲げられている。49頁に第2見開きがあり、その後に小活字の註が表1から表28まで50頁から112頁の間に掲げられている。113頁から120頁までは解剖用語の件名索引で、121頁に図1の人皮の図と図2が印刷されている。そのあとに28図が納められているが、何葉であるかのチェックは失念した。最後に挿入された白紙には細かくぎっしりとドイツ語の書込みがある。裏表紙の裏には、手書きの図の索引がある。

ミュンヘン大学図書館本（ミュンヘン本）は、全白革装で、他書との合冊のために16.3×21.1×3.2センチと厚い。前部3分の2を占めている他書は、1722年刊の*Catalogus et Texatio Medica Mentorum*である。『解剖学表』の第1頁は単色の見開きで、2頁は無印刷の頁であるが、ULB印とAd. Bill. Anat. Land.の丸印の2つの蔵書印が押されている。3頁から8頁まで序文（Vorrede）があり、9頁から44頁までに表（Tabelle）の説明の本文が表1から表28まで掲げられている。45頁に第2見開きがあり、そのあとに小活字の註が表1から表28まで46頁から108頁の間に掲げられている。109頁から116頁までは解剖用語の件名索引で、117頁に図1の人皮の図と図2・3・4・5が印刷されている。この本の図の大きさは他の1725年版より大きく、24.6×16.6センチで、2倍の数の図を1枚に印刷している。121頁までに28図が納められている。従って、図を納めた頁の総数は5葉ということになる。

ミュンヘン・バイエルン州立図書館本（バイエルン本）は、全白革装である。大きさは16.4×21×1.5センチで、表紙裏に1786年のEx Bibliotheca Canonicorum Trce Monstratensium in Steingadenの文字と、背に羽の生えた獣の絵、城の絵の蔵書票が貼られている。第１頁は単色の見開きで、２頁は無印刷の頁であるが、Bayerische Staatsbibliothek München すなわち現在の所属図書館の蔵書印が押されている。３頁から８頁まで序文（Vorrede）があり、９頁が無印刷、それ以後は図がばらばらに綴り込まれている。10頁が人皮の図（図１・図２）で、11頁から14頁までは表（Tabelle）１・２の説明、15頁に図３・４・５があり、16頁は無印刷、17頁から22頁までは表３・４・５の説明で、そのあとは先に図があり、そのあとに表の説明がある。59頁に最後の図28があり、図は合計10葉に納められている。60頁が無印刷、61頁から63頁まで最後の本文がある。69頁に1725年ドイツ語版独特の第２見開きがあり、70頁から132頁まで註があり、133頁から140頁までが解剖用語の件名索引である。裏表紙裏に Bibliotheca Regia Monacensis の蔵書印がある。これは表紙裏の蔵書印より新しい。虫食い穴が多い本である。この本の特徴は、本文の記載内容に合わせて、ばらばらに図が綴り込まれている点にある。

イエナ大学図書館本（イエナ本）は、灰色のクロス外装で、200年以上前の再装丁のようである。大きさは17センチ×20.8センチ×1.2センチで、Bibliotheca C. W. Starkii の蔵書印が押されている。左手の第０頁にいきなり図１の人皮の図がある。１頁が単色の見開き、２頁は無印刷、３頁から８頁まで序文（Vorrede）があり、９頁から48頁までに表（Tabelle）の説明の本文が表１から表28まで掲げられている。49頁から64頁までに、７葉に図２から図28までが納められている。すなわち本書の図は、合わせて８葉となる。65頁に第２見開きがあり、そのあとに小活字の註が表１から表28まで66頁から128頁の間に掲げられている。129頁から136頁までは解剖用語の件名索引である。

ゲッチンゲン大学図書館本（ゲッチンゲン本）は、白革装で、本の背には D. JUNCKERS CHYRURGIE と KULUMUS ANATOM. TABELLEN の２冊の題名が書かれている。1722年刊の D. JUNCKERS の外科書との合冊のため、大きさは17×21.3×6.5センチと厚い。『解剖学表』の部分の厚さは2.3センチである。前半がユンケルス著の『外科学』で約800頁、小口の様子が、外科書の部分は均質の赤色、クルムスの部分は黄色味のある赤色でやや剝げており、小口を詳細に見ても、2冊の本の合冊とわかる。『解剖学表』の第1頁は単色の見開きで、2頁は無印刷の頁である。3頁から8頁まで序文（Vorrede）があり、9頁から48頁までに表（Tabelle）の説明の本文が表1から表28まで掲げられている。49頁に第2見開きがあり、その後に小活字の註が表1から表28まで50頁から112頁の間に掲げられている。その後、113頁から120頁までは解剖用語の件名索引で、121頁から140頁までの10葉に、28図が納められている。従って、この本の図は10葉である。

ハレ大学図書館本（ハレ本）は保存状態の良好な本で、黒紙装である。大きさは12.9×21.1×1.1センチである。表紙裏には左記のような蔵書票が貼られている。

Liber Bibliothecae Academicae Halensi

a

CHRISTOPH. ERNST. CONONE,

Med. Doct & Practiao

Berolonensi,

TESTAMENTO DONATVS,

1729

大学を出た医師（Med. Doct）で臨床医の Christoph. Ernst. Conone の遺言によって、刊行4年後の1729年にハレ大学に寄贈されたことを、この蔵書票は示している。蔵書票がそのさいに、わざわざ作製されたことより、かなりの部数が寄贈されたことが推定される。第1頁は単色の見開きで、2頁は無印刷の頁で、KOEN. PR. FR. UNIVERS. AP HALLE という蔵書印が押されている。3頁から8頁まで序文（Vorrede）があり、9頁から48頁までに表（Tabelle）の説明の本文が表1から表28まで掲げられている。49頁に第2見開きがあり、そのあとに小活字の註が表1から表28まで50頁から112頁の間に掲げられている。113頁から120頁までは解剖用語の件名索引で、121頁から130頁までの大きな5葉に28図が納められている。従って、この本の図は5葉である。

倉敷中央病院ゲンチンゲン文庫本（倉中本、第1次世界大戦後のドイツの不況のさい、ゲッチンゲン大学の古典医学書の重複分が、日本に有償譲渡された）の大きさは16.2×20.3×1.7センチである。図がばらばらに綴り込まれているタイプであるが、それ以上の情報収集はしなかった。

ロストック大学図書館本（ロストック本）の外装についてはチェックを失念、大きさは17.4×22×1.7センチである。第1頁は単色の見開きで、2頁は無印刷の頁である。3頁から8頁まで序文（Vorrede）があり、9頁から48頁までに表（Tabelle）の説明の本文が表1から表28まで掲げられている。49頁に第2見開きがあり、その後に小活字の註が表1から表28まで50頁から104頁の間に掲げられている。105頁から112頁までは解剖用語の件名索引で、そのあとに28図が掲げられている。何葉にこれらの図が掲げられているのかは、チェックを失念した。開始まもない時点での調査は、要領が摑めないために、失念事項がでてしまうことはやむをえない。18世紀のヨーロッパ書誌学の基本がまだ理解できていないことにもよる。

以上、1725年ドイツ語版について、調査した10冊についてその概略を述べたが、外装、大きさ、図の印刷されている葉数、図の綴り込みの形態など、すべての本で異なり、1冊として同じ本は存在していないことをご理解いただけたと思う。いくつかの特徴別に、この10冊を分類してみる。

まず大きさである。横幅が12センチ前後の群と17センチ前後の群に2大別される。12センチ前後のものはNIH本・バークレー本・ハレ本の3冊、17センチ前後のものは松木本・ミュンヘン本・バイエルン本・イエナ本・ゲッチンゲン本・倉中本・ロストック本の7冊で横広本の方が多い。

図が巻末にまとめて綴り込まれた10葉に印刷されているのがNIH本・松木本・ゲッチンゲン本、巻末にまとめて綴り込まれているが何葉かのチェックを失念したのがバークレー本・ロストック本、巻末にまとめて綴り込まれた大きな5葉に印刷されているのがミュンヘン本・ハレ本、本文中にばらばらに綴り込まれた10葉に印刷されているのがバイエルン本、ばらばらの綴り込みであるが、葉数の確認を怠ったのが倉中本、本文と第2見開きの間にまとめて綴り込まれ8葉なのがイエナ本である。綴り込みの仕方は、ばらばらのもの、本文と第2見開きの間にまとめて綴り込まれたもの、巻末にまとめて綴り込まれたものの３種ある。また図を納めた葉の数が10葉のもの、８葉のもの、５葉のものの３種ある。８葉のものが10葉から発刊後に２葉切除された結果そうなったものかどうかは、閲覧当時、思いつかず、調査が及ばなかった。

では逆に、1725年版ダンチッヒ・ドイツ語版であると認識するためのポイントは、何であろうか。第２見開きの存在、図と本文の原版が同一かどうかという点が、その版と認定する鍵となる。

1722年ダンチッヒ・ドイツ語版との大きな違いは、註が加えられた点で、1722年版とほぼ同一の本文のあとに、第２見開き、本文より頁数の多い註が加えられた。しかしながら、図１の人皮の図、図28までのすべての図の原版は、1722年版と1725年版で同一のようである。

1725年ダンチッヒ・ドイツ語版の後に、ヒルシュの人名事典のクルムスの項目に、1728年にドイツ語版がダンチッヒで刊行された記載があるが、図書館目録でも現物でもまだ未確認である。

4－2－3　L－①1731年アムステルダム・ラテン語版（１冊）

ラテン語版の書名は *Tabulae Anatomicae* で、以後のラテン語版もすべてこの書名である。日本で広く流布し、『蘭学事始』に記載されていることより、杉田玄白も当時から唱えていた『解剖学表』の書名「ターヘル・アナトミア」には、ラテン語風の響きはあるが、原著のラテン語版の書名とも異なっている。

1731年アムステルダム・ラテン語版は稀少本である。アメリカ NIH 国立医学図書館本（NIH 本）が、現在までに確認できた唯一の本である。日本の『解体新書』の原著を考察する上で、鍵となる版である。

原著者クルムスは1725年５月23日に、ダンチッヒ・ギムナジウムの医学と自然哲学（現在の自然科学に相当する概念）の教授に任命され、６月28日に就任式が行なわれ、８・９年生へ医学・自然科学、６・７年生へ自然科学の講義を開始した。医学の講義には解剖学も含まれていたはずである。就任後初めて改訂された1731年版以後の『解剖学表』は、とくにそのドイツ語版が、ギムナジウム教授クルムスの医学教材として利用された可能性が高い。従って、教材として利用しやすいように改訂されたであろう。

この版から出版社がダンチッヒからアムステルダムに代わった。見開きにAmstelaedami（アムステルダム）のJanssonius Waesbergius社より1731年に刊行されたと、はっきりと印刷されている。

ラテン語版の書名は*Tabulae Anatomicae*（解剖学表）、外装は再装丁クロスで新しい。大きさは12.8×20.2×2.3センチである。第１頁は見開き、２頁は無印刷、３から６頁は謝辞（VIRIS）で、３名の医師の名前、FREDERICO RUYSHIO, JOANNI SALTZMANNZ, GUILLIEL MOROELが印刷されている。特徴的なのはMOROELの４字目のOにはウムラウトがなく、手書きでウムラウトが追記されていることで、これは1731・1732年版の２種のラテン語版の３版で共通である。いつ追記されたかであるが、インクの質が同じに見えるので、販売前に出版社で追記された可能性が高い。中には追記を忘れた本もある。６頁にクルムスの著者名と1730年８月26日の日付が記されている。７頁から10頁までは序文（PRAEFATIO）、11・12頁は図の索引、13頁から本文となる。本文には1731年アムステルダム・ラテン語版、1732年アムステルダム・ラテン語・ドイツ語版、1732年ダンチッヒ・ラテン語・ドイツ語版、1734年フランス語版・オランダ語版の７つの版に共通の特徴がある。１頁の上部に大活字の本文、下に小活字の註が印刷されている。註は２段になっており、縦に仕切り線がある。これらの版の図は1722・1725年版の図より精緻で、それ以後の版の図よりも質が良い。191頁までが本文・註で、193・194頁が解剖学者人名索引、195頁から210頁が解剖用語の件名索引である。211頁は正誤表である。図は、ばらばらに本文の説明の部分に綴り込まれている。この本は「女執刀の図」を欠くが、これは刊行後の人工的な滅失と考えられる。

4－2－4　L－②1732年アムステルダム・ラテン語版（10冊）

1731年版と同じAmstelaedami（アムステルダム）のJamssonius Waesbergius社からの刊行である。今までに15冊の所在を確認し、そのうち10冊を調査した。

1732年アムステルダム・ラテン語版の見開きを図9に、本文1頁を図10に示した。なお図1の女執刀の図は1734年アムステルダム・オランダ語版とまったく同じである。

アメリカNIH国立医学図書館本（NIH本）は、全白革装である。大きさは12.2×19×4.3センチと厚いが、これはこの本の後半に、1724年刊のC. B. Albini著の解剖書*Specimen Anatomicum*（Lugduni Batavorum, すなわちライデン大学版）が合冊になっているためである。表紙裏にSurgeon Guild's Office Libraryの蔵書印が押されている。NIH本にはこの印が押されていることが多いが、英語の蔵書印であるので、18世紀末頃まではアメリカにも外科医のギルドが存在していたと思われる。第1頁に女執刀の図、2頁は無印刷、3頁は2色刷りの見開き、4頁は無印刷、5頁から8頁までは謝辞と第1序文で、1730年8月26日の日付けとクルムスの名が印刷されている。9頁から12頁までは第2序文、13頁に図の索引があり、14頁は無印刷、15頁から前述した上に大活字の本文、下に小活字の註で、2段・仕切り線ありという特異な構成の本文となり193頁まで続く。194頁から196頁までが解剖学者人名索引、197頁から212頁までが解剖用語の件名索引である。213頁は正誤表である。214頁は無印刷で、215頁から別本となる。図は各説明の場所に、ばらばらに綴り込まれている。

松木明知氏蔵本（松木本）は、全茶革装である。大きさは12.7×20×2.3センチである。第1頁は2色刷りの見開き、2頁は無印刷、3頁から6頁までは謝辞と第1序文で、1730年8月26日の日付けとクルムスの名が印刷されている。7頁から10頁までは第2序文、11頁と12頁が図の索引であり、13頁は無印刷、14頁に女執刀の図がある。15頁から前述した上に大活字の本文、下に小活字の註で、2段・仕切り線ありという特異な構成の本文となり193頁まで続く。194頁から196頁までが解剖学者人名索引、197頁から212頁までが解剖用語の件名索引である。213頁は正誤表である。図は各説明の場所に、ばらばらに綴り込まれている。

エルランゲン・ニュルンベルク大学図書館本（エルランゲン本）は、全白

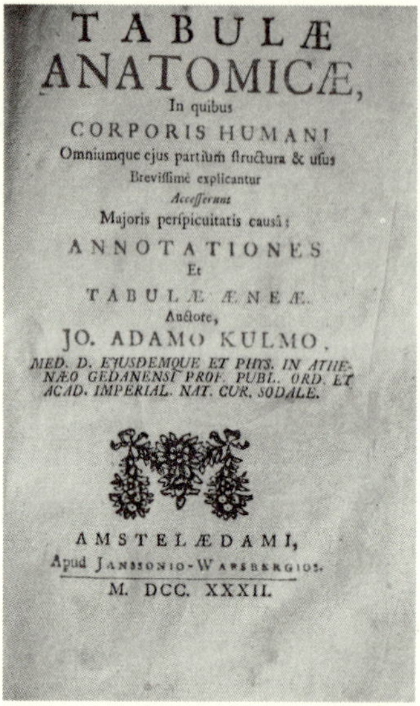

TABULÆ
ANATOMICÆ,
In quibus
CORPORIS HUMANI
Omniumque ejus partium ſtructura & uſus
Breviſſimè explicantur
Acceſſerunt
Majoris perſpicuitatis cauſâ:
ANNOTATIONES
Et
TABULÆ ÆNEÆ.
Auctore,
JO. ADAMO KULMO,
MED. D. EJUSDEMQUE ET PHYS. IN ATHENÆO GEDANENSI PROF. PUBL. ORD. ET ACAD. IMPERIAL. NAT. CUR. SODALE.

AMSTELÆDAMI,
Apud JANSSONIO-WAESBERGIOS.
M. DCC. XXXII.

図9　1732年アムステルダム・ラテン語版見開き（ゲッチンゲン本）

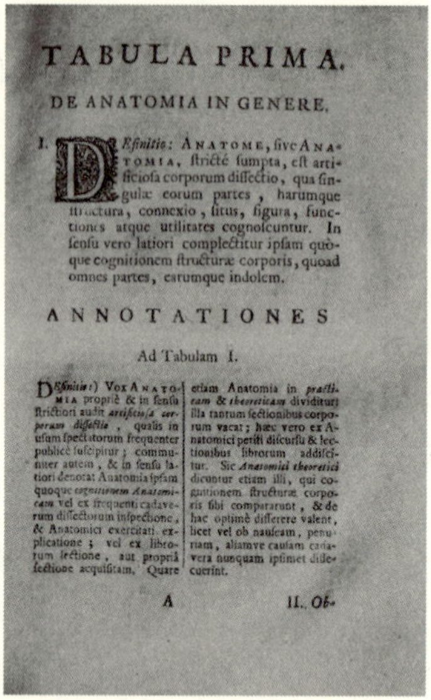

TABULA PRIMA.

DE ANATOMIA IN GENERE.

I. DEfinitio: ANATOME, ſive ANATOMIA, ſtrictè ſumpta, eſt artificioſa corporum diſſectio, qua ſingulæ eorum partes, harumque ſtructura, connexio, ſitus, figura, functiones atque utilitates cognoſcuntur. In ſenſu vero latiori complectitur ipſam quòque cognitionem ſtructuræ corporis, quoad omnes partes, earumque indolem.

ANNOTATIONES

Ad Tabulam I.

DEfinitio:) Vox ANATOMIA propriè & in ſenſu ſtrictiori audit *artificioſa corporum diſſectio*, qualis in uſum ſpectatorum frequenter publicè ſuſcipitur; communiter autem, & in ſenſu latiori denotat Anatomia ipſam quoque *cognitionem Anatomicam* vel ex frequenti cadaverum diſſectorum inſpectione, & Anatomici exercitati explicatione; vel ex librorum lectione, aut propriâ ſectione acquiſitam. Quare etiam Anatomia in *practicam* & *theoreticam* dividitur: illa tantum ſectionibus corporum vacat; hæc vero ex Anatomici periti diſcurſu & lectionibus librorum addiſcitur. Sic *Anatomici theoretici* dicuntur etiam illi, qui cognitionem ſtructuræ corporis ſibi compararunt, & de hac optimè diſſerere valent, licet vel ob nauſeam, penuriam, aliamve cauſam cadavera nunquam ipſimet diſſecuerint.

A　　II. Ob-

図10　1732年アムステルダム・ラテン語版本文1頁（ゲッチンゲン本）

革装の美本で小口が青い。大きさは13×19.3×2.1センチである。左側の第0頁に女執刀の図がある。第1頁は2色刷りの見開き、2頁は無印刷、3頁から6頁までは謝辞と第1序文で、1730年8月26日の日付けとクルムスの名が印刷されている。7頁から10頁までは第2序文、11頁と12頁が図の索引であり、13頁から前述した上に大活字の本文、下に小活字の註で、2段・仕切り線ありという特異な構成の本文となり191頁まで続く。192頁から194頁までが解剖学者人名索引、195頁から210頁までが解剖用語の件名索引である。211頁は正誤表である。図は後にまとめて綴り込まれている。

ウトレヒト大学図書館本（ウトレヒト本）は、全白革装である。大きさは12.8×19.8×2.5センチである。表紙裏にAnatomici et phusiologici Octavo no 30の蔵書印が押されている。第1頁に女執刀の図、2頁は無印刷、3頁は2色刷りの見開きで、ACADEMIA RHENOTRAICOTI＊（判読不能）Aの丸印が押されている。4頁は無印刷、5頁から8頁までは謝辞と第1序文で、1730年8月26日の日付けとクルムスの名が印刷されている。9頁から12頁までは第2序文、13頁に図の索引があり、14頁は無印刷、15頁から前述した上に大活字の本文、下に小活字の註で、2段・仕切り線ありという特異な構成の本文となり193頁まで続く。194頁から196頁までが解剖学者人名索引、197頁から206頁までが解剖用語の件名索引①である。207頁から221頁までに、図がまとめて綴られている。223頁から228頁までが解剖用語の件名索引②で、229頁は正誤表である。

ミュンヘン・バイエルン州立図書館本（バイエルン本）は、全白革装で、小口が暗緑色である。大きさは13.8×19.3×2.7センチである。第1頁は無印刷、2頁に女執刀の図がある。3頁は見開きで、4頁は無印刷の頁にBibliotheca Regia Monacensis の蔵書印が押されている。5頁から8頁までは謝辞と第1序文で、1730年8月26日の日付けとクルムスの名が印刷されている。9頁から12頁までは第2序文、13頁と14頁が図の索引で、15頁から前述した上に大活字の本文、下に小活字の註で、2段・仕切り線ありという特異な構成の本文となり、図は各説明の場所に、ばらばらに綴り込まれている。それ以外の詳細のチェックは失念した。

アムステルダム大学図書館本（アムス本）は、再装丁されており、クロスの装丁である。大きさは13×20.3×2.5センチである。第1頁に女執刀の図、2頁は無印刷、3頁は見開きで、4頁の無印刷の頁にNEDEL MAATSHAPPIJ TER BEVORDERING DER GENEESKUNST（オランダ医術振興協会）印が押されている。5頁から8頁までは第2序文（他書の場合の）で、9・10頁は図の索引、11頁から14頁までが謝辞と第1序文で、この本では第2序文と謝辞＋第1序文の順序が逆になっている。15頁から前述した上に大活字の本文、下に小活字の註で、2段・仕切り線ありという特異な構成の本文となり218頁まで続く。図は各説明の場所に、ばらばらに綴り込まれている。219頁から221頁までが解剖学者人名索引、222頁から237頁までが解剖用語の件名索引で、238頁は正誤表である。

キール大学図書館本（キール本）は、全白革装である。大きさは12.8×19.2×2.5センチである。旧蔵者のF. J. Hoffmann Med: の蔵書印が押されている。

左側の第０頁に女執刀の図、１頁は見開きで、２頁は無印刷、３頁から６頁までは謝辞と第１序文で、1730年８月26日の日付けとクルムスの名が６頁に印刷されている。７頁から10頁までは第２序文、11頁に図の索引があり、12頁は無印刷、13頁から前述した上に大活字の本文、下に小活字の註で、２段・仕切り線ありという特異な構成の本文となり191頁まで続く。192頁から194頁までが解剖学者人名索引、195頁から210頁までが解剖用語の件名索引で、212頁は正誤表である。このあと、図24葉が巻末にまとめて綴り込まれている。

ヴォルフェンビュッテル州立図書館本（ヴォルフェンビュッテル本）は、全茶革装で、背に KULMI TABULA ANATOMI の印字がある。大きさは12×18.7×2.7センチである。第１頁は見開きで、ペン書きの記入がある。経年変化の色素脱失のため一部が判読できないが、残存部分は asclilsig Iles Barth IH と読める。２頁は無印刷であるが、２つの印が押されている。１つは Bibliotheca Colleg-Anatom-Chirurgio Bransviscensis と読める。この近辺にあった解剖外科研究会の図書館印であろうか。もう１つは HERZOG AUGUST BIBLIOTEK WOLFENBUTEL と読め、馬の絵が添えられた小型赤色印で、ヴォルフェンビュッテル州立図書館の前身の印であろう。３頁から６頁までは謝辞と第１序文で、1730年８月26日の日付けとクルムスの名が６頁に印刷されている。７頁から10頁までは第２序文、11頁に図の索引がある。13頁に女執刀の図があり、裏は白紙、15頁から前述した上に大活字の本文、下に小活字の註で、２段・仕切り線ありという特異な構成の本文となり193頁まで続く。194頁から196頁までが解剖学者人名索引、197頁から212頁までが解剖用語の件名索引で、213頁は正誤表である。図版25葉はばらばらに、それに相当する本文の場所に綴り込まれている。

ゲッチンゲン大学図書館本（ゲッチンゲン本）の外装のチェックは失念した。大きさは12.2×18.6×2.3センチである。第１頁に図１の女執刀の図があり、２頁は無印刷、３頁は見開きで４頁は無印刷である。５頁から８頁までは謝辞と第１序文で、９頁から12頁までは第２序文で、13頁と14頁に図の索引があり、15頁から前述した上に大活字の本文、下に小活字の註で、２段・

仕切り線ありという特異な構成の本文となり193頁まで続く。194頁から196頁までが解剖学者人名索引、197頁から214頁までが解剖用語の件名索引で、215頁は正誤表である。図版25葉はばらばらに、それに相当する本文の場所に綴り込まれている。

イエナ大学図書館本（イエナ本）は、全白革装である。大きさは12.8×21.1×2.9センチである。左側の第0頁に女執刀の図があり、1頁は見開きで、2頁は無印刷である。3頁から6頁までは謝辞と第1序文で、1730年8月26日の日付けとクルムスの名が6頁に印刷されている。7頁から10頁までは第2序文で、11頁と12頁に図の索引がある。13頁から前述した上に大活字の本文、下に小活字の註で、2段・仕切り線ありという特異な構成の本文となり193頁まで続く。194頁から196頁までが解剖学者人名索引、197頁から212頁までが解剖用語の件名索引である。図版25葉はばらばらに、それに相当する本文の場所に綴り込まれている。

調査した1732年アムステルダム・ラテン語版の全10冊の概要を示した。一部の書で情報の収集の欠如がある。調査を重ねるにつれ、押さえておくべき点が明確になって、要領良く満足しうる情報が収集できるようになる。従って、初期の調査で情報の欠如が出やすい。

頁数に差異が見られる。本体の本の頁には、頁数は一部しか印刷されておらず、手作業で頁数を算出した。そのため、製本時の落丁、製本後の頁の切り取り、また筆者の作業中に本文2枚がくっついて1枚と誤認するなどの人為的なエラーのため、頁数の数字の食違いが出たことも考えられる。

いちばんの困難は、複数の本を突き合わせての調査ができないことで、それぞれの所蔵図書館の閲覧室でしか調査ができない。また貴重書であるために、同一図書館においても、同時に閲覧できるのは2～3冊が上限である。全冊が突き合わせて調査できたのは、個人コレクションである松木明知氏蔵本のみであった。私蔵の貴重書を快く見せていただいたことも合わせ、この点を特に深謝する。そうした調査上の困難が存在したことをご理解いただきたい。

この10冊の1732年アムステルダム・ラテン語版の大きさは、すべて異なるというものの比較的似ている。横幅は最小12センチ（ヴォルフェンビュッテル本)、最大13.8センチ（バイエルン本)、縦幅は最小18.6センチ（ゲッチンゲン本)、最大21.2センチ（イエナ本)、厚さは合冊本を除き、最薄2.1センチ(エルランゲン本)、最厚2.9センチ（イエナ本）である。

この1732年アムステルダム・ラテン語版の外装には１つの特徴がある。それは総革装が多いという点で、全白革装がNIH本・エルランゲン本・ウトレヒト本・バイエルン本・キール本・イエナ本の６冊、全茶革装が松木本・ヴォルフェンビュッテル本の２冊、再装丁本がアムス本の１冊、チェック失念がゲッチンゲン本の１冊である。

図１の女執刀の図の位置も、各冊でまちまちである。

解剖図が巻末にまとめて綴り込まれているのがエルランゲン本・キール本(最終部)・ウトレヒト本（解剖用語索引中)、本文中にばらばらに綴り込まれているのが NIH 本・松木本・バイエルン本・アムス本・ヴォルフェンビュッテル本・ゲッチンゲン本・イエナ本である。本文中にばらばらに綴りこまれている本が７冊で主流をなす。

アムス本では、謝辞＋第２序文と第１序文の位置が逆転している。

図の索引が２頁にわたるものと、１頁にまとまったものの２種がある。これは1732年アムステルダム・ラテン語版にも、２種の異版が存在することを示唆している。

巻末の正誤表はあるものとないものとがある。

上記のように各冊で、かなりの違いが存在する。

1731年アムステルダム・ラテン語版と内容はほぼ同一、外装も良く似ている。

4−2−5　L−③1732年ダンチッヒ・ラテン語版（１冊）

松木明知氏蔵本の中に、重要な孤本があった。その上、松木氏の厚意により、氏の蔵本の１つ、1732年アムステルダム・ラテン語版との突き合わせての比較ができ、重要な所見を得た。

この *Tabulae Anatomicae* 1732年ダンチッヒ・ラテン語版は、見開きによると Gedani Apud Cornelius a Beuchem 社の刊行である。この社は1722年ドイツ語版、1725年ドイツ語版を刊行した会社でもある。

松木明知氏蔵本（松木本）は全茶革装で、小口は赤点である。大きさは12.3×19.8×2.2センチで、先に検討した1732年アムステルダム・ラテン語版の大きさとほぼ等しい。第1頁は単色の見開きである。1732年アムステルダム・ラテン語版との比較は、のちほど行なう。2頁は無印刷、3頁から6頁は謝辞と第1序文、3頁の MOROEL の4字目の O の上には、手書きのウムラウトが添えられている。6頁にはクルムスの署名と1730年8月26日の日付がある、7頁から10頁までは第2序文で、11頁に図の索引がある。13頁から本文となるが、上に大活字の本文、下に小活字の註で、2段・仕切り線ありという特異な構成は、アムステルダム版と同じである。189頁まで本文が続くが、旧蔵主によるペンでの追記が多い。192頁から194頁までは解剖学者人名索引、195頁から210頁までは解剖用語の件名索引、211頁に正誤表があり、212頁は無印刷、213頁に図1の女執刀の図があり、この図を詳細に見ると、いちばん下の記載「Waesbergios 1731」が欠けているだけで、あとはみなアムステルダム版と同じである。そのあとに21葉の図がまとめて綴り込まれている。図9・11・13は右端が切れており、製本が雑であることを示している。

見開きを注意深く見ると、アムステルダム版は2色刷り、ダンチッヒ版は単色刷りで、出版社名の部分だけが異なる。本文・図も同一起源の原版である。

従って、1732年ダンチッヒ・ラテン語版は、1732年アムステルダム・ラテン語版の原版を流用して印刷されたと推定される。史料も文献もないので断定しかねるが、アムステルダムからの新版刊行に当り、以前刊行していたダンチッヒの会社から、自分の会社名でも出版したいとの要求があり、それに応じたのであろう。

後で示すが、1732年ドイツ語版にもアムステルダム版とダンチッヒ版があり、内容も同一で、これもラテン語版と同じ理由で、重複出版されたと考えられる。

4－2－6　③1732年アムステルダム・ドイツ語版（3版／4冊）

アムステルダムのWaesberge社刊で、1731年ラテン語版、1732年ラテン語版を刊行した会社と同じである。所在の確認ができたのは4冊と少ないが、そのすべてを調査した。

1732年アムステルダム・ドイツ語版の見開きを図11に、本文1頁を図12に示した。なお図1の女執刀の図は1734年アムステルダム・オランダ語版とまったく同じである。

イエナ大学図書館本（イエナ本）は、長年閲覧者がいなかったために、カチカチでふつうに頁を開けない状態にあった。全白革装で、大きさは10.2×16.8×4.7センチと、他書との合冊のため厚い。第1頁は見開きで、2頁は無印刷、3頁から8頁まで序文であるが、クルムスの署名はない。9頁から本文で、上に大活字の本文、下に小活字の註、2段・仕切り線がある。本文は223頁まであり、224頁に図1の女執刀の図、それ以後25葉の図がまとめて綴り込まれている。後半の254頁は他書である。

ゲッチンゲン大学図書館本（ゲッチンゲン本）も合冊本で、後半は1736年刊のハイステルの外科書である。美本で、良好な状態であるが、再装丁かもしれない。大きさは12.0×19.4×5.2センチである。合冊のため厚い。IOHANN CARLの蔵書票が付く。左側の第0頁に図1の女執刀の図があり、1頁は見開きで、2頁は無印刷、3頁から8頁まで序文であるが、クルムスの署名はない。9頁から本文で、上に大活字の本文、下に小活字の註、2段・仕切り線がある。本文は202頁まであり、203頁から205頁までが解剖用語の件名索引、206頁から215頁が図の索引、216頁の無印刷頁の後は、合冊のハイステル本となる。図25葉は、それぞれの本文の場所へばらばらに綴り込まれている。

アムステルダム大学図書館本（アムス本）は全白革装、大きさは12.2×19.3×2.8センチで、裏表紙裏に落書があり、1806年の年代が記入されている。第1頁は図1の女執刀の図、2頁は無印刷、3頁は見開きで、4頁の無印刷の頁に印が押されている。部分的に判読可能で、Kon. Ned. Mij....t. b. d. Geneeskunst gepl. Univ. Bigl...Singel 423 Amsterdamと読める。オランダ王

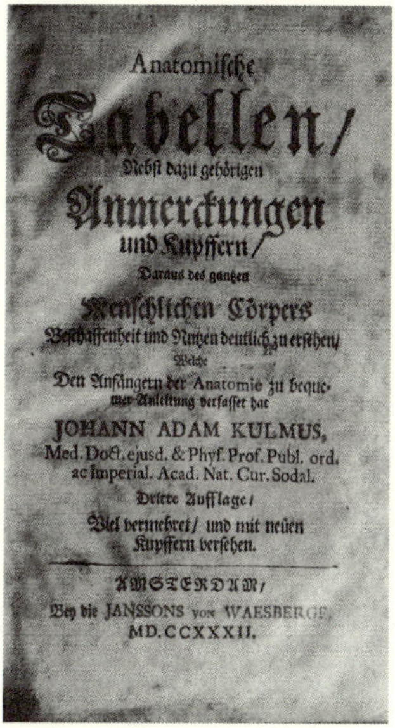

Anatomische
Tabellen/
Nebst dazu gehörigen
Anmerckungen
und Kupffern/
Daraus des gantzen
Menschlichen Cörpers
Beschaffenheit und Nutzen deutlich zu ersehen/
Welche
Den Anfängern der Anatomie zu beque-
mer Anleitung verfasset hat
JOHANN ADAM KULMUS,
Med. Doct. ejusd. & Phys. Prof. Publ. ord.
ac Imperial. Acad. Nat. Cur. Sodal.
Dritte Aufflage/
Viel vermehret/ und mit neuen
Kupffern versehen.

AMSTERDAM/
Bey die JANSSONS von WAESBERGE.
MD.CCXXXII.

図11　1732年アムステルダム・ドイツ語版見開き（ゲッチンゲン本）

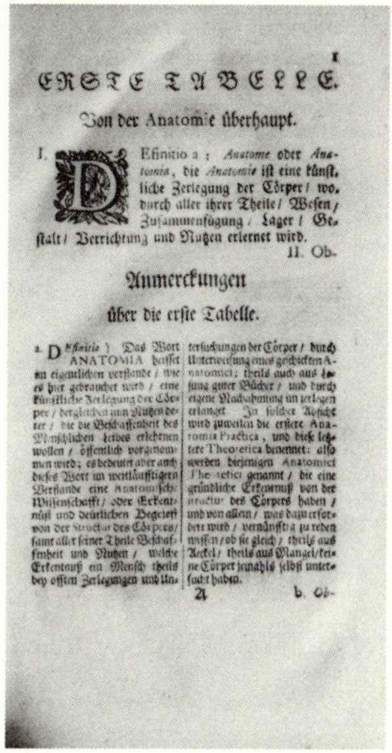

1

ERSTE TABELLE.

Von der Anatomie überhaupt.

I. DEfinitio a: *Anatome* oder *Anatomia*, die *Anatomie* ist eine künstliche Zerlegung der Cörper/ wodurch aller ihrer Theile/ Wesen/ Zusammenfügung/ Lager/ Gestalt/ Verrichtung und Nutzen erlernet wird.

II. Ob-

Anmerckungen

über die erste Tabelle.

a. D*efinitio*) Das Wort ANATOMIA heisset im eigentlichen verstande/ wie es hier gebrauchet wird/ eine künstliche Zerlegung der Cörper/ dergleichen man Nutzen derer/ die die Beschaffenheit des Menschlichen Leibes erlehrnen wollen/ öffentlich vorgenommen wird; es bedeutet aber auch dieses Wort im weitläufftigern Verstande eine Anatomische Wissenschafft/ oder Erkentnüß und deutlichen Begrieff von der Structur des Cörpers/ samt aller seiner Theile Beschaffenheit und Nutzen/ welche Erkentnüß ein Mensch theils bey offten Zerlegungen und Untersuchungen der Cörper/ durch Unterweisung eines geschickten Anatomici; theils auch aus Lesung guter Bücher/ und durch eigene Nachahmung im zerlegen erlanget. In solcher Absicht wird zuweilen die erstere Anatomia Practica, und diese letztere Theoretica benennet: also werden diejenigen Anatomici Theoretici genannt/ die eine gründliche Erkentnüß von der Structur des Cörpers haben/ und von allem/ was dazu erfordert wird/ vernünfftig zu reden wissen/ ob sie gleich/ theils aus Eckel/ theils aus Mangel/ keine Cörper jemahls selbst untersucht haben.

A　　b. Ob-

図12　1732年アムステルダム・ドイツ語版本文１頁（ゲッチンゲン本）

立医術振興協会図書館の印と思われる。５頁から10頁までが序文である。11頁から本文で、上に大活字の本文、下に小活字の註、２段で仕切り線がある。本文は221頁まであり、222頁と223頁は図の索引、224頁から226頁までは解剖学者人名索引、227頁から236頁までは解剖用語の件名索引である。そのあとに図２から図28までの図25葉が一括して綴り込まれている。裏表紙裏に蔵書票が部分的に残っており、手に紐を持つ立位の少年が描かれている。

ミュンヘン・バイエルン州立図書館本（バイエルン本）は、全茶革装、小口が赤い。大きさは11.9×19.8×2.1センチで、左側の第０頁に図１の女執刀の図がある。１頁が見開きで、２頁は無印刷、Bibliotheca Regina Monacensisの蔵書印が押されている。３頁から８頁までは序言で、９頁から本文で、上に大活字の本文、下に小活字の註、２段で仕切り線がある。本文は209頁まであり、210頁から212頁までは解剖学者人名索引、213頁から220頁までは解剖用語の件名索引である。そのあとに図２から図28までの図25葉が一括して綴り込まれている。

この４冊の外装は、全白革装がイエナ本とアムス本、全茶革装がバイエルン本、再装丁と思われるのがゲッチンゲン本である。イエナ本とゲッチンゲン本は合冊で厚いが、大きさはイエナ本が10.2×16.8センチ、ゲッチンゲン本が12×19.4センチ、アムス本が12.2×19.3センチ、バイエルン本が11.9×19.8センチととりどりで、イエナ本だけが特異的に小さい。

図のうち、図１の女執刀の図はイエナ本では本文の後に、ゲッチンゲン本では見開きの前に向かい合わせに、アムス本では最初の頁右側に、バイエルン本では見開きの前に向かい合わせにあり、これもとりどりである。また図は巻末一括綴り込み３冊と多く、本文中にばらばら綴り込まれたのはゲッチンゲン本の１冊だけである。索引は、解剖学者人名索引、解剖用語の件名索引ともあるのがバイエルン本・アムス本で、解剖用語の件名索引だけであるのがゲッチンゲン本で、イエナ本にはどちらもない。

このように、1732年アムステルダム・ドイツ語版（３版）も４種４様で、１冊として同じ本はない。

4－2－7　④1732年ダンチッヒ・ドイツ語版（３版／１冊）

米NIH国立医学図書館（NIH本）で、1732年ダンチッヒ・ドイツ語版（３版）を見付けた。現在までのところ、このNIH本と未調査であるノルウェイのTrondheim大学図書館本の２冊しか確認できていない孤版である。

NIH本の外装はチェックを失念、大きさは12.2×19.5×2.1センチ、第０頁の見開きの前の左側に図１の女執刀の図、1731年刻とある。１頁が見開きで２色刷り、Danzig Beughem社刊でDritte Aufflage（３版）とある。２頁は無印刷、３頁から８頁が序文、９頁から本文で、上に大活字の本文、下に小活字の註、２段で仕切り線がある。本文は209頁まであり、210頁から211頁までは図索引、212頁から214頁までは解剖学者人名索引、215頁から224頁までは解剖用語の件名索引である。図はそれぞれの本文に相当する場所にばらばらに綴り込まれ、頁に糊付けをして、左側向かい側に貼られている。

見開きの出版社名を除き、1732年アムステルダム・ドイツ語版（３版）と、図も本文も同一の原版が使用されていると考えられる。1732年ラテン語版が、アムステルダムとダンチッヒで同じ原版を使用して刊行されたのと同様に、史料も文献もないので断定しかねるが、アムステルダムからの新版刊行に当り、以前刊行していたダンチッヒの会社から自分の会社名でも出版したいとの要求があり、それに応じたと推測してよい。

4-2-8　F-①1734年アムステルダム・フランス語版（９冊）

フランス語版の書名は *Tabules Anatomiques* で、1731年アムステルダム・ラテン語版、1732年アムステルダム・ラテン語版、1732年アムステルダム・ドイツ語版の出版社と同じ Janssons a Waesberge 社刊である。11冊の所在を確認し、９冊の調査を行なった。

この本は、その見開きに記載されているように Pierre（Petrus）Massuet によるラテン語版よりの翻訳である。

訳者の Pierre（Petrus）Massuet（1698-1776）は、ベルギー国境に近いフランス Sedan 近くの Mousson-sur-Meuse で1696年に生まれた。18歳の時には、ベネディクト会の修道士であったが、オランダへ逃げ、そこでプロテスタントに改宗し、裕福な家族の家庭教師となった。この仕事のため、この期間は十分な医学の勉強はできなかった。24歳の時、1723年９月17日にライデン大学神学部に入学登録をしたが、その後間もなく専攻を医学に変えた。1729年３月18日に医学博士号を *De generatione ex animalculo in ovo* の論文で取得した。この論文の中で、精子の機能に関するリューエンフックの学説の正当性を論じた。アムステルダムで開業し、その頃『解剖学表』のフランス語版への翻訳に携わった。またそこで、教育的な研究会を持った。のちにアーメルスフォールト近くに Lankeren 荘園を買い、そこで1776年10月６日に没した。『解剖学表』の翻訳以外に数冊の著書がある[(86)]。

1734年アムステルダム・フランス語版の見開きを図13に、本文第１頁を図14に示した。なお図１の女執刀の図は1734年アムステルダム・オランダ語版とまったく同じである。

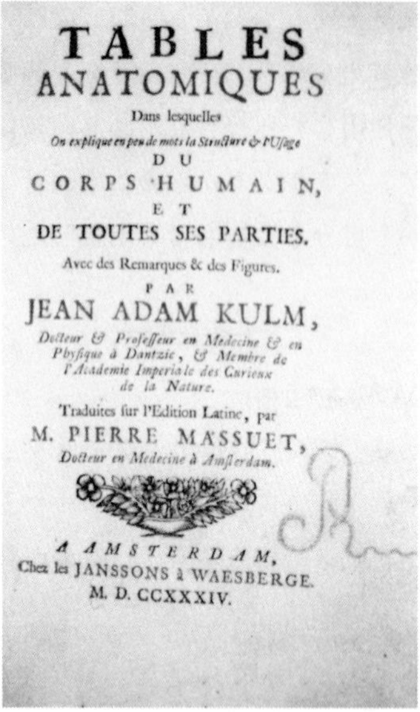

TABLES
ANATOMIQUES
Dans leſquelles
On explique en peu de mots la Structure & l'Uſage
DU
CORPS HUMAIN,
ET
DE TOUTES SES PARTIES.
Avec des Remarques & des Figures.
PAR
JEAN ADAM KULM,
Docteur & Profeſſeur en Medecine & en Phyſique à Dantzic, & Membre de l'Academie Imperiale des Curieux de la Nature.
Traduites ſur l'Edition Latine, par
M. PIERRE MASSUET,
Docteur en Medecine à Amſterdam.
A AMSTERDAM,
Chez les JANSSONS à WAESBERGE.
M. D. CCXXXIV.

図13　1734年アムステルダム・フランス語版見開き(イエナ本)

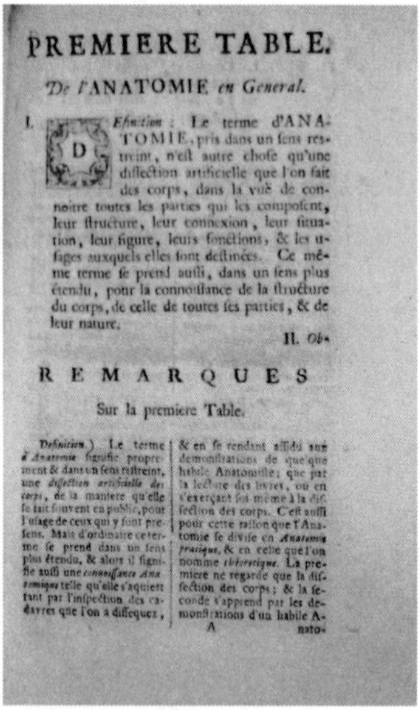

PREMIERE TABLE.
De l'ANATOMIE en General.

I. DEfinition : Le terme d'ANATOMIE, pris dans un ſens reſtreint, n'eſt autre choſe qu'une diſſection artificielle que l'on fait des corps, dans la vuë de connoitre toutes les parties qui les compoſent, leur ſtructure, leur connexion, leur ſituation, leur figure, leurs fonctions, & les uſages auxquels elles ſont deſtinées. Ce même terme ſe prend auſſi, dans un ſens plus étendu, pour la connoiſſance de la ſtructure du corps, de celle de toutes ſes parties, & de leur nature.

II. Ob-

REMARQUES
Sur la premiere Table.

Definition.) Le terme d'Anatomie ſignifie proprement & dans un ſens reſtreint, une diſſection artificielle des corps, de la maniere qu'elle ſe fait ſouvent en public, pour l'uſage de ceux qui y ſont preſens. Mais d'ordinaire ce terme ſe prend dans un ſens plus étendu, & alors il ſignifie auſſi une connoiſſance Anatomique telle qu'elle s'aquiert tant par l'inſpection des cadavres que l'on a diſſequez, & en ſe rendant aſſidu aux demonſtrations de quelque habile Anatomiſte ; que par la lecture des livres, ou en s'exerçant ſoi-même à la diſſection des corps. C'eſt auſſi pour cette raiſon que l'Anatomie ſe diviſe en Anatomie pratique, & en celle que l'on nomme théoretique. La premiere ne regarde que la diſſection des corps ; & la ſeconde s'apprend par les demonſtrations d'un habile Anato-

A

図14　1734年アムステルダム・フランス語版本文1頁(イエナ本)

米NIH医学図書館本（NIH本）は、全白革装、大きさは12.6×21.2×2.7センチである。表紙裏にSurgeon Guild's Office Libreryの印が押されている。第1頁は図1の女執刀の図、2頁は無印刷、3頁は2色刷りの見開き、4頁は無印刷、5頁から9頁までは謝辞と第1序文で、9頁に1730年8月26日の日付とクルムスの署名がある。10頁から15頁は第2序文（PREFACE）、16頁は図の索引、17・18頁は無印刷、19頁から本文に入り、上に大活字の本文、下に小活字の註、2段で仕切り線がある。245頁まで本文が続き、246頁から248頁までは解剖学者人名索引、249頁から232頁までは解剖用語の件名索引である。253・254頁は無印刷で、255頁からあとにまとめて図が綴り込まれている。図2は欠けるが、これは出版後の切除によるものと思われる。図20と21が逆、図26・25・28・27の順に綴り込まれているなど乱丁がある。

松木明知氏蔵本（松木本）は、全白革の美本であるが、再装丁の可能性が大きい。大きさは13×20.6×２センチである。左側の第０頁に図１の女執刀の図、１頁が２色刷りの見開き、２頁が無印刷、３頁から７頁までは謝辞と第１序文である。３頁の謝辞のROELの２字目のOの上には手書きでウムラウトが記されている。８頁から13頁までは第２序文、14頁に図の索引がある。15頁から本文に入り、上に大活字の本文、下に小活字の註、２段で仕切り線がある。241頁まで本文が続き、242頁から244頁までは解剖学者人名索引、245頁から248頁までは解剖用語の件名索引である。249頁からあとに、まとめて図が綴り込まれている。後ろの方の頁では、裏から紙を裏打ちして修復した痕がある。

エルランゲン・ニュルンベルク大学図書館本（エルランゲン本）は、全茶革装で、小口には茶点がある。大きさは13.2×19.8×2.2センチである。左側の第０頁に図１の女執刀の図、１頁は２色刷りの見開き、２頁は無印刷、３頁から７頁までは謝辞と第１序文である。３頁の謝辞のROELの２字目のOの上には手書きでウムラウトが記されている。７頁に1730年８月26日の日付とクルムスの署名が印刷されている。８頁から13頁までは第２序文、14頁に図の索引がある。15頁から本文に入り、上に大活字の本文、下に小活字の註、２段で仕切り線がある。241頁まで本文が続き、242頁から244頁までは解剖学者人名索引、245頁から248頁までは解剖用語の件名索引である。図は本文中にばらばらに綴じ込まれている。

カリフォルニア大学バークレー校図書館本（バークレー本）は、背のみ茶革で、他は茶クロスの装丁である。大きさは12.3×29.4×2.5センチである。表紙裏にはフランス語の書込がある。印刷された見開きに欠ける本である。第１頁は手書きの見開きで Tables Anatomiques, Kulmus, Massuet, Amsterdam 1734と記載されている。２頁は無印刷、３頁から７頁までは謝辞と第１序文である。３頁の謝辞のROELの２字目のOの上には手書きでウムラウトが記されている。７頁に1730年８月26日の日付とクルムスの署名が印刷されている。８頁から13頁までは第２序文、14頁に図の索引がある。15頁から本文に入り、上に大活字の本文、下に小活字の註、２段で仕切り線がある。16頁の本文のあとに図１の女執刀の図が入り、そのあとに図はばらばらに本文の説明の場所に綴り込められている。241頁まで本文が続き、242頁から244頁までは解剖学者人名索引、245頁から248頁までは解剖用語の件名索引である。

ワイマール州立図書館本（ワイマール本）は、背のみ革で、他はクロスの装丁である。背にKULM/TAB:/ANATOM:と記されている。大きさは12.3×19×2.9センチである。美本であるが、蔵書印はない。左側の第０頁に図１の女執刀の図、１頁は見開きで、２頁は無印刷、３頁から７頁までは謝辞と第１序文である。７頁に1730年８月26日の日付とクルムスの署名が印刷されている。８頁から13頁までは第２序文、14頁に図の索引がある。15頁から本文に入り、上に大活字の本文、下に小活字の註、２段で仕切り線がある。図はばらばらに本文の説明の場所に綴り込められている。241頁まで本文が続き、242頁から244頁までは解剖学者人名索引、245頁から248頁までは解剖用語の件名索引である。

ヴォルフェンビュッテル州立図書館本（ヴォルフェンビュッテル本）は、全茶革装で、大きさは13.2×19.3×2.6センチである。背にTABLES ANATOMIQUES PAR KULM, とある。Biliotheca Colleg-Anatom-Chirurugio Brunstvicensisの蔵書印が押されている。第１頁は見開きで、２頁は無印刷、３頁から７頁までは謝辞と第１序文である。３頁の謝辞のROELの２字目のOの上には手書きでウムラウトが記されている。７頁に1730年８月26日の日付とクルムスの署名が印刷されている。８頁から13頁までは第２序文、14頁に図の索引がある。15頁から本文に入り、上に大活字の本文、下に小活字の註、２段で仕切り線がある。241頁まで本文が続き、242頁から244頁までは解剖学者人名索引、245頁から248頁までは解剖用語の件名索引である。そのあとに図１の女執刀の図があり、その後、総計28図25葉がまとめて綴り込まれている。

ゲッチンゲン大学図書館本（ゲッチンゲン本）の外装は、チェックを失念した。大きさは12.6×19.4×2.7センチである。左側の第０頁に図１の女執刀の図、１頁は見開きで、２頁は無印刷、３頁から７頁までは謝辞と第１序文である。８頁から13頁までは第２序文、14頁に図の索引がある。15頁から本文に入り、上に大活字の本文、下に小活字の註、２段で仕切り線がある。図はばらばらに本文に相当する場所に綴り込まれている。241頁まで本文が続き、242頁から244頁までは解剖学者人名索引、245頁から248頁までは解剖用語の件名索引である。

イエナ大学図書館本（イエナ本）は、背革装、後はクロスである。大きさは12.3×19.8×2.5センチである。第０頁の無印刷の頁に、鉛筆書きでOtejensje Groenlum 1763と記入されているが意味はわからない。第１頁は見開きで、２頁は無印刷、３頁から７頁までは謝辞と第１序文である。３頁の謝辞のROELの２字目のOの上には手書きでウムラウトが記されている。８頁から13頁までは第２序文、14頁に図の索引がある。15頁から本文に入り、上に大活字の本文、下に小活字の註、２段で仕切り線がある。図はばらばらに本文に相当する場所に綴り込まれている。241頁まで本文が続き、242頁から244頁までは解剖学者人名索引、245頁から248頁までは解剖用語の件名索引である。249頁から251頁までは無印刷で、そのあとに図１の女執刀の図から図28まで合計26葉がまとめて綴り込まれている。

アムステルダム大学図書館本（アムス本）は、背革装、後はクロスで、小口が青い。大きさは13.6×20×2.5センチである。第１頁は見開きで、NEDEL. MAATSCHAPPII TER PROVORD DER GENEESKUNSTすなわちオランダ医術振興協会の印が押されている。２頁は無印刷、３頁から７頁までは謝辞と第１序文である。３頁の謝辞のROELの２字目のOの上には手書きでウムラウトが記されている。７頁に1730年８月26日の日付とクルムスの署名が印刷されている。８頁から13頁までは第２序文、14頁に図の索引がある。15頁は図１の女執刀の図で、それ以後、本文に相当する場所に図がばらばらに綴り込まれている。17頁から本文に入り、上に大活字の本文、下に小活字の註、２段で仕切り線がある。243頁まで本文が続き、244頁から246頁までは解剖学者人名索引、247頁から250頁までは解剖用語の件名索引である。

以上、1734年アムステルダム・フランス語版９冊についての詳細を述べたが、今までの版とは異なり、内容の順序がほぼ同じであるという特徴がある。挿入された白紙を無視すると、標準的には、第１頁が見開きで、２頁が無印刷、3頁から7頁までは謝辞と第1序文である。8頁から13頁までは第2序文、14頁に図の索引がある。15頁から本文に入り（この頁から本文の頁が印刷され、15頁に1頁と記されている）241頁まで本文が続き、242頁から244頁までは解剖学者人名索引、245頁から248頁までは解剖用語の件名索引である。

もちろん、図の挿入の方法は、ばらばらに本文内に綴り込まれたもの（エルランゲン本・バークレー本・ワイマール本・ゲッチンゲン本・アムス本の合計5冊）と、巻末にまとめて綴り込まれたもの（NIH本・松木本・ヴォルフェンビュッテル本・イエナ本の合計4冊）の2種があり、図1の女執刀の図が巻頭にあるもの（NIH本・松木本・エルランゲン本・ワイマール本・ゲッチンゲン本の合計5冊）と、そうでないもの（バークレー本・ヴォルフェンビュッテル本・イエナ本・アムス本の合計4冊）がある。従って、図の所在はとりどりである。

大きさも、今までの同年同版内での差異よりも小さい。横幅がいちばん小さいのがバークレー本の12.3センチ、大きいのがアムス本の13.6センチ、縦幅がいちばん小さいのがワイマール本の19センチ、大きいのがNIH本の21.2センチ、いちばん薄いのが松木本の2センチ、厚いのがワイマール本の2.9センチで、大きい本と小さい本で1割程度の大きさの違いしかない。

4－2－9　N-①1734年アムステルダム・オランダ語版（7冊）

1734年アムステルダム・オランダ語版は、1774年に江戸で刊行された『解体新書』の原著と言われている。[85] 酒井恒氏が実際にこの1734年アムステルダム・オランダ語版（当時、故大鳥蘭三郎氏蔵本、没後の所在は不明）を全訳した。『解体新書』は『解剖学表』の大活字の本文だけを翻訳したものであるが、酒井恒氏は本文の下に印刷されている、量では本文の数倍にもおよぶ小活字の註も含めて翻訳し、その訳文と『解体新書』を比較した結果、『解体新書』はこの版からの翻訳に、まず間違いないことを実証した。[87]

1734年アムステルダム・オランダ語版の書名は*Ontleedkundige Tafelen*で、13冊の所在を確認し、そのうち7冊を調査した。オランダ語版の書名*Ontleedkundige Tafelen*を翻訳すると、ドイツ語版・ラテン語版・フランス語版と同じ『解剖学表』となる。

書名が印刷されている見開きには、原著者名Johan Adam Kulmusと略歴が書かれ、その下に翻訳者名Gerardus Dictenが書かれている。このGerardusはラテン語系の表記法である。その下にChirurgyn te Leyden（ライデンの外科医）と印刷され、翼の生えた人の顔の模様の下にTe AMSTERDAM, By de JANSSOONS VAN WAESBERGE, MDCCXXXIVと印刷されている。すなわち「於　アムステルダム、ヤンソーンス・ファン・ヴェスベルヘ社、1734年」である。

この出版社は1734年オランダ語版以外に、1731年ラテン語版・1732年ラテン語版・1732年ドイツ語版・1734年フランス語版を刊行した。

またのちに、1743年ドイツ語版と1744年ラテン語版を刊行している。

1734年アムステルダム・オランダ語版の見開きを図15に、図１の女執刀の図を図16に、本文第１頁を図17に、図Ⅷを図18に示した。

米NIH国立医学図書館本（NIH本）は、全茶革装、革表紙には縦に背から１センチの場所に１ミリ間隔で２本の金色の縦線、小口から0.5センチのところにも１ミリ間隔で２本の金色の縦線、上から１センチのところにも１ミリ間隔で２本の金色の横線、下から１センチのところにも１ミリ間隔で２本の横線が、装飾として印刷されている。大きさは12.8×20.4×2.8センチである。裏表紙の裏にNational Library of Medicine, Bethesda, Marylandの蔵書票が貼られている。第１頁に図１の女執刀の図がある。２頁は無印刷。３頁は２色刷りの見開き、４頁は無印刷、５頁にアルビヌス先生に捧ぐとの献辞（OPDRAGT）があり10頁まで続く。このＢ・Ｓ・アルビヌスは、当時のライデン大学の解剖学教授で、クルムスが役員を歴任したライデンの外科医ギルドの会長を務めていた大学卒の医学者である。11頁から22頁まではデイクテンによる序文（VOORREEDEN van den Vertaaler）で、文末に1733年12月20日、ライデンと印刷されている。23頁から26頁までは原著者クルムスの序文（VOORREEDEN van den Schryver）である。27・28頁は図の索引で、29頁から本文に入る。オランダ語の本文も、他の版と同様に、上に大活字の本文、下に小活字の註、２段で仕切り線がある。この29頁が第１頁と印刷されてい

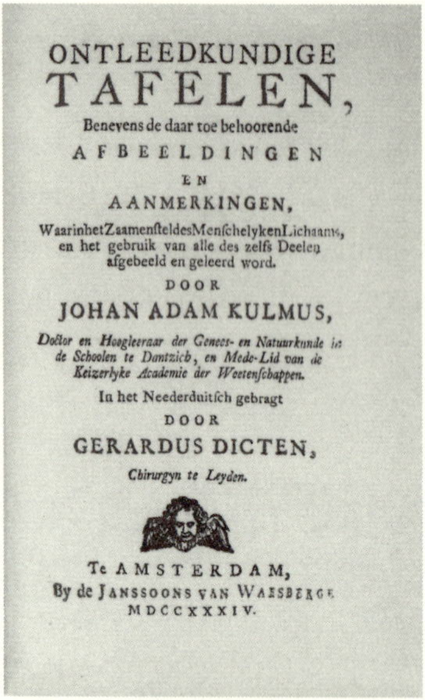

ONTLEEDKUNDIGE
TAFELEN,
Benevens de daar toe behoorende
AFBEELDINGEN
EN
AANMERKINGEN,
WaarinhetZaamensteldesMenschelykenLichaams,
en het gebruik van alle des zelfs Deelen
afgebeeld en geleerd word.
DOOR
JOHAN ADAM KULMUS,
Doctor en Hoogleeraar der Genees- en Natuurkunde in de Schoolen te Dantzich, en Mede-Lid van de Keizerlyke Academie der Weetenschappen.
In het Neederduitsch gebragt
DOOR
GERARDUS DICTEN,
Chirurgyn te Leyden.

Te AMSTERDAM,
By de JANSSOONS VAN WAESBERGE
MDCCXXXIV.

図15　1734年アムステルダム・オランダ語版の見開き

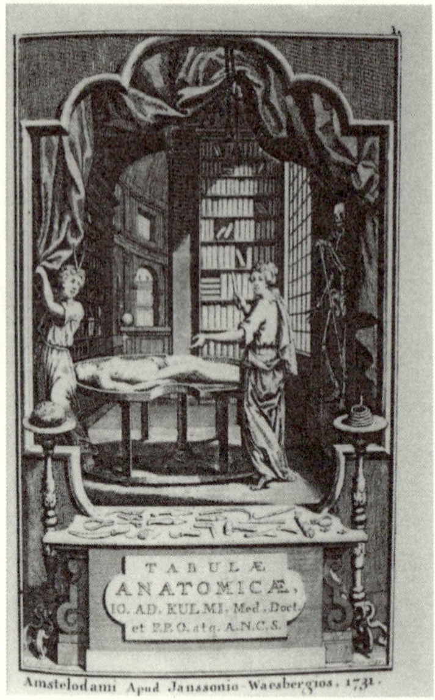

図16　1734年アムステルダム・オランダ語版の図１（女執刀の図）

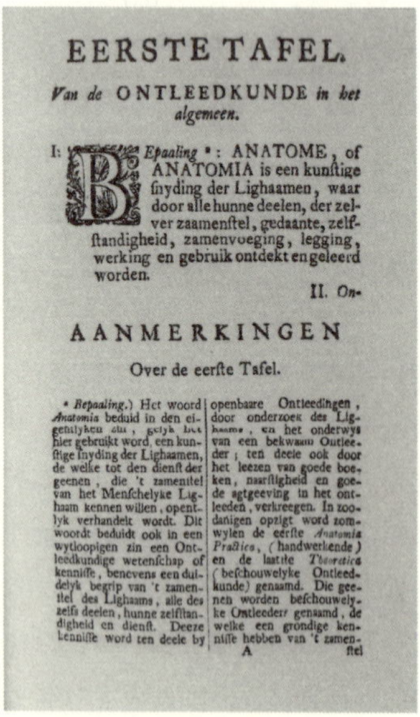

EERSTE TAFEL.
Van de ONTLEEDKUNDE *in het algemeen.*

I. BEpaaling *: ANATOME, of ANATOMIA is een kunstige snyding der Lighaamen, waar door alle hunne deelen, der zelver zaamenstel, gedaante, zelfstandigheid, zamenvoeging, legging, werking en gebruik ontdekt en geleerd worden.

II. On-

AANMERKINGEN
Over de eerste Tafel.

* *Bepaaling.*) Het woord *Anatomia* beduid in den eigentlyken zin, gelyk het hier gebruikt word, een kunstige snyding der Lighaamen, de welke tot den dienst der geenen, die 't zamenstel van het Menschelyke Lighaam kennen willen, opentlyk verhandelt wordt. Dit woordt beduidt ook in een wytloopigen zin een Ontleedkundige wetenschap of kennisse, benevens een duidelyk begrip van 't zamenstel des Lighaams, alle des zelfs deelen, hunne zelfstandigheid en dienst. Deeze kennisse word ten deele by openbaare Ontleedingen, door onderzoek des Lighaams, en het onderwys van een bekwaam Ontleeder; ten deele ook door het leezen van goede boeken, naarstigheid en goede agtgeeving in het ontleeden, verkreegen. In zoodanigen opzigt word zomwylen de eerste *Anatomia Practica*, (handwerkende) en de laatste *Theoretica* (beschouwelyke Ontleedkunde) genaamd. Die geenen worden beschouwelyke Ontleeders genaamd, de welke een grondige kennisse hebben van 't zamenstel

A

図17　1734年アムステルダム・オランダ語版の本文１頁（上に本文、下に脚註）

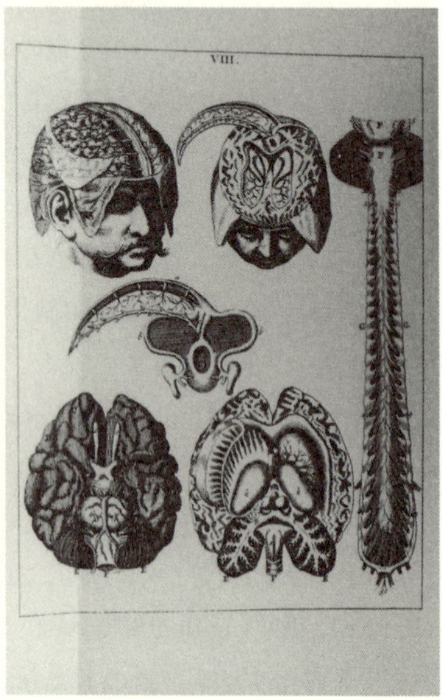

図18　1734年アムステルダム・オランダ語版の図Ⅷ

る。本文は277頁まで続き、278頁から281頁までが解剖学者人名索引、282頁から288頁までは解剖用語の件名索引である。図2から図28までの25葉はそのあとに、まとめて綴り込まれている。

松木明知氏蔵本（松木本）は全茶革装で、大きさは13.2×21×3センチである。裏表紙の1枚前にJohan Ech**rd Werfel ** a **, Medecine Doctor en Froedmeester（*は判読不能、以下同じ）の蘭文が手書きされている。旧蔵主の署名で、産科親方（Froedmeester, 一般的な綴りのVがFに変わっている）で、大学を出た内科医（Medecine Doctor）のJohan Ech**rd Werfel** a**の所蔵書であった。筆者はライデンにおける医師数と医師の資格調査を実施したことがあるが、大学を出た医師が産科親方にも成り得たのは19世紀前半のみであったので、ここに署名した旧蔵主がこの本を保持していたのは19世紀前半頃と推定される。第1頁に図1の女執刀の図がある。2頁は無印刷。3頁は2色刷りの見開き、4頁は無印刷、5頁にアルビヌス先生に捧ぐとの献辞（OPDRAGT）があり10頁まで続く。11頁から22頁まではデイクテンによる序文（VOORREEDEN van den Vertaaler）であるが、9頁から12頁まではオリジナルの頁が滅失し、最近になって、他書からコピーした頁が挿入されている。23頁から26頁までは原著者クルムスの序文（VOORREEDEN van den Schryver）である。27・28頁は図の索引で、29頁から本文に入る。オランダ語の本文も他の版と同様に、上に大活字の本文、下に小活字の註、2段で仕切り線がある。この29頁が第1頁と印刷されている。本文は277頁まで続き、278頁から282頁までが解剖学者人名索引、283頁から289頁までは解剖用語の件名索引である。図は本文中の相当する場所に、ばらばらに綴り込まれている。読まれた形跡の少ない本である。

カリフォルニア大学バークレー校図書館本（バークレー本）は、全白革装で美本である。大きさは12.6×20.7×2.8センチである。バークレー校の他の『解剖学表』と同様に、表紙裏に氏の研究室内を描いた絵のあるCharles A. Kofoid教授の蔵書票が貼られている。第1頁は見開き、2頁は無印刷、3頁にアルビヌス先生に捧ぐとの献辞（OPDRAGT）があり、ディクテンの名前と1733年12月20日、ライデンと印刷されている。それは8頁まで続く。9頁から20頁まではデイクテンによる序文（VOORREEDEN van den Vertaaler）である。21頁から24頁までは原著者クルムスの序文（VOORREEDEN van den Schryver）である。25・26頁は図の索引で、27頁から本文に入る。オランダ語の本文も、他の版と同様に、上に大活字の本文、下に小活字の註、2段で仕切り線がある。この27頁に第1頁と印刷されている。本文は275頁まで続き、276頁から279頁までが解剖学者人名索引、280頁から286頁までは解剖用語の件名索引である。図2から28までの25葉は、その後まとめて綴り込まれている。図1の女執刀の図は滅失している。美本なのに残念である。

ライデン・ブールハーヴェ博物館図書室本（ブールハーヴェ本）は、クロス装で、最近の再装丁である。大きさは13.8×21.5×2.9センチである。BOEK BINDERIJ J. V. WELZEMJ. Z. LEIDEN RAPENBURUG 92, JANVHAITKADE 25というライデン大学本館近くの住所（Rapenburug）の記された製本業者のシールが貼られている。第1頁は図1の女執刀の図、2頁は無印刷、3頁は見開きで、ライデン大学医史学研究所の印が押されている。4頁は無印刷で、5頁にアルビヌス先生に捧ぐとの献辞（OPGRAGT）があり、ディクテンの名前と1733年12月20日、ライデンと印刷されている。それは10頁まで続く。11頁から22頁まではディクテンによる序文(VOORREEDEN van den Vertaaler）で、これにも文末にディクテンの名前と1733年12月20日、ライデンと印刷されている。23頁から26頁までは原著者クルムスの序文（VOORREEDEN van den Schryver）である。27頁は図の索引で、29頁から本文に入る。オランダ語の本文も、他の版と同様に、上に大活字の本文、下に小活字の註で、2段で仕切り線がありという特異な構成の本文となっている。この29頁に1頁と印刷されている。本文は277頁まで続き、278頁から281頁までは解剖学者人名索引で、282頁から289頁までは解剖用語の件名索引である。図2から図28までの25葉は、そのあとにまとめて綴り込まれている。図の最後のあたりは、図28・24・25・26・27の順に綴られており、図28が乱丁になっている。

ウトレヒト大学図書館本（ウトレヒト本）は、全茶革装である。大きさは13.2×19.5×3.1センチである。本には3つの印が押されている。1つは

Koninklijke Bibliotheek te's 以後不詳なるも Huge と読める部分があり、どこかの王立図書館と読める。2つ目の印は Bibliotheek dem Rijksuniversiteit Utrecht でウトレヒト大学図書館印である。3つ目の印は丸印で VerwjderdK. B. である。第1頁は図1の女執刀の図、2頁は無印刷、3頁は見開きである。4頁は無印刷で、5頁にアルビヌス先生に捧ぐとの献辞（OPGRAGT）があり、10頁まで続く。11頁から22頁まではディクテンによる序文（VOORREEDEN van den Vertaaler）で、23頁から26頁までは原著者クルムスの序文（VOORREEDEN van den Schryver）である。27・28頁は図の索引で、29頁から本文に入る。オランダ語の本文も、他の版と同様に、上に大活字の本文、下に小活字の註で、2段で仕切り線がありという特異な構成の本文となっている。この29頁に1頁と印刷されている。本文は275頁まで続き、276頁から279頁までは解剖学者人名索引で、280頁から286頁までは解剖用語の件名索引である。図2から図28までの25葉は、そのあとにまとめて綴り込まれている。

アムステルダム大学図書館には1734年アムステルダム・オランダ語版が2冊蔵されているので、①②と名付けて検討する。

アムステルダム大学図書館①本（アムス①本）は、一部茶革・クロス装であるが、再装丁である。大きさは13.2×20×3.3センチである。第1頁は図1の女執刀の図、2頁は無印刷で Nedel Maatschappij ter Bovordering der Geneeskunst、すなわちオランダ医術振興協会印が押されている。アムステルダム大学図書館は、この団体から継承した古医書を多数蔵している。3頁は見開き、4頁は無印刷で、5頁にアルビヌス先生に捧ぐとの献辞（OPGRAGT）があり、10頁まで続く。11頁から22頁まではディクテンによる序文（VOORREEDEN van den Vertaaler）で、23頁から26頁までは原著者クルムスの序文（VOORREEDEN van den Schryver）である。27・28頁は図の索引で、29頁から本文に入る。オランダ語の本文も、他の版と同様に、上に大活字の本文、下に小活字の註で、2段で仕切り線がありという特異な構成の本文となっている。この29頁に1頁と印刷されている。本文は277頁まで続き、278頁から281頁までは解剖学者人名索引で、282頁から288頁までは解剖用語の件名索引である。図２から図28までの24葉は、そのあとにまとめて綴り込まれている。１葉不足しているが、刊行後の切り取りと考えられる。

アムステルダム大学図書館②本（アムス②本）は、背のみ茶革、他はクロス装で、オリジナルである。大きさは12.5×19.6×3.1センチである。第１頁は図１の女執刀の図、２頁は無印刷で Genootschap ter Bevord der Genees en Heelk. te Amst. すなわちアムステルダム内科外科振興協会印が押されている。これはアムス①本に押されていた Nedel Maatschappij ter Bovordering der Geneeskunst、すなわちオランダ医術振興協会が改名した団体である。３頁は見開き、４頁は無印刷で、５頁にアルビヌス先生に捧ぐとの献辞（OPGRAGT）があり、10頁まで続く。11頁から22頁まではディクテンによる序文（VOORREEDEN van den Vertaaler）で、23頁から26頁までは原著者クルムスの序文（VOORREEDEN van den Schryver）である。27・28頁は図の索引で、29頁から本文に入る。オランダ語の本文も、他の版と同様に、上に大活字の本文、下に小活字の註で、２段で仕切り線がありという特異な構成の本文となっている。この29頁に１頁と印刷されている。本文は277頁まで続き、278頁から281頁までは解剖学者人名索引で、282頁から288頁までは解剖用語の件名索引である。図２から図28までの25葉は、そのあとにまとめて綴り込まれている。

1734年アムステルダム・フランス語版と1734年アムステルダム・オランダ語版の所在国の比較をする。フランスでの調査は行なっていないが、フランス語版11冊のうち７冊がドイツ、２冊がアメリカ、１冊がオランダ、１冊が日本である。オランダ語版９冊のうち５冊がオランダ、３冊がアメリカ、１冊が日本で、オランダ語版は現在、オランダに所在している率が高い。

１冊ずつが皆異なっているというものの、1734年アムステルダム・オランダ語版は1734年アムステルダム・フランス語版と同様に、差異は小さい。

図の折り込まれている場所であるが、巻末にまとめて綴り込まれているもの（NIH 本・バークレー本・ウトレヒト本・ブールハーヴェ本・アムス①本・アムス②本）が６冊と多く、本文中にばらばらに綴り込まれているものは松木本の１冊のみである。図１の女執刀の図が見開きの前にあるもの

(NIH本・松木本・ウトレヒト本・ブールハーヴェ本・アムス①本・アムス②本) は6冊で、バークレー本では滅失している。

本の構成は、標準的には、図1の女執刀の図、見開き、献辞 (OPGRAGT) があり、ディクテンによる序文 (VOORREEDEN van den Vertaaler)、原著者クルムスの序文 (VOORREEDEN van den Schryver)、図の索引までは、図1の所在に多少の違いがあるだけで、他の部分の頁数は同じである。それ以後、本文に入るが、本文の最初の頁に第1頁と印刷されているので、数え間違いする可能性は少ないが、本文の長さに2頁の違いが見られる。所蔵施設が異なり、突き合わせての比較はできないので、どの部分が異なるのかは、不明である。印刷原版もほぼ同じなので、不思議な点ではある。本文後の解剖学者人名索引、解剖用語件名索引はほぼ同じである。

本の大きさも、フランス語版と同様に、他の版ほどの大きな差異はないが、それでも1冊ずつ、皆異なる。横幅がいちばん小さいのはアムス①本で12.5センチ、大きいのはブールハーヴェ本で13.8センチ、縦幅がいちばん小さいのはウトレヒト本で19.5センチ、大きいのはブールハーヴェ本で21.5センチ、いちばん薄いのはNIH本とバークレー本で2.8センチ、厚いのはアムス①本で3.3センチである。

4－3　『解体新書』の原著とされる1734年アムステルダム・オランダ語版は先行のどの版からの翻訳か

前項で1722年から1734年までの間に刊行された『解剖学表』の9異版の47冊について、それぞれを実際に手に取って調査した結果の概要を報告した。

この9異版の47冊は、下記のように3つの群に分類されうる。

第1群は1722年ダンチッヒ・ドイツ語初版

第2群は1725年ダンチッヒ・ドイツ語再版

第3群は1731年アムステルダム・ラテン語版、1732年アムステルダム・ラテン語版、1732年ダンチッヒ・ラテン語版、1732年アムステルダム・ドイツ語3版、1732年ダンチッヒ・ドイツ語3版、1734年アムステルダム・フランス語版、1734年アムステルダム・オランダ語版の7版からなる。

この３つの群で、本の内容はかなり異なる。

第１群は薄くて平べったい本で、箇条書きの本文と図だけから構成され、ダンチッヒのvon Beughem社から刊行された。図１は人皮の図である。「解剖学表」と表現するにふさわしい本である。

第２群は第１群の箇条書きの本文（本文は第１群と同一）の後に、第２見開き、本文よりやや量の多い註が追記され、その分だけ厚くなる。出版社は第１群と同じダンチッヒのvon Beughem社である。図１はやはり人皮の図で、第２群の図の原版は第１群と同一である。

第３群になると、出版元はアムステルダムのWaesberge社の手に移る。前２群より鮮明な解剖図で、図１は人皮の図ではなく女執刀の図となる。それ以外の解剖図も１群・２群より鮮明・詳細になる。この出版社（Waesberge社）名で、1731年ラテン語版・1732年ラテン語版・1732年ドイツ語版・1734年フランス語版・1734年オランダ語版が出る。これらの本の本文の特徴は、上に大活字の本文、下に小活字の註があることである。解剖学的内容はどの本もほとんど同じである。それから１版と２版を出したダンチッヒのvon Beughem社名で、1732年ラテン語版・1732年ドイツ語版も刊行されるが、この２冊はWaesberge社刊本の見開きの出版社名だけがvon Beughem社となっており、他の部分はWaesberge社刊本とまったく同じである。史料も文献もないので断定はできないが、Waesberge社の本をvon Beughem社名で刊行したと推測される。

なお、アムステルダムが本社のWaesberge社は、1687年以後、ダンチッヒに支店を構えていた（岡山大学江代修助教授よりのご教示）。クルムスの『解剖学表』はそのために、Waesberge社の目にとまったのであろう。

ゲッチンゲン大学図書館には、Waesberge社刊の本が177冊蔵されている。これは同図書館のパソコンの蔵書目録で確認できる。この177冊の中で最初の本は1625年に刊行されている。最後の本は1748年に刊行されている。最初の本から10冊目毎の本の刊行年は1625年（最初）、1644年、1652年、1658年、1663年、1667年、1668年、1670年、1672年、1675年、1685年、1689年、1698

年、1702年、1721年、1726年、1728年、1739年（6冊)、1748年（最後）となる。

すなわちWaesberge社は1625年直前に創業され、1748年頃に廃業した。1650年から1740年頃の間に活発に出版活動を行なった会社で、『解剖学表』はこの出版社の末期の主要な刊行物と推定される。

なお、このWaesberge社は1743年にドイツ語版を、1744年にラテン語版を別に刊行している。この2冊は1731～34年刊の同社の『解剖学表』とは体裁がまったく異なっている。この会社が出版を中止する直前に刊行された本である。文献がないので、その理由を確認しようがないが、著者クルムスはまだ生存中であり、著者との何らかの契約のために、まったく異なった体裁の『解剖学表』を刊行した可能性はある。

1734年アムステルダム・フランス語版はラテン語版よりの翻訳であると、フランス語版の見開きに明記されている。しかしながら、『解体新書』の原著である1734年アムステルダム・オランダ語版の見開きには原著に関する記載はなく、ディクテンの序言にも典拠原著についての記載はない。

1731年アムステルダム・ラテン語版、1732年アムステルダム・ラテン語版、1732年ダンチッヒ・ラテン語版、1732年アムステルダム・ドイツ語3版、1732年ダンチッヒ・ドイツ語3版の5異版の図の原版はまったく同じである。本文は解剖の説明であり、ラテン語由来の解剖学用語はラテン語・ドイツ語・オランダ語で、ほとんど同じである。用語の説明文を比較しても、この5異版の内容はほとんど同じである。

ダンチッヒのvon Beughem社刊本は、アムステルダムのWaesberge社刊本の印刷原版を借用して刷られたものと思われ、1734年アムステルダム・オランダ語版の原著となった可能性が低いので除外する。残るは、1731年アムステルダム・ラテン語版、1732年アムステルダム・ラテン語版、1732年アムステルダム・ドイツ語3版の3異版で、これらの3異版の内容はほとんど同じである。

ディクテンは外科医である。外科医は職人であったので、5章で説明するように、理解できる言語は母国語のオランダ語だけであり、ふつうはラテン語を理解しなかった。しかしディクテンは1739年6月28日にライデン大学に入学登録をしている。これはアルバムと呼ばれるライデン大学の記録簿に記載されている。1740年までにディクテンはライデン大学で医学博士号を取得した。彼の学位論文は現存していないが、当時、ライデン大学では例外なく、学位論文はラテン語で執筆され、論文審査はラテン語で行なわれたので、ディクテンがラテン語を理解したことは確実である。

ディクテン翻訳のオランダ語版に原著についての言及がない以上、この3つの版のいずれからオランダ語版が翻訳されたのかを、断定することは困難である。時間的な余裕を考えると、1731年のラテン語版である可能性がいちばん大きい。

また、もし彼のドイツ語能力がラテン語能力より長けていたならば、1732年アムステルダム・ドイツ語3版から翻訳された可能性も排除できない。

従来はこれほど多数の『解剖学表』の異版が存在したことは知られていなかったので、ディクテンの1734年オランダ語版は、1732年アムステルダム・ドイツ語3版からの翻訳であると直観的に信じられていた。

学位論文審査会で、岡山大学江代修助教授より、下記の事実を指摘して頂いたので追記し、氏に感謝する。18世紀末頃までのドイツ語圏では、書物は未製本の状態で販売され、買い手がそれを製本業者に持参し、自分の好みに従って製本させた。そのため、サイズや装丁、挿し絵の挿入位置などが1冊ずつ異なるのは当然である。書物が製本されてから販売されるようになったのは、19世紀に入ってからである。

また、1789年ドイツ語版を刊行したライプチッヒのFritsch社は、その後、1814年ドイツ語版を刊行したHahn社に吸収合併された。

本章の目的は『解体新書』の原著についての検討・考察である。1734年アムステルダム・オランダ語版が『解剖学表』中で唯一のオランダ語版であり、『解体新書』がこの版からの翻訳であると考えられる以上、1740年以後1814年までに刊行され、すでに筆者によって調査が終了した14種の異版の検討は、日本の『解体新書』とは直接の関連はないので本論文では省略する。その異版の相互の関係については表4に示した。

表 4 『解剖学表』異版相互関係図

①群 ダンチッヒ von Beughem 社 ドイツ語版 薄小版

1722年 ダンチッヒ・ドイツ語版 表になった画、註がない、図 1 は人皮の図

---

②群 ダンチッヒ von Beughem 社

1725年 ダンチッヒ・ドイツ語版 薄中版

表になった画、第 2 見開き・註が付く、図 1 は人皮の図

---

③群 アムステルダム Waesberge 社

Ⅰ期 ドイツ・ラテン・オランダ・フランス語版 コンサイスサイズ版

1731年 アムス・ラテン語版	1732年 ダンチッヒ・ドイツ語版
↓	↑ (下のドイツ語版と同原版)
1732年 アムス・ラテン語版 →	1732年 アムス・ドイツ語版
↓	↓
1732年 ダンチッヒ・ラテン語版	1734年 アムス・フランス語版

1734年 アムス・オランダ語版

この 7 冊は同じ図版、特異な本文・脚注の構成で、アムステルダムで作業しアムステルダムの出版社名で 5 冊刊行、2 冊はダンチッヒの出版社名で刊行

図 1 は女執刀の図

---

④群 アウグスブルク Lotter 社 ドイツ語無許可版 コンサイスサイズ版

1740年 アウグスブルク・ドイツ語版(無許可版)

↓

1745年 アウグスブルク・ドイツ語版(無許可版)

↓

1758年 アウグスブルク・ドイツ語版(無許可版)

↓

1764年 アウグスブルク・ドイツ語版(無許可版)

---

⑤群 ニュルンベルク・フランクフルト・ライプチッヒ Johann Andreas von Creutz 社

ドイツ語版 コンサイスサイズ版

1740年 ニュルンベルク・フランクフルト・ライプチッヒ・ドイツ語版

---

⑥群 ライプチッヒ Fritsch 社 ドイツ語版 コンサイスサイズ版

1741年 ライプチッヒ・ドイツ語版

↓

1759年 ライプチッヒ・ドイツ語版(41年版と全く同一)

---

⑦群 アムステルダム Waesberge 社 Ⅱ期 ドイツ語版・ラテン語版 薄中版

1743年 アムス・ドイツ語版 ③群と同じ出版社なるも本文製版が異なる

1744年 アムス・ラテン語版

---

⑧群　アムステルダム雑多社　ラテン語版　コンサイスサイズ版

③〜⑧群の内容・図はほぼ同じ

1748年　アムス・ラテン語版　⑧群は雑多な群で細分類の可能性がある

1755年　アムス・ラテン語版

1765年　アムス・ラテン語版

⑨群　ライプチッヒ Fritsch 社（1789）・Hahn 社（1814）　ドイツ語版　薄広版

内容が③〜⑧群とかなり異なる

1789年　ライプチッヒ・ドイツ語版

↓

1814年　ライプチッヒ・ドイツ語版（89年版と見開きのみ異なる）

3　『瘍医新書』のドイツ人原著者とオランダ人翻訳者について

1　ハイステルの評価

ローレンツ・ハイステル（Lorenz Heister, 1683-1758）は日本の蘭医学の歴史を考える上で、避けて通ることのできない重要な人物である。彼の外科学書が、蘭学書の外科学書としては、最初に邦訳されたからである。

日本語に翻訳されたハイステルの著作には、以下の書がある。

1．『瘍医新書』　大槻玄沢訳　文政8年(1825)刊
2．『瘍科精選図解』　越邑徳基訳　1820年序文(ハイステル外科の挿絵のみの翻刻)
3．『瘍医新書刺絡編』　大槻玄幹訳　文政5年(1822)刊
改版され『八刺精要』佐々木仲沢増訳　1825年刊
4．『瘍医新書手足切断篇』　馬場貞由訳　大槻玄幹筆　写本(宗田本)
5．『阿蘭陀正流済生備急撮要十術』　文化9年(1812)刊　越邑幽蘭(初代図南)訳(茅原本)
6．『歇乙斯的児（ハイステル）　第20　薬泉論』　宇田川榛斎　写本　天理大学蔵
7．『瘍家大成』　杉田玄白著　写本(富士川本)
8．『瘍医新書鈔訳　要術知新』　文政7年(1824)新彫　磐水先生閲　大槻玄幹訳
9．『外科収功　綳帯図式』　文化10年(1813)序　1814年刊　大槻玄幹訳
10．『腫瘍編』　大槻玄沢　写本
11．『腹吐刺穿術』　大槻玄沢稿本
12．『瘍医新書骨傷編』　大槻玄沢　杉田伯元訳　静嘉堂文庫蔵
13．『瘍医新書按花痘篇』　大槻玄沢訳　1816年
14．『種痘新書』　桑田玄真訳　1814年刊

15.『瘍科精選図譜』 吉雄常三訳 1814年 早稲田大学図書館蔵
16.『歇伊私的児内科書』(ハイステル) 宇田川玄真訳 写本 九州大学医学部図書館蔵
17.『瘍医新書』 大槻玄沢自筆 京都大学富士川文庫蔵

（1－9は文献1、10–11は文献2、12–16は文献3、17は文献13に拠る）

このうち1–15、17はのちに収載した著作目録のH-10・U-6が原著であり、16はH-14が原著であるとされている。[3]

ハイステルに関しては、すでに故阿知波五郎氏[1・2]・蒲原宏氏[9]よび吉田忠氏[13]の先行研究がある。

ハイステルの外科技術は、パレ（Paré, 1510-1590／日本へは18世紀初頭に受容）の外科より一段と進歩した西欧外科技術であった。これを応用して、華岡青洲（1760-1835）は乳癌手術を行ない、本間玄調（1804-1872）は一肢切断（1857）、肛門手術、肉腫摘出術（1855）を行なった。[1・2]

ハイステル外科学の受容が19世紀前半の蘭学受容の初期に行なわれたことにも意味がある。杉田玄白（1733-1817）はハイステル本の挿絵を自著『瘍科大成』（1786年、写本）に最初に組み入れた。[1・2]この時代の蘭医学はあくまで学問としての受容態度が崩されていない。時代を下るに従って、訳業に実学的・成果的受容の性格が明瞭となり、理論的なものが省略される傾向が強くなるのと対照的である。

そしてブールハーヴェ（1668-1738）もしくは、そのライデン学統およびその派生学派の人々の書いた本が日本語に訳された時代にハイステルの訳業が行なわれた。[1・2]日本でのハイステルの本の訳業を行なった人たちは、大槻玄沢とその門下が多い。

後述するように、ハイステルは当時外科医で中心的存在であった職人の外科医ではなく、稀有な大学に基盤を持った外科医であった。

こうした点がハイステルとその外科学の特徴である。

ハイステルの外科書は、残巻その他、散逸した稿本を集めるなら、玄沢とその門人たちで全巻がほとんど訳され尽くしたと判断してよいと、阿知波五郎氏は結論づけた。[1]しかしながらその後、吉田忠氏はハイステルの外科書はその半分強が翻訳されたにすぎないことを実証した。[13]

2　ハイステルの著作

ハイステルの著作について、既成のオランダ医史学書[4・5]からオランダに受容されたものを中心に筆者が目録を編集した（表5）。

表5　L. Heister 著作目録(主としてオランダ由来のもの)

H-1	**Heister,** de Tunica Oculi Chorioidea. Harderov. 1708. 4^0, Helmstädt 1746 8^0.
H-2	**Heister,** De Hypothesium Medicarum fallacia & pernicie. Altdorfii 1710. 4^0.
H-3	**Heisterus (Laur.),** Vindiciae sententiae suae de cataracta, glaucomate et amaurosi adversus ultimas animadversiones atque objectiones Diarii Parisiensis Eruditorum, etc. Altorti 1719. 8^0.
H-4	**Heister,** de incremento anatomiae in hoe saeculo XⅧ. 1720.
H-5	**Heyster (Laur.),** Kort ontleedkundig begrip, bevattende op de beknopste wyze de geheele ontleedkunde. Uit het Lat. vert. door Amos Lambrechts. Met afb. Amsterdam 1728. 8^0.
H-6	**Heister (Laur.),** Redenvoering over den aanwas der ontleedkunde in deze agtiende eeuw. Uit het Lat. vert. Dordrecht 1729. 8^0.
H-7	**Heisterius (Laur.),** Compendium anatomicum, totam rem anatomicam brevissime complectens. Ed. 2^a Amstelodamensis 2 tom. [1 vol.]. Cum fig. aen. Amstelodami 1733. 8^0.
H-8	**Heister LAUR. FILII (EI. Frid.),** Apologia pro medicis qua eorum depellitur cavillatio, etc. Amstelaedami 1736. 8^0.
H-9	**Heisterus (Laur.),** Institutiones chirurgicae etc. Nunc demum, post aliquot edit. german. lingua evulgatas, in exterorum gratiam latine publ. 2 parts. Cum fig. Amstelaedami 1739. 4^0. ———. Nunc demum latine altera vice auctius atque emendatius publicatum. 2 parts. Cum fig. Amstelaedami 1750. 4^0.
H-10	**Heister (Laur.)'s** Heelkundige onderwyzingen enz. Door Hendr Ulhoorn na de laatste Hoogd. dr. in het Nederd. gebragt, verm enz. 2 dln. [1 bd.]. Amsterdam 1741, 4^0. — Met portr. en pl. ———. 2^e dr. 2 dln. Amsterdam 1755. 4^0. — Met pl. ———. 3^e dr. 2 dln. Amsterdam 1776. 4^0. — Met. pl.
H-11	**Heisterus (Laur.),** Compendium medicinac practicae, cui praemissa est De medicinae mechanicae praestantia dissertatio. Amstelaedami

1743. 8⁰.

Het eerste st. met afz. pagin.

———. Amstelaedami 1748. 8⁰.

———. Amstelaedami 1762. 8⁰.

———. Ed. noviss. auct. et emend. Venctiis 1763. 8⁰.

H-12 **Heister (Laur.),** A general system of surgery. Transi. into English from the Latin. With pl. 2[d] ed. London etc. 1745. 4⁰.

H-13 **Heisterus (Laur.),** Compendium Institutionum, sive fundamentorum medicinae, cui adj. est Methodus de studio medico optime instituendo et absolvendo una cum scriptoribus studioso neccessariis. Lugduni Bat. 1749. kl. 8⁰.

H-14 **Heister (Laur.).** Practicaal geneeskundig handboek, of kortbondige onderrechting, om de in wendige ziektens't best te geneezen. Nevens een verhandeling van de voortreffelykheit en uitstekendheit der mechanisch-geneeskundige leerwyze. Uit't Hoogd. vert. Amsterdam 1761. kl. 8⁰. — Met portr.

H-15 **Heisterus (Laur.),** Compendium medicinae practicae, cui praemissa est. De medicinae mechanicae praestantia dissertatio. Amstelaedami 1762. 8⁰.

H-16 **Heister (Laur.),** Practisches medicinisches Handbuch oder kurzer, doch hinlänglicher Unterricht, wie man die innerllchen Krankheiten am besten curiren soll. Nebst einer Abhandlung von der Vortreflichkeit der mechanischen Arzneylehre. Neue Aufl. Leipzig 1763. 8⁰.

H-17 **Heister (Laur.),** Kort begrip der heelkunst. Naar den 2[en] dr. uit het Hoogd. vert. Amsterdam 1764. 8⁰. — Met pl.

H-18 Clossius (Joh Fred.), Specimen obervationum criticarum in A. Corn. Celsum. Acc. diatribe de salsamenti significatione contra **Laur. Heisterum.** Trajecti ad Rhen. 1768. 4⁰.

H-19 **Heistero (Lor.),** Instituzioni chirurgiche. Dal Lat. In Ital. trad. 2 tom (1 vol.). Venezia 1770. 4⁰— Con. tav.

H-20 **Heistero (Lor.),** Compendio anatomico. Trad. in Ital. dalla 4[a] ed. Lat. d'Altorf, piu corr. Vi si aggrienge I. II compendio dell' instituzioni di medicina. II. La dissertazione intorno la membrana coroidèa dell' occhio. Venezia 1772. 4⁰. — Con tav.

3　オランダ語版訳者ユールホールン

ヘンドリック・ユールホールン（Hendrik Ulhoorn, 1687頃-1746）はハイステル外科書の蘭訳者であるが、阿知波五郎氏の[1・2]論文にわずかに紹介されているのみで、充分に検討されなかった外科医である。

ヘンドリック・ユールホールンは外科医の息子として、1687年頃ライデンで生まれた[5]。

1707年９月22日にライデン大学の哲学部と医学部に入学登録をしているが、卒業はしていない[7]。1709年にはブリュッセルの陸軍病院で外傷兵の治療を行なった[5]。

1713年２月14日、ライデンの町の外科医ギルドの試験に合格し外科医の資格を得た。その後、パリの Duverney のもとで修学した[5]。

1715年７月４日、アムステルダムの外科医ギルドに登録し、開業した。1720年３月26日には、アムステルダム市長より解剖の許可を得た。1731年７月10日には、アムステルダムの聖ペテルス病院で解剖学・外科学の公式講義を行なった。1741年にハイステルの『外科学』を蘭訳して公刊した[5]。

1746年４月７日、アムステルダムで没した[5]。

ユールホールンの著作目録[4]を掲げた（表６）。

表６　H. Ulhoorn 著作目録

U-1	Keill (Jac.), Korte schets van de ontleeding van's menschen lichaam, ofte een korte en klaare beschouwing van alle deszelfs deelen. Na den 6ⁿ dr. uyt het Eng. vert. Leyden 1722. kl. 8⁰. — Met titelpr. Met voorber. van **H. Ulhoorn.** ———. 2ᵉ dr. Met voorber. van **H. Ulhoorn.** Amsterdam 1735. 8⁰. — Met titelpr. ———. 4ᵉ dr. Met voorber. van **H. Ulhoorn.** Amsterdam 1745. 8⁰. — Met titelpr.
U-2	**Ulhoorn (Hendr.),** Noodig denkbeeld van het tot nogh toe niet beschreven ongemak, bekend onder den naam van Spina bifida, briefsgewyze geschreven ... aan Abram Titsingh. Amsterdam 1732. 8⁰. — Met pl.

U-3 Titsingh (Abr.), Heelkundige verhandeling over de tegen-natuurlyke splytinge der rugge-graat. Geschreven aan **Hendrik Ulhoorn.** Amsterdam 1732. 8^0. — Met pl.

———. 2e dr, Amsterdam 1736. 8^0. — Met pl.

U-4 **Ulhoorn (Hendr.),** Tweede vertoog over het ongemak de Spina bifida; nevens eene verhandeling aangaande de grootheyt, nuttelykheit en leerwyze der heelkonst. Tot wederantwoord aan A. Titsingh, op zijn onbedagt en ondankbaar geschrift, Ovor de tegennatuurlyke splytinge der rugge-graat. Amsterdam 1733. 8^0.

U-5 Bass (Hendr.), Grondig bericht van de verbanden, behelzende eene naauwkeurige beschryving, om by alle uitwendige gebreken en heelkundige handgrepen ... te verbinden. Met pl. en register. [Uit het Hoogd.] in het Nederd. vert., verb. en verm. door **Hendr. Ulhoorn**. Amsterdam 1734. 8^0.

———. 2e dr Amsterdam 1746 8^0.

———. 3e dr verb. en verm. door Fred. Buchner. Met pl. Amsterdam 1793. 8^0.

U-6 Heister (Laur.)'s Heelkundige onderwyzingen enz. Door **Hendr. Ulhoorn** na de laatste Hoogd. dr. in het Nederd. gebragt, verm. enz. 2 dln. [1 bd.]. Amsterdam 1741. 4^0. — Met portr. en pl.

———. 2e dr. 2 dln. Amsterdam 1755. 4^0. — Met pl.

———. 3e dr. 2 dln. Amsterdam 1776. 4^0. — Met pl.

U-7 **Ulhoorn (Hendr.),** Korte voorstelling wegens eene pomp-spuit, welke tot het inbrengen en aftrekken van vogten ... ten hoogsten nodig is. Amsterdam [1741]. 4^0. — Met pl.

U-8 **Ulhoorn [Hendr.]'s,** Osteologia, Dat is: Beschryving der beenderen van's menschen lighaam ... in zijne publieke lessen, gehouden in het gasthuis te Amsterdam. Bijeen vergaderd en uitgeg. door S. M. D. en W. C. Amsterdam by J. Morterre. z. j. 1759. 8^0.

4　ハイステルの履歴

以下のハイステルの履歴に関する記述は、ド・ムーランが1985年に発表した論文(6)から抄出したものである。

ローレンツ・ハイステルは、1683年９月19日にフランクフルト・アム・マインで生まれた。彼の父はその土地で、材木商のちに旅館を経営していた。[6]

彼はギムナジウムでラテン語・ギリシア語・ヘブライ語を学んで卒業した。学校の外でさらにフランス語とイタリア語も学んだ。[6]

19歳の時、ギーセン大学で医学生として入学の手続きを行なった。この大学でミュレル（Georg Christoph Mueller）という私講師の門下生となり、彼の下で4年間、医学を学んだ。そしてその間、バルトホルト（Georg Theodor Barthold）教授の解剖示説にも出席した。[6]

1706年の初夏、彼はライデン大学へ向かった。到着した時、大学は夏休みであったのでアムステルダムへ行き、この夏の間ずっとルイシュ（Frederik Ruysch）の解剖学の公設講義と私講義、そしてコメリン（Kaspar Commelin）の植物学の講義と示説に出席した。[6]

秋になると、ハイステルはアムステルダムの市執刀医（stadt operateur）で結石摘出医のラウ（Johannes Jacob Rau）の解剖学および外科学講座（コレギウム）に参加した。[6]ライデン大学の博士号を持ち、長らくパリで訓練を積んでいたラウは、疑いもなく良い解剖学者であり非常に有能な結石摘出術者であった。[6]

しかしハイステルは、ラウが自分の弟子たちに死体解剖実習をさせるという約束に応じなかった時、彼と衝突し交際を断ち、新たにルイシュの世話を求めた。ルイシュはハイステルのために、必要とするだけの死体をアムステルダムの聖ペテル病院で解剖できる機会をつくった。ハイステルはこの冬と次の春の間ずっと集中して解剖学の研究に取り組んだ。[6]

当時、オランダとドイツ語圏の大学で非常に人気があった解剖書は、ルーバン大学の解剖学教授フェルヘイエン（Philippe Verheyen）の著作 *Anatomia corporis humani*（『人体解剖学』1693年刊）であったが、この6～7か月間の研究の結果、1717年に出版されたハイステルの *Compendium Anatomicum*（『解剖学綱要』）はすぐにフェルヘイエンの『人体解剖学』を駆逐してしまった。[6]

解剖研究と並んで、アムステルダムの有名な外科医たちの臨床医療を見る機会を逃さなかった。しかし町の外科医は当時メスを執ることにまだ慎重であったので、外科手術の実習効果はあがらなかった。そこで1706年6月にハイステルは南オランダへ向った。そこは1701年以来スペイン王位継承戦争の戦場となっており、イギリス・オランダ連邦共和国・ドイツ皇帝レオポルド1世連合軍が、ルイ14世のフランス・スペイン連合軍と対立していた。はるか19世紀にいたるまで、戦場が病院以上に外科医たちの訓練の場であった。ハイステルはブリュッセルのオランダ軍の陸軍病院で、公的地位のない助手として、内科と外科の医療活動を行なった。[6]

1707年から1708年にかけての冬をハイステルはライデン大学で過ごした。彼はアルビヌス（Bernard Albinus）とビドロー（Govert Bidloo）の解剖学の講義、ブールハーヴェ（Herman Boerhaave）とル・モール（Jakobus le Mort）の当時の「分析化学」の講演、さらにブールハーヴェの講義一般、ホットン（Petrus Hotton）の植物学、デッケルス（Frederik Dekkers）の臨床示説、セングネルト（Wolfgang Sengnerd）の物理学の「実験」に出席した。[7]

ハイステルが1708年春に以前の教師ルイシュを訪問したさいに、アブ・アルメロフェーン（Jansen ab Almeloveen）と知合った。[6] 彼はハルデルワイク大学内科学教授であり、ちょうどこの年は学長にも就任していた。このアブ・アルメロフィーンはハイステルが取得しようとしていた学位をライデン大学ではなく、ハルデルワイク大学から得るように説得した。そしてハイステルは、ハルデルワイク大学から *Disputatio inauguralis anatomico de tunica chorioidea oculi*（「眼の脈絡膜の解剖学的研究」）の学位論文により医学博士号（MD）を得た。[6] ハイステルは眼科学に大きな興味を持っていた。彼は戦死兵の検視のさいに、「そこひ」は「被膜でなく、濁った水晶体液である」という驚異的な発見をした。[6]

当時のオランダでは公的な解剖学講義はきわめて不十分な状態であったので、ハイステルはアムステルダムに定住し、そのかたわら、1708-09年の冬の間、私設「解剖学・外科学講座」を開いた。[6]

その後、ハイステルは外科医としての経験を積むために、再び戦場のドールニク（Doornik）の町へ向かい、そこで軍医として任用され、オウデナールデ（Oudenaarde）の野戦病院へ派遣された。この病院でオランダ外科総督ド・カフレ（de Quavre）の直接命令下で、内科と外科の医療活動を行なった。オランダ軍が多数の戦死者と約6000名の負傷者を出した1709年８月11日のマルプラケ（Malplaquet）近くの戦闘の後、ハイステルはブリュッセルの大きな軍病院に派遣された。その病院へは数日間で3000名の負傷者が送り込まれた(6)。しかしその病院にいた救護隊はこのような多数の負傷者にはほとんど対応できなかった。とりわけ内科医と外科医が本当に不足しており、自分は内科医、あるいは外科医であると申し出た者は誰でも両手を拡げて迎えられ、直ちに助手として採用された。このような人々の中に理髪師兼外科医の見習いユールホールン（Hendrik Ulhoorn）もいた(6)。その時、彼はまったく資格がないのに、四肢を鋸で切断し傷を焼灼し包帯をした。のちにハイステルの外科書のオランダ語版訳者となったこのユールホールンについては別記した。

ルイシュの推薦で、ハイステルはアルトドルフ（Altdorf）大学解剖学教授のポストを得た。

ハイステルは10年間アルトルフ大学で教えた後、さらに約38年間ヘルムシュテット（Helmstedt）のカルル・ユリウス（Karl-Julius）大学で活動した。

ここでハイステルの履歴を比較的詳しく紹介した理由は、大学を基盤とした18世紀の稀有な外科学者であるハイステルの履歴の中に、外科がどのようにして技術から学問に高められたかというヒントが隠されていると考えたからである。

当時、比較的優秀な外科医たちが医学博士号（MD）の取得によって強調しようとしたように、外科学は一つの学問に成長しつつあった。またハイステルは外科学の歴史においてのみならず、身分史においても指導的な役割を演じた。彼が得た名声は18世紀における外科医たちの賤業からの解放に著しく寄与したからである。

オランダの外科学界にとっては、ドイツ語圏と等価値の重要性を持っていたわけではないが、ハイステルの著作に対し次の４点が注目される。

①ボーン（Johannes Bohn）の *Derenuntiatione vulnerum*（『外傷公報』）のハイステルによる編集。この本は一種の法医学の手引きである。これはおそらくハイステルがまだアムステルダムに滞在していた1710年に出版された。

②しかしより一層重要な著作は *Compendium Anatomicum*（『解剖学綱要』）である。

この本はハイステル自身のアムステルダムの聖ペテルス病院における解剖学研究の成果であり、初版は1717年にアルトルフで出版された。この解剖学書はドイツで少なくとも５版を重ね、アムステルダムでも２版を重ねた。[(4)] このことから、この本は当時ヨーロッパでよく利用された解剖学書の一冊であったことがわかる。

③しかしながら、極めて重要であったのは、ニュルンベルクで1718年に公刊された *Chirurgie*（『外科学』）である。

この本の序文に、「この中では外科学に関する事項が、すべて最新と最良の方法によって徹底的に取り扱われ、新しく発明され、きわめて役立つ器具が、多くの銅版画によって外科手術のきわめて楽なこつや包帯と共に、はっきり示される」とある。

この外科学書はドイツ語版がその後も何版も出版された。ラテン語版はドイツ語版刊行直後に、彼のオランダ人の友人たちの依頼に応じて、アムステルダムならびにイタリアで出版された。さらにまたスペイン語・英語・フランス語・イタリア語、さらにはオランダ語にも訳された。

この『外科学』のオランダ語版への編集訳述は、オランダ語版の序文によれば、ドイツ語の第３版に基づいて、1741年にユールホールンによってなされた。

オランダ語版のタイトルは *Heelkundige Onderwyzingen*（『外科学教育』）である。オランダ語版の外科学書が刊行されたことは、彼の読者がオランダ語しか理解できない職人としてのオランダ人外科医にも拡がったことを示している。この本がオランダで多くの読者を摑んだことはユールホールンの訳書が３回（最後は1776年）も出版された[(4)]ことからも判明する。

④『外科学』は日常の実地外科医療に必要であった情報よりもはるかに豊富な情報を提供し、ギルドを形成した職人外科医たちにとっては、おそらく難しすぎたので、ハイステルは『外科学』から抜粋して、1747年に *Die Kleine Chirurgie*（『小外科学』）を出版した。

この本もたいへん好評で、その結果、この著作も幾種かのドイツ語版とラテン語版がアムステルダムとジュネーブで、1764年にはオランダ語版が *Kort Begrip der Heelkunst*（『外科学要説』）のタイトルで出版された[(4)]。このオランダ語版の訳者は不明である。

このハイステルの外科書のオランダ語への翻訳当時の1741年には、ユールホールンはアムステルダムの著名な外科医にして結石摘出医であっただけでなく、ベルリンの王立学士院の会員でもあった[(5)]。

すでに述べたように、ユールホールンは1709年に理髪師兼外科医の見習として、ブリュッセルのオランダ軍病院できわめて熱心に実地経験を積んだ。ハイステルとユールホールンはこの1709年の暑くて血なまぐさい夏に、ほぼ同時にオウデナールデとブリュッセルのオランダ野戦病院で活動していたのであるが[(6)]、この二人がそこで一度も出会わなかったということは、ほとんど考えにくいであろう。

しかし二人ともそのような出会いについては書き残していない。もしかすれば、この二人の若者が互いに意識的に知り合わなかった理由は、身分の違いのせいであったかもしれない。ハイステルは当時、すでに医学博士（MD）であり、比較的高い身分の野戦医であったが、他方、ユールホールンはなんらの地位もないどころかまだ無資格であり、ボランテイアとして志願していたのであった。身分の違いはこの二人の間にいつもつきまとった。ユールホールンは終生学位を取らなかったからである[(5)]。

彼がハイステルに手紙を書いて『外科学』をオランダ語訳するための許可を求めた時、この点は直ちに認められた[(6)]。しかしながら、この本をオランダの読者によりわかりやすくするために、本文に註釈を付けることを許して欲しいという、同時になされた願いは拒否された[(6)]。おそらくその理由は、非大学人によって註釈されることを、大学人としてのハイステルが受け入れたくなかったということであろう。

しかしユールホールンはあまりこの禁止のことは気に留めず、その本にまったく無価値であるとはいえない解説を付け加えた。

ユールホールンはアムステルダムの聖ペテルス病院で解剖学と外科学の公

的授業をするための許可を得ていた。彼はそこで1731年に就任公開講義を行なった。[7] ユールホールンは、この就任公開講義をハイステルの訳本の中に収載してしまった。そのさいに彼はさらに相当数の非常にきれいな自らの器具の図解を付け加えた。

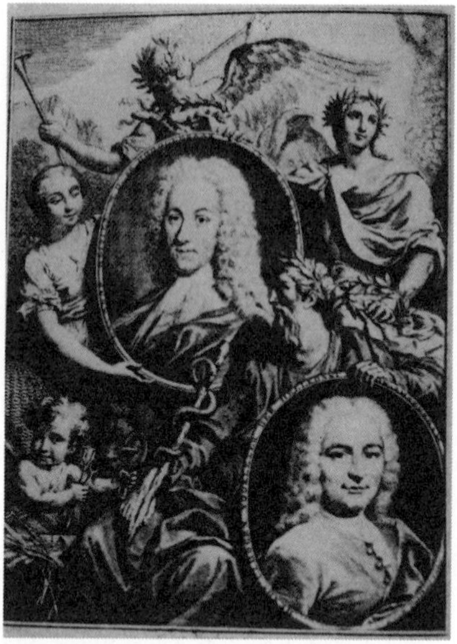

図19　ハイステル(左上)とユールホールン

実際にライデン・ブールハーヴェ博物館図書室に蔵されるユールホールン訳のオランダ語版とゲッチンゲン大学中央図書館蔵の原書を比較してみると、ユールホールン版の図版の方が総じて原書の図版よりもきれいである。明らかにアムステルダムの出版者ヤンソーン・フォン・ヴェベルヘン（Janssoon von Waesbergen）は、ニュルンベルクの出版者よりも腕の良い銅版画家を自由に使えたのである。

原著者と訳者が寓意的にそれぞれ一つの囲みの中に描出されているタイトルの銅版画（図19）はアムステルダム刊のユールホールン版の図版の質が良いとの印象を我々に与える。

ハイステルの『外科学』はドイツ語で書かれた解剖学を基礎とした近代的なアプローチをした完全で体系的な外科学の教科書であった。著者の驚くべき博学は今日でもなお感銘を与える。彼がこの大業績を完成させた時、27歳そこそこであったことを考えると、なおさらである。

前節で述べたように、彼は秀れた言語能力を持っていたので、当時のすべての学術論文をうまく使うことができたのである。彼は何千冊もの個人蔵書を持っていた。[5]

『外科学』の第1部はすばらしい外科総論である。その中でハイステルは体液病理学説と医学機械論を支持していることを明らかにしており、従って例えば、炎症学ではブールハーヴェを支持している。

第2部は第1部より大部であるが、外科各論を扱っている。ハイステル自身のスケッチに基づく銅版画により、当時使用されていた多様の器具、色々な手術法が明らかになる。

確固たる解剖学的基盤の上に手術外科学を構築しようとする彼の努力がいたるところに見受けられる。彼自身も書いているが、戦争において得た彼自身の大きな実践経験が、本文のここそこに紹介されている教訓的な症例報告から読みとれる。

この『外科学』は18世紀中葉のヨーロッパ外科学の完全像を伝えている。それには狭義の外科学像だけでなく、産科学・眼科学・歯科学も含まれる。そのため、この非常に大部のこの著作は実際のところ、初心者には適切なテキストとはいえず、多量の資料によって混乱させられてしまう。

より簡単な教科書の方が役に立つ読者のためにハイステルはこの大著の簡約版を出版した。これが先に述べた『小外科学』である。

翌19世紀にオランダ語の専門文献に見出すことのできる引用の数から明らかなように、この翻訳書はその後も長く権威を保った。しかしこのような影響は単にオランダにおいてのみいえることではない。1830年代にいたってもなおハイステルの『外科学』は、ミュンヘンやウィーンの大学の公式教科書であった(6)。

外科学においてではないが、医史学的な発見的研究にとって、この本は今日なお大いに重要である。

時折り、ハイステルは近代ドイツの科学的外科学の創始者であったと主張される。確かにそうであると考える。

しかしオランダ人もまた彼の恩恵を受けている。18世紀においては、解剖学者・外科学者・植物学者が、今日では医史学者が、このようにハイステルの媒介者としての働きに影響され続けているのである。

5　ハイステルの『外科学』とその翻訳書『瘍医新書』

大槻玄沢が1825年に刊行した『瘍医新書』は L. Heister 原著／ H. Ulhoorn オランダ語訳の *Heelkundige Onderwyzingen* の日本語訳書である。[1・2]

この本は初版が1741年、第２版が1755年、第３版が1776年にいずれもアムステルダムで出版された。[4]

『瘍医新書』はこの第２版から翻訳されたといわれている。[3]

第１版がライデン大学中央図書館とライデン・ブールハーヴェ博物館図書室に、第２版がライデン大学中央図書館に所蔵されており、筆者はこれらの原書と『瘍医新書』を比較した。

第１版と第２版は序言が異なるものの、本文は通常の注意を払って比較しただけではほぼ同一のようである。

しかし第１版にあったミスプリント（第１版の巻末に正誤表が付されている）は、第２版では訂正されている。

一部の頁は別の印刷原版を使用しているが、大半は同一の原版である。

図26、挿し絵３、別図15の計44図が収載され、それらは新旧両版ですべて同じ原版から印刷されている。

しかし版により、紙の折り畳み方が異なる。

従って『瘍医新書』が実はどちらの版から翻訳されたのか、内容からは判断出来ない。 そして『瘍医新書』は、原書1278頁のうち最初の42頁（３％強）の「誘導編」（Inleiding ＝「序論」）の54項の翻訳である。

この本の中でハイステルは外科学のあるべき姿を強調する。

伝統的な技術、職人の手仕事であった外科術（Heelkonst）を、大学で教えるに値する外科学（Heelkunde）に高めたハイステルは、外科は技術（konst）だけでなく、学問（Wetenschap：「知学」と翻訳）からも構成されることを強調する。

6 ハイステル著・ユールホールン訳の*Heelkundige onderwyzingen*（『外科学書』）と越邑徳基の『瘍科精選図解』について

ハイステル（L. Heister, 1683-1758）は1718年にニュルンベルクで*Chirurgie*（『外科学』）を公刊した。オランダ語版はユールホールン（H. Ulhoorn, 1687頃-1746）により翻訳され*Heelkundige Onderwyzingen*と題して出版された。

『瘍科精選図解』はオランダ語版原書の図版の翻刻であるといわれる(11・12)。すでに故阿知波五郎氏(2)がハイステル原著と『瘍科精選図解』の図版を比較しているが、筆者も比較してみた（表7）。その結果、下記の結論を得た。

①『瘍科精選図解』の図は原著の図（26図、約380分図、2挿絵）の忠実な翻刻である（図21・22）。しかしながら原図で左上から1～2と配置されていた分図が、翻刻では右上から一～二と配置されており、分図の配列が異なる（図20）。

② tableXVII は、翻刻では1つの原図が2葉に分けて示されている。

③ tableXXV の第10分図では、足の形が翻刻で原図と少し異なっている。

④挿し絵も3つとも翻刻されているが、ユールホールンによる15の追加図は翻刻には収められていない。

⑤見開きの2人の西洋人の肖像はハイステル（左上）とユールホールン（右下）である（前掲図19）。

7 ハイステルとその外科書の意義

ハイステルの履歴を年代順に表8に示した。

18世紀以前の西ヨーロッパにおける医療職には、当時の他の社会階層と同様に階層分化が存在した(8)。外科医は当時ギルドを形成し、徒弟奉公で後継者を養成した職人であった。ユールホールンはこのギルド外科医の1人である。また当時のライデンの外科医ディクテン訳の解剖書は『解体新書』として日本語に翻訳され、また外科医出身の内科医ゴルテル著の内科書は『西説内科撰要』として日本語に翻訳された。

表7　ハイステル原著と『瘍科精選図解』の挿図の比較

ハイステル原著		瘍科精選図解		ハイステル原著		瘍科精選図解	
扉絵		扉絵	＊1	XX	(1003p)	第20葉	
Table I	(13p)	第1葉		XXI	(1011p)	第21葉	
II	(37p)	第2葉		XXII	(1023p)	第22葉	
III	(117p)	第3葉		XIII	(1052p)	第23葉	
IV	(139p)	第4葉		XXIV	(1097p)	第24葉	
V	(171p)	第5葉		XXV	(1131p)	第25葉	＊4
VI	(256p)	第6葉		XXVI	(1176p)	第26葉	
VII	(517p)	第7葉		追加Table I	(1183p)	(以下なし)	＊5
挿し絵	(543p)	治昏睡…		II	(1189p)		
VIII	(567p)	第8葉		III	(1194p)		
挿し絵	(575p)	脱疽等…	＊2	IV	(1211p)		
IX	(597p)	第9葉		V	(1217p)		
X	(643p)	第10葉		VI	(1223p)		
XI	(675p)	第11葉		VII	(1229p)		
XII	(717p)	第12葉		VIII	(1238p)		
XIII	(731p)	第13葉		IX	(1245p)		
XIX	(789p)	第14葉		X	(1246p)		
XV	(845p)	第15葉		XI	(1253p)		
XVI	(857p)	第16葉		XII	(1261p)		
XVII	(885p)	第17葉	＊3	XIII	(1269p)		
XVIII	(901p)	第18葉		XIX	(1272p)		
XVIIII	(981p)	第19葉		XV	(1274p)		

＊1：扉絵　初版(瘍科精選図解)のみ銅版画添付、再版以後では欠ける。ハイステル(左上)とユールホルン象(右下)——図19参照。

2：初版では銅版画、再版以後では木版。

3：ハイステル原著で1葉のものを、翻訳では2葉とする。第17下1図は、原図と改正図を掲げる。

4：第25葉10図(足の図)のみ、原著と形がやや異なる。

5：追加 table I ～ XV については、巻末にまとめて挿入製本しているものもある。

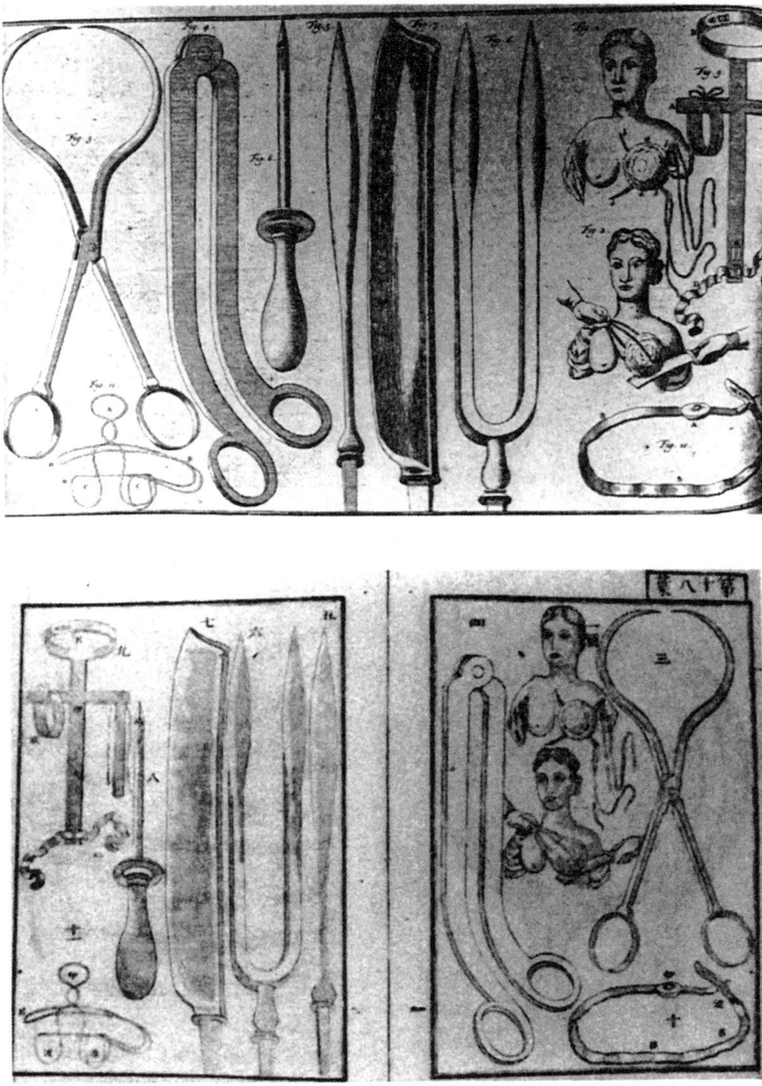

図20　原著(上)と『瘍科精選図解』(下)

表8　L. Heister 年譜

1683. 9 . 19	フランクフルトで生まれる ギムナジウムでラテン語・ギリシア語・ヘブライ語、学校外でフランス語とイタリア語を学ぶ
19歳	ギーセン大学医学部入学登録 C. Moeller の下で4年間学ぶ(後半 Wetzlar にて)、その間ギーセンの町で G. T. Barthold 教授から解剖示説を受ける
1706. 夏	ライデン大学を訪れる(夏休み中だった) アムステルダムで F. Ruysch から解剖学を、K. Commelin から植物学を学ぶ
秋	アムステルダムのJ. J. Rauの解剖学・外科学講座(コレギウム)受講
冬—1707. 春	アムステルダムの聖ペテル病院で解剖(実地)を勉強(Ruysch の世話で)
1707. 6	ルーバンで Verheyen に会う
夏	ブリュッセルのオランダ軍の野戦病院で、内科と外科の医療活動を行なう(イギリス人外科医 Amiand、オランダ人外科医 Crepin より学ぶ) ここで英語を学び、植物採集を行なう ゲントで J. Palfijn と知り合う
1707. 冬—1708始め	(1707. 9. 17　ライデン大学入学登録) ライデン大学で学ぶ、B. Albinus と G. Bidloo の解剖学、H. Boerhaave と J. le Mort の「分析化学」、Boerhaave の講義一般、P. Hotton の植物学、F. Dekkers の臨床示説、W. Segnerd の物理学の「実験」 大学外でガラスの研磨を学ぶ
1708. 春	J. ab Almeloveen(ハルデルワイク大内科学教授)と知り合う
1708. 5 . 31	彼の勧めで、ハイデルワイク大で MD 取得
1708. 冬—1709始め	アムステルダムで、私設解剖学・外科学講座(コレギウム)を開く、下宿の主人で著名な数学者の T. Hemsterhuys から数学・物理学を学ぶ
1709	Oudenaarde の野戦病院で働く
1709. 8	ブリュッセルの軍病院で働く
1710. 12. 5	オランダを離れ Altorf 大学解剖学教授となる
1720. 6	Helmstedt の Karl-Julius 大学教授(解剖学・外科学) 1730よりは植物学、内科理論及び外科学担当、1740よりは内科臨床及び外科学担当
1758. 4 . 18	Bornum にて没

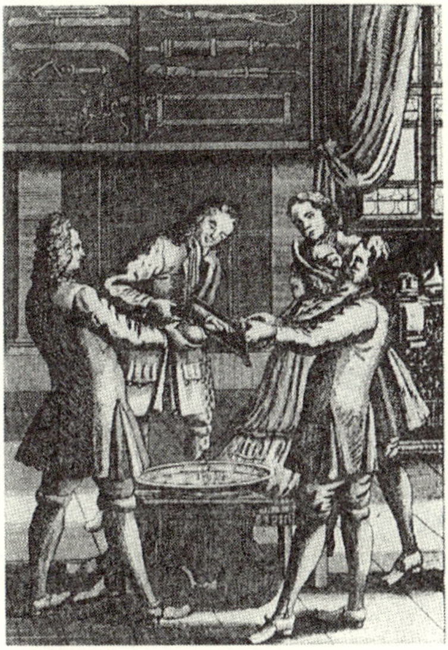

図21　ハイステル著 *Heelkundige onderwyzingen*

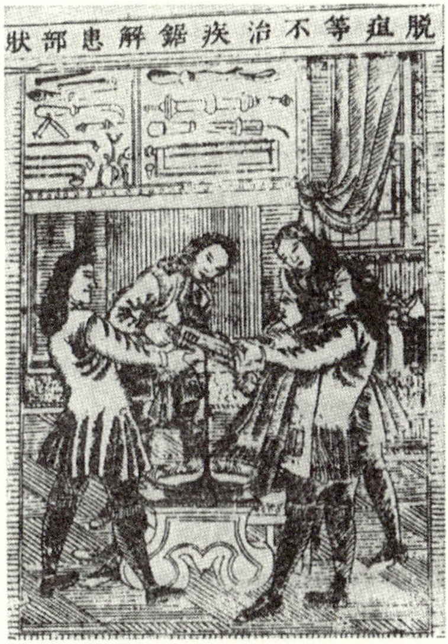

図22　越邑徳基著『瘍科精選図解』

両者は酷似している

やがて19世紀に入ると、外科学も部分的に大学で教育するに値する学問に昇華することになるのであるが、18世紀にもすでにごく一部ではあるが、外科を学問として習得し、大学でMDを取得し大学教授に就任した外科医が存在した。

ハイステルの受けた教育歴を見てもわかるように、彼はそうした稀有な先駆的な科学者としての外科医であった。

ハイステルの『外科学』はドイツ語圏の大学の科学者としての外科医によって著わされ、アムステルダムのギルド外科医ユールホールンにより翻訳され、ハイステルに無断で増補され、オランダのギルドの外科医たちにも読まれた本であった。

そうした性格の外科書を日本は受容したのである。

4　『西説内科撰要』と原著者ゴルテルについて

1　『西説内科撰要』とその原著

日本で最初の西洋内科書は、宇田川玄随（1755-1797）が翻訳した『西説内科撰要』である。

この本はゴルテル（Johannes de Gorter）の内科書（1744年、アムステルダム刊）の翻訳で、寛政４年（1792）に最終稿が完成し、翌５年（1793）から刊行が開始され、玄随の没後の文化７年（1810）に全18巻の刊行が完了した。[(1)]

筆者は『西説内科撰要』（津山洋学資料館蔵）とオランダ・ライデンのブールハーヴェ博物館図書室蔵の原書（1774年刊）を比較検討した。

原書の全書名は *Gezuiverde Geneeskonst of kort onderwys der meeste inwendige ziekten; ten Nutte vanchirurgyns, die ter zee of velde dienende, of in andere amstedigheden, zig genoodzaakt vindendusdanige ziekten te behandelen* で、長い書名の多い18世紀のオランダ医書の中でも、とりわけ長い。

ライデン大学医史学ボイケルス教授によれば、対象とした読者を書名が明確に示している点が、たいへん興味深いということである。

この原書の書名を故大鳥蘭三郎氏は『精選医学、大多数の内科疾患に関する短い手引、海戦や野戦に従軍したり、またはその他の場合にこのような病気を取扱う必要を生じた外科医が利用するために』と、逐語的にたいへん正確に翻訳している。原題の中には古い単語が混じっているので、現代の普通のオランダ人にも理解しがたい箇所がある。[(6)]

しかしただ１か所、蘭語書名の２つ目の単語 Geneeskonst の訳語（「医学」と訳されている）には、少し問題がある。

これは Geneeskunde（医学・内科学）に対する Geneeskonst（今日では廃語の医術・内科術）であり、18世紀には Heelkonst（外科術）、Geneeskonst

（内科術）と対照的に使われた。[2]

実はゴルテルは1731年に *De gezuiverde heelkonst, teronderwyzinge van den leerenden en konstoeffenden heelmeester t' zamengestelt* という対照的な書名の本を刊行している。

この本の書名は『精選外科術、外科徒弟と臨床外科医のための手引き』（以後『精選外科術』と略記する）と翻訳できる。

従って『西説内科撰要』の原書名の最初の部分の「精選医学」は、「精選内科術」と翻訳した方が正確であっただろう（以後『精選内科術』と略記する）。

原書は13.0×20.5cm で厚さは2.5cm である。

原書と訳本の構成を比較する。

Gorter 著『精選内科術』	宇田川玄随訳『西説内科撰要』
Vorreden（序）	なし
なし	日本人による序３つ
なし	凡例
Inhout（目次）	総目
本文	
疾患を７群に分け55疾患320章	同左（省略なし）
なし	後序
Index（索引）	なし

目次と内容に関しては、章単位以上の省略は『西説内科撰要』では認められない。

原書の目次と訳本の目次を対照的に示した（表９）。

本の内容に関しては、すでに大滝紀雄氏が詳細な研究を行なっている[4]ので、そちらに譲ることにする。そして大滝論文に添えられたコメントは、適切かつ有益と考えらえるので、ここに引用する。

> 玄随が原著を充分理解しようとすると同時に、読者に納得のいく説明を与えようと努力したあとが、歴然と読みとれる。数多い細字の注釈がこれを物語っている。（中略）字句の説明を行なったり、多数の文献（30種類にも及ぶ内外書からの引用で、『解体新書』からの引用注釈がきわめ

表9　原書の目次と訳本の目次

INHOUDT.	西説内科撰要総目	
ALGEMEENE ZIEKTEN.		
HOOFDST.	巻　一	発無定処
I. Koorts.§.1.		寒熱篇第一
II. Ongedaantheid. §. 17.	巻　二	翁傑達安篤竭意度第二（ヲンゲダアントヘイド）
III. Bederving. §. 21.		壊液篇第三
IV. Scheurbuik. §. 29.	巻　三	失荀兒陪苦篇第四（シケウルボイク）
V. Zinkingen. §. 37.		聖京健篇第五（シンキンゲン）
VI. Jigt. §. 46.		伊倔多篇第六（イグト）
VII. Winden. §. 50.	巻　四	諸気篇第七
VIII. Geelzucht. §. 57.		黄疸篇第八
IX. Zwarte Galziekte. §. 64.	第　五	膽汁敗黒篇第九
X. Benautheit. §. 68.		煩悶篇第十
XI. Lammigheit. §. 72.		痱篇第十一
XII. Waterzucht. §. 76.		水腫篇第十二
ZIEKTEN DES HOOFTS.	巻　六	病属頭脳
XIII. Slaapzucht. §. 82.		昏睡篇第十三
XIV. Slaaploosheit. §. 88.		不寐篇第十四
XV. Bezwyming. §. 93.		卒厥篇第十五
XVI. Duizeligheit. §. 99.	巻　七	頭旋眩冒篇第十六
XVII. Ylhoofdigheit. §. 107.		精神錯乱篇第十七
XVIII. Kramp-en Stuip-trekking. §. 113.	巻　八	曷郎布蘇封布的列金倔篇第十八（カランプストイフニレツキンク）
XIX. Hoofdpyn. §. 120.		頭痛篇第十九
ZIEKTEN DER HALS.		病属頸項
XX. Bruin in de Keel. §. 127.		喉風篇第二十
ZIEKTEN DER BORST.	巻　九	病属胷膈
HOODST.		
XXI. Hoeft. §. 133.		咳嗽篇第二十一
XXII. Bloed fpuwen. §. 143.		吐血篇第二十二
XXIII. Zyde wee. §. 147.	巻　十	胷脇痛篇第二十三
XXIV. Longe-wee. §. 152.		肺痛篇第二十四
XXV. Aamborftingheid. §. 156.		喘急篇第二十三
ZIEKTEN DER BUIK.	巻十一	病属腹肚
XXVI. Bloed braking. §. 163.		嘔血篇第二十六

XXVII. Walginge. §. 166.		悪心乾嘔篇第二十七
XXVIII. Braking. §. 173.		嘔吐篇第二十八
XXIX. Verlooren eetluft. §. 177.		不食篇第二十九
XXX. Verkeerde eetluft. §. 182.	巻十二	善饑異嗜篇第三十
XXXI. Zode §. 187.		噯気呑酸嘈雑篇第三十一
XXXII. Pyn voor 't hart §. 191.		心腹痛篇第三十二
XXXIII. Verkeerde dorft. §. 197.		発渇篇第三十三
XXXIV. Bezwaarlyke fpys vert. §. 202.	巻十三	飲食不化篇第三十四
XXXV. Kolyk §. 207.		疝篇第三十五
XXXVI. Drekbraaking. §. 218.	巻十四	口中転屎篇第三十六
XXXVII. Hardlyvigheit. §. 222.		大便秘結篇第三十七
XXXVII. Spyfloop. §. 227.		乳糜利篇第三十八
XXXIX. Bort. §. 232.		雀乱篇第三十九
XL. Buikloop. §. 237.		泄瀉篇第四十
XLI. Levervloed. §. 241.	巻十五	肝崩篇第四十一
XLII. Roodeloop. §. 244.		赤利篇第四十二
XLIII. Rynclyke buikloop. §. 247.		痛利篇第四十三
XLIV. Perfing. §. 254.		重墜努責篇第四十四
XLV. Wurmen. §. 260.		諸蟲篇第四十五
XLVI. Trommel zucht. §. 264.		鼓脹篇第四十六
Ziekten der Piswegen.	巻十六	病属尿道
Hoofdst.		
XLVII. Graveel. §. 267.		結石腎痛篇第四十七
XLVIII. Bloedwateren. §. 274.		尿血篇第四十八
XLIX. Pisvloed. §. 280.	巻十七	尿崩篇第四十九
L. Opftopping van de pis. §. 285.		尿閉篇第五十
LI. Droppel pis. §. 292.		淋瀝篇第五十一
LII. Moejelyk wateren §. 298.		小便不利篇第五十二
LIII. Onmacht om de pis op te honden. §. 299.		小便失禁篇第五十三
Ziekten Buiten op de Huid.	巻十八	病発皮表
LIV. Kinderpokjes. §. 300.		痘瘡篇第五十四
LV. Mazelen. §. 317.		麻疹篇第五十五

（この当時の s の一部は *f* で表記された）

て多い。）を引用して解説しているのは注目に価する。（中略）
（11番目の痱篇に限っては、）著者自身も内容をあまりよく理解できないままに翻訳したと思われるので、当時の医人がこれを読んで果たしてどれだけ理解できたかはなはだ心もとない気がする。（しかしながら、）社会通念となっている『西説内科撰要』は、難解かつ簡単すぎるが、わが国最初の内科翻訳書としてのみ価値がある、という表現は妥当ではない。

後半の部分は、大滝氏は個々の文字に傍丸をつけて強調し、従来の否定的な評価に反発する。

なお酒井シヅ氏は『日本の医療史』306頁で、「『西説内科撰要』では、病名はことごとく原綴りを音読みにしていた」と記載しているが、これは明らかな誤りである。同書の疾患名55のうち音読みで表現されているものは表9のように5つにすぎない。それはⅡのヲンゲダアントヘイド（「悪液症」「肺病」）、Ⅳのシケウルボイク（「壊血病」）、Ⅴのシンキンゲン（「カタル」）、Ⅵのイグト（「痛風」）、そしてⅩⅧのカランプストイフニレッキング（「痙攣」）である。

原著者ゴルテルは『精選内科術』の兄弟書『精選外科術』の序言の中で興味深い記述をしている(3)。序言の中で「賢明な読者」に宛てて、大学教授であるゴルテルは「オランダは何千人も外科医のいる国であり、ラテン語の素養がなくても探求心のある全ての外科医にも教育は必要なのである」から、オランダ語でこの本を執筆したと説明している。

ゴルテルは「庶民に秘密を知られたくないために」、多くの著者がラテン語でしばしば執筆していることを不愉快と考えた。金と名誉だけのために、ラテン語が選ばれたのである。しかしゴルテルは自分の知っている知識を外科医に伝達するために、あえてオランダ語を選択したのである。

彼が『精選外科術』という題名を付けたのは、彼があらゆる不必要な議論——例えば抽象的・思弁的考察——を除外したからであろう。そして、たいへん短く、簡易でかつ明快な文章により、この本は執筆された。

これが『精選外科術』におけるゴルテルの執筆の方針であったが、『精選内科術』も同様の方針で執筆されたのであろう。

2 ゴルテルの履歴

さて『精選内科撰要』の原著 *Gezuiverde Geneeskonst*（『精選内科術』1774年刊）の著者ゴルテルとは、どのような人物であったのであろうか。この人物の履歴に、外科医のための内科書が執筆された理由、当時の階層分化の存在した医療職界[(2)]の様子などを説明しうる点も含まれている。こうした視点でゴルテルの履歴を説明した論述は、日本ではあまり目につかない。

ヨハネス・デ・ゴルテル（Johannes de Gorter）は1689年2月19日にオランダ連邦共和国ホラント州のエンクハウゼン（Enkhuizen, アムステルダム北50km の港町）に生まれた[(5)]。

10歳代でゴルテルはエンクハウゼンの外科医の門に入門し、徒弟として外科技術の修得を開始した。次いで、ハールレムの外科医ファン・デル・ホウト（Tjalling van der Hout）の徒弟となった。そして数年間にわたり徒弟外科医教育を受け、19歳でエンクハウゼンの外科医の資格試験に合格して外科医の資格を得た[(5)]。この時、彼はオランダ語しか知らない職人としてのギルド外科医にすぎなかった。

しかし彼はこの身分にあきたらず、この後ラテン語とギリシア語の勉強を開始して、1709年9月9日にはライデン大学医学部に入学した[(11)]。大学での公用語はラテン語であったので、ラテン語の能力が入学にさいして求められたのである。

そこで彼は精を出して勉強し、ブールハーヴェ教授の講義にも出席した[(5)]。

1712年6月31日[(ママ)(5)]には論文審査に合格してMD を取得して、ライデン大学を卒業した。

このMD（医学博士号）は現在の名誉的な称号とは質的に異なり、大学の発行した卒業証書であり、内科医として全国で有効な開業の許可証であった。

ゴルテルは間もなくエンクハウゼンに帰り、上流階級に属した内科医として開業した[(5)]。そして数学・物理学・水力学の分野の勉強をさらに続けた。

1725年には、ライデン大学の師ブールハーヴェ教授が、デ・モール（Bartholomeus de Moor, 1649-1724）の後任としてゴルテルをハルデルワイク大学医学部の教授ポストに推薦した。1725年6月12日、ゴルテルはハルデルワイク大学の教授に任命された[12]が、最初の1年間は員外教授にとどまり、なんの義務もなかった。

1726年6月12日には正教授として、開講講演を行なった[12]。そのさい、大学評議会は彼にPhDの学位を贈った[12]。

ゴルテルはギルド外科医も大学で教育したいという希望を持っていたが、ラテン語だけが公用語であった当時の大学の伝統からいえば、これは完全に常識外れのことであった。1728年には一度は拒否されている[12]。

もともと職人階級のギルド外科医であったゴルテルは、自分自身の出身階層であったギルド外科医たちに大変愛着を感じていた。そして大学においても、ギルド外科医のために教育をすることにしたのである。しかし、ギルド外科医の教育を行ないたいとするゴルテルの要望に対しては、歴史と伝統を誇り、上流階級としてのステータスを誇る大学側に、大きな抵抗が存在したに違いない。幸いなことにハルデルワイク大学は小規模な三流大学であった。大学の誇りやカリスマ性がライデン大学やウトレヒト大学などの一流大学に比べ小さかった。

また年を経るに従って、ゴルテルの大学内での権力も増大し、1751年には外科学をオランダ語でギルド外科医に講義してよいという公的な許可を、大学当局から得ることができた[5・12]。ゴルテルの希望はかなえられたのである。

そして、次第に彼の講義は内外の学生を魅了するようになったので、ハルデルワイク大学の学生数はかつてないほど増加した[5・12]。

やがてウトレヒト大学が、ゴルテルを教授として招聘したがっているという風評がたった。そのためハルデルワイク大学の管理者は、1742年にゴルテルの息子のダビット・デ・ゴルテル（David de Gorter）を医学講師に任命し、次いで翌年には植物学の員外教授に任命した[12]。こうした工作によって、父のゴルテルはハルデルワイク大学の教授席にとどまった。そしてゴルテルはライデン大学教授として招聘されない限り、ハルデルワイク大学教授でいることを約束した。

ゴルテルは4回学部長を務めた（1729年・1736年・1742年および1748年[5・12]）。

学部長辞任のさいには、公式な講演を行なっている。

ロシアでのヘルマン・カウ・ブールハーヴェ（Herman Kau Boerhaave、有名なブールハーヴェとは別人）の没後（1753年）、ロシアの女帝エカタリーナは大使を介して、彼女の侍医になるようゴルテルに勧めた[5]。

ゴルテルはすでに65歳に達していたので断りたかったのであるが、大変有利な経済的条件（年俸2000ルーブル、退職後の年金2500ルーブル、死亡のさいの未亡人への一時金1200ルーブル、赴任費用600ダカット、無料の馬車の提供）を提示され、結局受け入れた[5]。

1754年5月、家族とともにサンクト・ペテルブルグに向けて出発した[5]。ゴルテルには医師になった3人の息子ダビット（David)、テオドルス（Theodorus)、およびヘルマン（Herman）がいたが、同伴したダビットもまた、ロシアでの公職を与えられていた[5]。

しかしながら、ゴルテルにとってロシアの宮廷社会は心安らかな気持ちで暮らせる場所ではなかった。

4年後の1758年に彼はオランダに帰り、ウェイク・ベイ・ドュールステデ（Wijk bij Duurstede）に落ち着いた[5]。

1762年9月11日に同地で没した。享年73歳[5]。

ギルド外科医という内科医とは異質の職人から身をおこし、大学あるいは軍医学校の先駆的な教授・教官に就任し、人生の後半には国王の取り巻きである貴族階級にまで列せられた者としては、ゴルテル以外にもプレンクや来日したシーボルトの祖父がいる。

これらの外科医がそれぞれ日本の蘭医学、それも外科分野だけでなく内科や薬物学分野にも大きな影響を与えたことは興味深い。

18世紀後半と19世紀前半の日本の蘭医学のルーツは、こうした親国王派の成り上がったギルド外科医出身のMD外科医の知識であり、これはスムーズに19世紀後半の軍医学校由来の知識にバトン・タッチされていくことになる。

3　ゴルテルの著作

ゴルテルの著作は、筆者がまとめた範囲内では28種あり[7・8]（表10)、その解説

（表11）も示した。

ここに収録しえた著作では、ほぼ4分の3がラテン語、4分の1がオランダ語の著作である。

表10　J. de Gorter 著作目録

1. **Gorter (Joh. de),** De obstructione. Lugduni Bat. 1712. 4^0. — Diss.

2. **Gorter (J [oh.] d[e]),** De perspiratione insensibili. Dissertationes acc. quaedam ex Sanctorii Aphorismis Staticis depromptae. Lugduni Bat. 1725. 4^0. — Cum tab.

———. Ed. 2^a aucta et emendata, atque Commentariis in omnes Aphorismos staticos Sanctorii adornata. Lugduni Bat. 1736. 4^0— Cum tab.

———. Ed. prima italica, juxta ed. Leydensem auct. et emend. atque Commentariis in omnes Aphorismos staticos Sanctorii adornatam. Patavii 1748. 4^0. — Cum tab.

———. Ed. 2^a Italica. Patavii 1755. 4^0— Cum tab.

3. **Gorter (Joh. de),** Oratio medica inauguralis de dirigendo studio in medicinae praxi, sive de tabulis pro disciplina medica concinnandis. Harderovici 1726. 4^0.

4. **Gorter (Joh. de),** De secretione humorum e sanguine ex solidorum fabrica praecipue et humorum indole demonstrata. Acc ejusdem Oratio de dirigendo studio in medicinae praxi. Lugduni Bat. 1727. 4^0— Met pl.

5. **Gorter (Joh. de),** Oratio de praxis medicae repurgatae certitudine. Lugduni Bat. 1731. 4^0.

6. **Gorter (Joh. de),** Medicinae compendium, in usum exercitationis domesticae. 2 part. Lugd Bat. 1731, 37. 4^0.

———. 2 part. [1 vol.]. Francofurti etc. 1749. 4^0.

———. 2 part. [1 vol.]. Patavii 1751. 4^0. — Cum effig.

———. 2 part. [1 vol.]. Venetii 1751. 4^0. — Cum effig.

———. 2 part. [1 vol.]. Patavii 1757. 4^0. — Cum effig.

7. **Gorter (Joh. de),** De gezuiverde heelkonst, ter onderwyzinge van den leerenden en konstoeffenden heelmeester t'zamengestelt. Leiden 1731. 8^0.

———. [Nieuwe titeluitg.]. Leyden 1735. 8^0. — Met titelpl.

8. **Gorter,** Oratio de animi et corporis consensione mirahili, tam in sccunda quam in adversa valetudine. L. B. 1731:

9. **Gorter (Joh. de),** Morbi epidemii brevis descriptio et curatio per diaphoresin. Harderovici 1733. 4^0.

10. **Gorter (Joh. de),** Korte beschryving van een algemeene doorgraande ziekten en in deze tijd nog woedende en desselfs genezing door sweetinge. Uit het Lat. vert. en met aanteek. verrykt door AMOS LAMBRECHTS. Amsterdam 1733. 4^0.
11. **Gorter (Joh. de),** Exercitatio medica prima de motu vitali, in qua hujus motus causa ex organi fabrica et operationes in variis corporis partibus exponuntur. Amstelodami 1734. 4^0.
12. **Gorter (Jo. de),** De secretione humorum e sanguine ex solidorum fabrica praecipue et humorum indole demonstrata. Cui acc. eiusdem Oratio de dirigendo studio in medicinae praxi. Lugduni Bat. 1735. 4^0. — Cum fig.
13. **Gorter (Joh. de),** Medicinae compendium, in usum exercitationis domesticae. Pars I. Lugduni Bat. 1735. 4^0. — Cum tab.
14. **Gorter (Joh. de),** Exercitationes medicae IV. De motu vitali. De sommo et vigilia. De fame. De siti Amstelaedami 1737. 4^0.
   ———. Exercitationes medicae V. De motu vitali etc. De actione viventium particulari. Ed. 2^a Lugduni Bat. 1754. 4^0.
15. **Gorter (Joann. de),** Medicina Hippocratica exponens aphorismos Hippocratis. 6 tom. [1 vol.]. Amstelodami 1739—42. 4^0.
   ———. Ed. 1^a. Italica. Patavii 1747. 4^0.
   ———. Ed. 2^a. Amstelodami 1755. 4^0.
   ———. Ed. 3^a. Italica. Patavii 1757. 4^0.
   ———. Ed. 5^a. Italica. Neapoli 1777. 4^0.
   ———. Patav. 1753. 4^0.
   ———. Patav. 1778. 4^0.
16. **Gorter (Joh. de),** Medicina dogmatica tres morbos particulares, delirium, vertiginem et tussim aphoristice conscriptos et... pro specimine exhibens. Cui acc. Oratio pro medico dogmatico. Harderovici 1741. 4^0.
   ———. Patavii 1751. 4^0.
17. **Gorter (Joh. de),** Chirurgia repurgala. Lugd. Bat. 1742. 4^0.—Cum frontis.
   ———. Ed. 1^a Italica. Florentiae 1745. 4^0.
   ———. Ed. 2^a. Italica. Patavii 1750. 8^0.
   ———. Viennae etc. 1762. 4^0.
   ———. Ed. 3^a. Patavii 1765. 4^0.
   ———. Ed. 1^a. Neapolitana. Acc. meteries medica chirurgiae repurgatae accommodata Neapoli 1785. 4^0.
   ———. Spanish: Madrid. 1780.

18. **Gorter (Joh. de),** Gezuiverde geneeskonst, of kort onderwys der meeste inwendige ziekten, ten nutte van chirurgyns. Amsterdam 1744. 8^0.

———. 3^e dr. Amsterdam 1761. 8^0.

———. 4^e dr. Amsterdam 1773. 8^0.

19. **Gorter (Joh. de),** Kort vertoog of aanwyzing hoe en waar de sluitband der kraam-vrouwen moet gelegt worden. Amsterdam 1744. 8^0.

20. **Gorter (Jor. de),** Nieuwe gezuiverde heelkonst. [Uit het Lat.] in het Nederd. overgez. door HENDR KORP. Leyden 1746. 8^0. Met titelpl.

———. [Nieuwe titeluitg.]. Amsterdam 1751. 8^0. — Met titelpl.

———. 3^e dr. Amsterdam 1762. 8^0. — Met titelpl.

———. 4^e uitg. 2 din. [1 bd.]. Amsterdam 1790. 8^0. — Met titelpl.

21. **Gorter,** Exercitatio medica quinta de actione viventium particulari. Amst. 1748. 4^0;

22. **Gorter (Joh. de),** Praxis medicae systema. 2 tom. [1 vol.]. Harderovici 1750. 8^0. — Cum tab.

———. Ed. 1^a Italica. 2 part. [1 vol.]. Patavii 1752. 4^0.

———. 2 tom. [1 vol.]. Francofurti etc 1755. 4^0.

———. Revisum et auctum a DAV. DE GORTER Joh. fil. Acc. auctoris biographia. Harderovici 1767. 8^0.

———. Ed. 3^2 Italica. 2 tom. [1 vol.]. Patavii 1769. 4^0.

23. **Gorter (Joh. de),** Formulae medicinales, cum indice virium quo ad inventas indicationes inveniuntur medicamina... Hardervici [1750]. 8^0.

———. Amstelodami 1755. 8^0.

24. **Gorter (Joann. de),** Opuscula varia medicotheoretica. Ed. prima Italica. Patavii 1751. 4^0. — Cum tig.

———. Ed. 2^2 Italica. Patavii 1761. 4^0. — Cum fig.

25. **Gorter (Joh. de).** Het regt gebruyk der sluitband, nevens eenige verbeterde behandelingen in kraam-vrouwen. Amsterdam 1752. 8^0.

26. **Gorter,** Methodus dirigendi studium medicum. Harder. 1753.

27. **Gorter (Juan de),** Cirugia expurgada. Trad. del Latin al Castellano y anadida con notae... por JUAN GALISTEN Y XIORRO, Madrid 1780. 8^0.

28. **Gorte (J. de),** Kort begrip der vroedkunde, of een korte beschryving der deelen en zaaken......, welke door een vrouw moet gekent worden, eer men haar mag toelaten het ampt als vroedvrouw waar te nemen. Amsterdam 1786. 8^0.

典拠 8）1～7, 9～20, 22～25, 27～28
　　7）1, 5, 8, 9, 15, 17, 20, 21, 26

表11　J. de Gorter 著作目録解説

番号	分類	使用語	公刊年	解説	公刊地
①	内科	ラテン	1712	MD 論文	ライデン大学版
②	生理	ラテン	1725		ライデン大学版
		ラテン	1736	第 2 版	ライデン大学版
		イタリア	1748		パドバ
		イタリア	1755	イタリア語第 2 版	パドバ
③	全	ラテン	1726	Oratio(特別講演)	ハイデルワイク
④	生理	ラテン	1727	Oratio(特別講演)	ライデン大学版
⑤	全	ラテン	1731	Oratio(特別講演)	ライデン大学版
⑥	内科	ラテン	1731	Vol. 1	ライデン大学版
		ラテン	1737	Vol. 2	ライデン大学版
		ラテン	1749		フランクフルト
		ラテン	1751		パドバ
		ラテン	1751		ベネチア
		ラテン	1757		パドバ
⑦	外科	蘭	1731		ライデン
		蘭	1735		ライデン
⑧	不明	ラテン	1731	Oratio(特別講演)	ライデン大学版
⑨	内科	ラテン	1733		ハイデルワイク
⑩	内科	蘭	1733	ラテン語版よりのA. Lambrechtsの翻訳	アムステルダム
⑪	生理	ラテン	1734		アムステルダム
⑫	混合	ラテン	1735	Oratio(特別講演)	ライデン大学版
⑬	内科	ラテン	1735		ライデン大学版
⑭	混合	ラテン	1737		アムステルダム
		ラテン	1754	第 2 版	ライデン大学版
⑮	混合	ラテン	1739-42		アムステルダム
		ラテン	1747	第 1 版	パドバ
		ラテン	1755	第 2 版	アムステルダム
		ラテン	1757	第 3 版	パドバ
		ラテン	1777	第 5 版	ナポリ
		ラテン	1753		パドバ
		ラテン	1754		アムステルダム
		ラテン	1778		パドバ
⑯	内科	ラテン	1741	Oratio(特別講演)	ハイデルワイク
		ラテン	1751		パドバ
⑰	外科	ラテン	1742		ライデン大学版

		ラテン	1745		フローレンス
		ラテン	1750	1版	パドバ
		ラテン	1762	2版	ウィーン
		ラテン	1765		パドバ
		イタリア	1785	3版	ナポリ
		スペイン	1780	1版	マドリッド
⑱	内科	蘭	1744	→日本語翻訳	アムステルダム
		蘭	1761	3版	アムステルダム
		蘭	1773	4版	アムステルダム
⑲	産科	蘭	1744		アムステルダム
⑳	外科	蘭	1746	⑦の全改版⑰のラテン語よりのH. Korpによる翻訳	ライデン
		蘭	1751		アムステルダム
		蘭	1762	3版	アムステルダム
		蘭	1790	4版	アムステルダム
㉑	不明	ラテン	1748		アムステルダム
㉒	内科	ラテン	1750		ハルデルワイク
		ラテン	1752	1版	パドバ
		ラテン	1755		フランクフルト
		ラテン	1767	Dav. de Gorterによる増補	ハイデルワイク
		ラテン	1769	3版	パドバ
㉓	薬物	ラテン ラテン	1750 1755		ハイデルワイク アムステルダム
㉔	内科	ラテン	1751		パドバ
		ラテン	1761	2版	パドバ
㉕	産科	蘭	1752		アムステルダム
㉖	内科	ラテン	1753		ハイデルワイク
㉗	外科	スペイン	1780	ラテン語版からのスペイン語翻訳⑰の翻訳か	マドリッド
㉘	産科	蘭	1786		アムステルダム

4　日本語に翻訳されたゴルテルの著作

ゴルテルの著作の中で日本語へ翻訳されたものは、表11の⑱と⑳の2冊の原著から、前者が2種、後者が3種で、表12にまとめた。[4・9・10]

どの訳本も原著の発行から日本語版の発表まで、だいたい50年前後かかっている。

表 12

原著番号	原著刊行年	日本語版書名	翻訳者	発表年	刊本・写本
⑱	1744年初版	西説内科撰要	宇田川玄随	1793-1810	刊本
	1773年第4版	増補重訂内科撰要	宇田川玄真 藤井方亭	1822	刊本
⑳	原著が何版か不明	外科精要	吉雄権之助	不明	写本
	原著が何版か不明	瘍科精選	佐々木仲沢	1822以前	写本
	1762年第3版 1790年第4版	窮理外科則	新宮凉庭	1816-1850	刊本

この50年間という原著の発行から邦訳版の刊行までの期間が長いか短いか『解体新書』と比較してみる。『解体新書』のラテン語版かドイツ語版原書が刊行されたのは1731年あるいは1732年、日本語版の刊行は1774年で42～43年間の差がある。ゴルテルの場合の50年間は単純に比較しても、『解体新書』の場合より長いし、また19世紀になるとその差が縮小されてくることを考えると、やはり長いといわざるを得ないであろう。

その理由の1つは、ゴルテルの著作で最初に受容された内科書の西洋内科学の概念が、日本人にとって理解しにくいものであったことが推定される。

5 ゴルテル本の蘭訳者コルプ

『外科精要』『瘍科精選』『窮理外科則』の原著は、表11の⑳の *Nieuwe gezuiverde heelkonst* であるが、この本は⑰の *Chirurgia repurgata*（1742年刊、ラテン語版）のヘンドリック・コルプ（Hendrik Korp）によるオランダ語訳版である。

このコルプの履歴の検討もここで合わせて行ないたい。

コルプは1719年頃、スウェーデンのCarelshaveでGabriel Korpの息子として生れた[7]。1742年3月30日にアムステルダムの市民となった[7]。

この後の履歴はつまびらかではないが、1759年11月16日、41歳の時にライデン大学医学部に入学登録をして、わずか1週間後に論文審査に合格してMDを取得し、11月24日に卒業した[11]。

41歳という非常に遅い時期にライデン大学医学部に入学したことから、コルプは明らかに以前からアムステルダム以外の都市のギルド外科医であったと推定しうる。

そしてわずか１週間という短期間の在学期間でＭＤを取得して卒業できたということから、コルプはすでにギルド外科医として重要な仕事を成し遂げ、学問的にも内科医界で認められていたことを示唆している。

1759年12月11日にコルプはアムステルダムで外科医のギルドに加入し、外科を開業し、1807年１月15日に没した(7)。

6　コルプの著作

表13のようにコルプにはゴルテルの本の蘭訳のほか２～３の翻訳がある。コルプの関係した著作について表13に示した(8)。またその解説を表14に示した。このうち①が『外科精要』『瘍科精選』『窮理外科則』の原著である。

表13　H. Korp 著作目録

①Gorter (Joh. de), Nieuwe gezuiverde heelkonst. [Uit het Lat.] in het Nederd. overgez. door **Hendr. Korp.** Leyden 1746 8^0. — Met titelpl.

———. [Nieuwe titeluitg.]. Amsterdam 1751. 8^0. — Met titelpl.

———. 3^e dr. Amsterdam 1762. 8^0. — Met titelpl.

———. 4^e uitg. 2 dln. [1 bd.]. Amsterdam 1790. 8^0. — Met titelpl.

②Le Dran (Henr. Franç.), Verhandeling van de handwerken of operation der heelkonst. Uit het Fransch vert. door **H. Korp.** Mel voorr. van Joan. Grashuis. Amsterdam 1748. 8^0. — Met pl.

③Le Dran (Henry Franç.), Verhandeling van de geschote wonden. Uit het Fransch vert. door **Hendr Korp,** door welken heir bygevoegd is een aanhangsel ter aanpryzing van het inwendig gebruik en voordeel van den opium en kina. Amsterdam 1748. 8^0.

④**Korp (Hendr.),** De cholera morbo. Lugduni Bat. 1759. 4^0. — Diss.

表14 H. Korp 著作目録解説

番号	分類	使用語	公刊年	解説	公刊地
1	外科	蘭	1746	Gorter のラテン語版の翻訳	ライデン
		蘭	1751		アムステルダム
		蘭	1762	3版	アムステルダム
		蘭	1790	4版	アムステルダム
2	外科	蘭	1748	Le Dran のフランス語版の翻訳	アムステルダム
3	外科	蘭	1748	Le Dran のフランス語版の翻訳	アムステルダム
4	内科	ラテン	1759	MD 論文(コレラ病について)	ライデン大学版

5　ライデンとオランダの外科医ギルド（16〜18世紀）の歴史

1　本章の研究目的と研究方法

本章では『解体新書』のオランダ語版原書の訳者ヘリット・ディクテンをはじめ、日本の蘭医学に影響を与えたライデンの外科医たちの医学的・社会的背景を考察するために、彼らの所属したライデンの外科医ギルドの歴史を検討する。

その目的のために、ライデン市公文書館に保存されている一次史料を調査し、都市ライデンの外科医とそのギルドの実態を解明した。

ライデン市公文書館での１次史料の調査は、1990・91年のライデン大学留学のさいと1996年の１月の研究旅行のさいに行なった。

オランダ語古語の読解については、ライデン大学医史学教授ハルム・ボイケルス（Harm Beukers）氏の助けを得た。

またライデンの外科医のギルドを描出する傍証として、オランダの各種の文献をもとにして、前期近代期のオランダのギルド外科医の世界を鳥瞰し、18世紀末に消え去ったギルド外科医とはいかなる医療職であったのか、近代的な現在の外科医と、どこが異なり、どこが同じだったのか考察する。

2　都市ライデンの歴史

オランダのライデン（Leiden）はアムステルダムから南西50km のところにある都市で、南ホラント州に属する。

16世紀前半、ネーデルラントの地にプロテスタンティズムが普及した。ネーデルラントとスペインの地の国王で敬虔なカトリック教徒であるフェリペⅡ世はこれを不満として、アルバ公を総司令官に１万人の軍隊をネーデルラントへ送り込み、力でこの地のプロテスタンティズムを押さえこもうとした。ネーデルラントの貴族と民衆はプロテスタンティズムの旗のもとに結束し、乞食党としてフェリペⅡ世に反旗を翻した。こうしてオランダ独立戦争（1568-1648年）が始まった。

1573年10月末、スペイン軍はプロテスタンティズムの都市ライデンを封鎖した。1574年３月21日にいったんライデンの封鎖は解かれたが、まもなく２度目の封鎖が開始された。周囲を封鎖されたため、食糧の供給が止まり、ライデンでは多数の餓死者がでた。

反乱軍の領袖オラニエ公ウィレムの軍隊が雨期に川の堤防を切り、町の周囲を水浸させライデンを封鎖していたスペイン軍を水攻めにした。そしてオラニエ公の軍隊は進攻し、スペイン軍は退散して、1574年10月３日にライデンは解放された。

この攻防を境に、戦況は反乱軍にとって有利となり、オランダの独立へと結びつく。

そして翌年、都市ライデンにこのプロテスタント国家の人材を養成するために、ライデン大学が置かれた。医学部も設置された。1648年までに５つの大学がオランダ連邦共和国内に創設されたが、このうちライデン大学が最初の大学である。

ライデンの人口は1581年には12,144人に過ぎなかったが、その後スペイン軍の手に落ちたアントウェルペンからの移民が急増し、1626年には４倍の47,500人に、17世紀末には70,000人に達した[(4)]。

3　ライデンのギルド

都市ライデンでは、職人、労働者、小規模商人の日々の営みは職人組合、すなわちギルドにより規制されていた。

ギルドは生産と製品の販売を管理し、組合員を他市出身者との競争から保護した。

ギルドの理事会は、公安長官、８人の市参事会員、４人の市長(burgomeesters)[(4・34)]からなる市当局によって任命された。これらの人々は公安長官を除き、すべて市参事会（Vroedschap あるいは Brede Raad）の構成員であった[(4)]。

どのギルドの理事会も１～２名の理事長を擁し、いわゆる理事会員がこれを補佐した。

徒弟制度を実行することができたのはギルドに加入している親方だけであった。親方は徒弟を２人とることを許され、彼らと寝食をともにした。

徒弟時代を終えると、徒弟は助手あるいは有資格の職人となり、別の親方につかねばならなかった。職を求めて町を出る者も少なくなかった。(4)

最後に助手職人が親方試験を受ける機会がめぐってきた。その資格試験に合格すれば、入会料を払い、関係者に宴席を設け、以後、親方（マスター）を称することができた。(4)

4　ライデンの外科医ギルドの歴史

4－1　ライデンの外科医ギルドの起源

ライデンでは1441年より毎年、聖母教会(5)の聖コスマスと聖ダミアンの祭壇で外科医の会合が持たれていた。(6)

聖コスマスと聖ダミアンは、外科医・薬剤師などの医療系職業の守護聖人である。

コスマスとダミアンは３世紀に実在していた医療職と考えられており、中世初期よりヨーロッパでは医療系の聖人として崇められていた。

外科医ギルドは必ずこの２聖人の礼拝堂か、あるいは少なくとも祭壇を持ち、そこで定期的な会合を持つことが普通であった。この宗教行事を行なっていた外科医の職能団体がギルドに発展した。

ライデンの外科医ギルドの旧名は「聖コスマスと聖ダミアン修道会」で、その名はすでに1573年11月16日の古文書に記されており、聖母教会で定期的な会合を持っていた。(6)

この当時、外科医の資格試験は、理事長あるいは試験係マスターの私宅で実施されていた。(6)

16世紀末、外科医ギルドからの強い意見により、1589年のギルド規約でより一層厳密な外科医の資格試験を行なうことになった。(7)

1589年11月30日に最初の「ギルド規約」が制定・施行された。(8)同年12月21

日に「ギルド規約原案」が決定された。[9] 史料によって若干日時と事実関係が異なる。

罰金による収入をもとに、ギルド外科医のために解剖学講義、ギルド資格試験を実施し、そして外科医の集会のための小家屋か部屋を購入する許可を都市当局から得た。[8]

その後間もなく解剖学講師にパーヴ[10]が任命された。[9]

この時点ではまだ外科医と床屋の合同ギルドであった。[8]

いずれも職人である外科医と床屋の職能の違いであるが、外科医は大外科手術、小外科手術、瀉血などの合間に髭剃・散髪を行なった職業であった。

一方、床屋は髭剃・散髪の合間に瀉血を行なった職業であった。

悪い血を抜き取るという医療思想のもとに実施されていた医療行為である瀉血は、18世紀末にいたるまでの万能治療法であった。

また19世紀にいたるまで、髭剃・散髪は外科医にとっての重要な副収入源であった。外科医のアイデンティティーは外科手術に帰さなければならないだろう。

16世紀末にライデンの床屋と外科医の合同ギルドは分裂し、外科医ギルドの会員は外科医だけになった。

1589年の外科医ギルド規約の一部を示す。[7]

第３条、外科医資格試験はGuidonis(外科医用の教科書)の章より出題される。
　①膿瘍、②創傷、③潰瘍、④骨折、⑤脱臼

第10条、試験は２年間の徒弟奉公後、行なわれる。

第13条、目医者とヘルニア整復師もギルド下で医療を行なう時には、試験を受けねばならない。

第14条、他の外科医での受診を希望した場合、支払いが完了しておかなければならない。患者が他の外科医を受診することは自由である。

第16条、重篤な疾患、手術のさいには２人以上の外科医が診療・手術する。

第17条、瀉血盆は戸外から見えるところに置いてはならない。

この時点では徒弟期間はまだ２年間であったが、やがて５年間、最終的には７年間（1681年の規約）に延長された。外科医資格試験も1681年の規約に比べまだかなり簡単であった。1590年3月22日にライデン裁判所は、「今後、全ての外科医資格試験と解剖学講義は、ファリーデ・バヘイネンホフ[11]（Falijde Bagijnenhov）教会の内陣（ライデン大学の解剖講堂[12]）で行ない、そしてこの理由から医学教授ヘラルド・ボンチウス[13]を外科医ギルドの会長に任命する」ことを命じた[14]。

ヘラルド・ボンチウスは1589年に解剖講義をパーヴに任せた[15]。

ボンチウスの没後（1599年）、1599年に外科医ギルドは古い同意の確認、すなわちライデン大学教授をギルドの会長に選出し、ギルド会員を教育することを望んだ[15]。

理事長と試験係マスターは外科医のより良い教育のために、パーヴを試験官の責任者とすることを都市当局に依頼した[16]。

その結果、コレギウム・キルルギクム（Collegium Chirurgicum）が制度化された。コレギウム・キルルギクムは外科医のための教育コースである。

ライデンの外科医ギルドがオランダでは例外的に本来内科医である大学教授を会長に任命している理由はこうした点にある。

1602年より大学の解剖講堂とは別に、第2の解剖講堂が聖セシリア・ガストハウス[21]に置かれた。1669年まで外科医ギルドにより、この解剖講堂が利用された。

外科医という職業が、オランダでいつから存在し仕事をしていたかということを、明らかにすることは簡単ではない。しかし遅くとも、すでに14世紀には診療をしていたという証拠は存在する。ロッテルダムでは1351年、ウトレヒトでは1380年には外科医は営業していた[37]。

次にオランダの他の都市の外科医ギルドの起源を見る。いくつかのギルドはその起源を15世紀にまでさかのぼれる[35・37]。

中世ヨーロッパで職人世界の中に習慣的に存在した職業ギルドを、外科医は14世紀中頃に形成した。職業ギルドは会員の利益を護る職能分野を独占した義務的な会員組織であった。オランダではギルドは都市の評議会の管轄下におかれた[87]。

オランダ地域の各地に外科医ギルドが組織され始めたのは、1460年代である。例えば、ライデンでは1466年、ロッテルダムでは1467年、ゴルクム（Gorkum）では1465年頃、アムステルダムでは1497年、ミッデルビュルフでは1501年以前である[(37)]。

エンクハウゼンとゴーダは17世紀には突出した裕福な都市であったが、この２つの都市に、公式に外科医ギルドが置かれたのは1636年と1660年である[(37)]。

異種の職人と形成していた合同ギルドからの外科医ギルドの分離・独立は、オランダのどこの都市でも16世紀末までには完了した[(36)]。床屋は17世紀の初め以後は、もはや厳密な意味で外科医ギルドの一員であるとはいえなかった。1597年のアムステルダムのギルド規則によると、会員は資格を持った外科医に限定されている。しかしながら、資格のある外科医にも理髪の権利は与えられ、そしてこの理髪権は後年の法令においても保障されている。

一方、床屋には散髪と髭剃の免許だけが与えられた。

こうした職業間の営業関係のために、外科医ギルドから床屋ギルドには、毎年補助金が贈られた。かつら製作者もまた外科医ギルドに入会できなかったので、若干の補助金を外科医ギルドから贈られた[(37)]。

ギルドの会員の資格は自由市民だけに認められた。原則としてユダヤ人や婦人はギルドの会員にはなれなかった[(37)]。ユダヤ人は通常ギルドに加入できなかったが、18世紀後半には例外として、期間を定めて外科医ギルドを含め２～３のギルドに加入することができた[(38)]。

ローマンカトリック教徒は外科医ギルドに入会できなかった。ナイメヘンではプロテスタントであるという証明書が外科医試験の受験にさいして必要であると、法令によって定められていた[(39)]。

ギルド理事会は外科医ギルドの役員により構成された。その地区の組合員数に応じて、理事の数が決められた。理事会の役員の呼称は、それぞれの市のギルドで異なっていた[(40)]。理事に選ばれる資格も地区によって異なり、内科医が理事に選ばれる都市もあった。エンクハウゼン、ハールレムあるいはデルフトでは、内科医が外科医ギルドの会長を務めたこともある。市の講師は常に大学を卒業したMDであった。ライデン大学医学部の解剖学の教授が外科医ギルドの会長を務めたライデン[(41)]は例外である。

ギルドは定期的な間隔で集会を持ち、欠席者や遅刻者に対しては罰金が課せられた。罰金の徴収、会合のギルド会員への連絡などの事務雑用は、最年少会員の役割であった。富裕な外科医ギルドでは召使を雇用する余裕があった。[37]

会議の内容はどこの外科医ギルドでも大して変わらなかった。評議員の毎年の改選は外科医の守護聖人、聖コスマスと聖ダミアンの祝日である9月27日に行なわれた。この日はギルドのメンバーにとって祝日となり、ワインとご馳走で祝宴が持たれた。[42]

田舎には外科医ギルドは置かれなかった。外科医はもちろん田舎にも居住し、診療を行なっていた。村の管理者がギルドに似た規則を作り規制した。

4－2　17世紀ライデンの外科医ギルド

17世紀始め（年代は記載されていないが、17世紀始めと推定した）のライデンの外科医ギルドの規約の一部は下記のようである。

第２条、ギルドの会員である外科医は市民権保有者でなければならない。

第３条、毎年、１人の理事長と２人の試験係マスターは会員の中から選出される。

第６条、設問論文試験は16の項目から構成される。志願者に理事長と試験係マスターから問題が渡される。16の項目は２問が、外科学・解剖学、あるいはGuidonisの本のある章より出される。２問が膿瘍、２問が創傷、２問が潰瘍、２問が骨折、２問が脱臼、２問が瀉血について出題される。

第８条、志願者に設問16問を手渡した後、試験は１カ月後に行なわれる。試験は志願者と理事長、試験係マスターとの口頭試問で行なわれる。

1659年に瀟洒な計量館[17]が市役所に近い市中心部のライン河畔に完成した。

1669年５月４日から、コレギウム・メディコ・キルルギクム（Collegium Medico Chirurgicum）が計量館の階上で行なわれ始め、外科医が定期的な会合を持つことを市当局から許可された。[18]すなわち外科医の集会室が、計量館の階上におかれたことを意味する。

このようにして、ライデンの外科医ギルドは独立団体として、年を追って特徴づけられてくる。

1669年の法令によると、計量館の階上室のような公共の場所で全ての資格試験が行なわれるべきであると定められた。(19)

この当時の外科医ギルドの役員は下記の通り定められていた。(19)

管理職（Collegie）として次の6ポストが置かれた。まず会長（Praeses）が1名で、ライデン大学教授がこのポストに就いた。大学教授が外科医ギルドの会長職に就くことはオランダでは例外的なことであるが、外科医ギルドの解剖学講義との関連で、このように定められた。ライデンでは外科医のための解剖学講義の講師をライデン大学教授が務めていたからである。

そして会長を補佐する2人の内科参事（twee Doctoren als Assesoren）が置かれた。外科医のポストとしては、理事長（Deken）と2人の試験係マスター（twee Proefmeesters）が置かれた。試験係マスターは外科医の資格試験を担当した。(19)

これら役員の選出は下記のようになされた。(19)

理事長と試験係マスターは12月31日以前の8日間内に、4人のギルド会員の名前を会長と2内科参事に届け出た。会長と2内科参事はそれに別の2名のギルド会員の名前を追加した。

この6名の名前は都市当局に報告され、その中から12月31日に2名の新試験係マスターが選出された。そして旧2名の試験係マスターから、1名が都市当局により新理事長に任命された。

当時、徒弟教育は下記のようになされていた。(19)

新しい徒弟は計量館にある外科医の集会室に赴き、ギルドブックに記入し、外科医ギルドに対して「入会金」を支払った。

修業期間は5年間で、その内2年間は1人のマスターに師事しなければならなかった。そして修業が終了したとき、徒弟はマスターから修業修了証明書（Leerbrief）を得た。

外科医の資格試験は下記のように段階を踏んで実施された。(19)

資格試験は「包帯実習試験」「予備試験」「設問論文試験」の3段階に分けて行なわれた。

まず「包帯実習試験」であるが、志願者は病院かギルドの集会室で２～３の包帯実習試験が課せられた。

同時に「Cauterium Potentiale（潜勢焼灼薬）の調剤と適応について」が問われ、さらに14日以内に２本のメスを、１本を理事長宅で、もう１本を試験係マスターの家で尖らせて見せる試験が課せられた。

第２段階は「予備試験」であった。この試験は外科医の集会室で実施された。[19]

この時、解剖学と外科学全般が問われた。そして病院での死体解剖時に解剖学知識が問われた。もし死体が無い時には、試験官による解剖学の口頭試問が行なわれた。

第３段階は外科医ギルドの集会室にて「設問論文試験」が行なわれた。[19]

これは12項目からなる設問で試験官により提示された。その内容は、外科学、腫瘍、創傷、潰瘍、骨折、脱臼および解剖（２問）、瀉血（２問）であった。

外科医ギルド会員の面前で志願者に向けて試験係マスターが出題した後、最大１カ月間の回答準備期間が与えられた。そのためにギルドクネヒトが招かれた。[19]

志願者が回答書を提出した後、評価が下された。会長が試験係マスターたちに合否の判定を問うた。賛否が同数の場合には、会長が２票を行使し、賛否を決定した。

その後の儀式はギルド規約によれば、「書簡、あるいは必要な署名をした宣告を開け、判を印し、共に外科医ギルドの封蠟で固定する」というものであった。[19]

4－3　外科医の集会室（ホール）

次にオランダの外科医のギルドの集会室（ホール）について検討する。ライデンの情報が乏しかったため、この項ではオランダの都市全般を論ずる。17世紀前半まではオランダの外科医ギルドは定期的な集会のための部屋を持たなかった。集会は旅館で、試験は長老の私宅や他の事務所で行なわれることが多かった。[37]

アムステルダムの布告から推定すると、この都市には外科医集会室（ホール）は1597年にはすでに存在していた。おおよそ1640年以後、他の都市の外科医ギルドも自分たちのための集会室（ホール）を持つようになった。[37]

集会室の大きさは個々のギルドでかなり違っていた。たいてい大きな公共建物の２階に置かれた。肉屋会館（1619年以前のアムステルダム、ロッテルダム）、計量館（Waag: ワーフと言い、商品を計量するための建物で、ほとんどの都市の運河に近い中心部の広場に置かれた瀟洒な中規模の建物である。アムステルダム＝1619年、エンクハウゼン＝1636年、ライデン＝1669年）、都市の外壁の門（オランダのほとんどの都市は堀でその外周を護られ、外界との交通は数か所の橋と関所を兼ねる門でコントロールされていた。ナイメヘン＝1614年）、ホスピタルの倉庫（ミッデルブルフ＝1656年）、ホスピタルの中（ゴーダ＝1699年）、教会（アーメルスフォールト＝1648年もしくはそれ以前から）など。デルフトでは例外的に1656年以来、以前の女子修道院の１階に置かれた。[37]

外科医の集会室が都市の解剖講堂に隣接して置かれることもあった。

集会室の内装は各ギルドの富を反映していた。集会室の中央には、通常、長テーブルと６〜７卓の椅子が置かれた。壁にはガラス戸のある食器棚が据え付けれ、その中にギルド所有の大外科道具が収納された。それは日常的には出あわない頭蓋骨穿刺術や四肢切断術のような大手術のための外科道具で、どのギルドも多かれ少なかれ共有道具のコレクションを持っていた。そして外科医マスターは必要な時には、その道具を借り出すことができた。[43]

それ以外の家具としては、文書や貴重品の保存箪笥、解剖標本や珍奇な標本を展示するぴかぴかした戸棚や本棚があった。ゴーダの外科医ギルド図書室には、ヴェザリウス（Vesalius）の *Fabrica*、ドゥ・ショリアーク（Guy de Chauliac）とブルシュヴィッヒ（Brurschwig）の教科書そして他の多くの本があった。[44]

最も簡素な外科医集会室にも、骨学の教育と試験のためにヒトの頭蓋骨が備えられていた。暖炉の上の壁には油絵が飾られていることが多かった。都市の紋章、ギルド幹部の紋章は彫刻され、あるいは直接に描かれて、暖炉の上、道具入れあるいは椅子のクッションに縫い付けられた[37]。

ゴーダ（病院跡にある博物館）、エンクハウゼン（計量館跡にある博物館）、アーメルスフォールト（教会内部）のオランダの３カ所の外科医集会室は現在復元され、一般に公開されている[45]。

ゴーダの集会室は10数人用の椅子とテーブルのある中規模な集会室で、壁には共有財産である四肢切断用などの大規模外科用具を収納した食器棚がかけられ、正確に復元されている[45]。

エンクハウゼンの集会室は大規模であるが、医学史を厳密に検討することなく復元されており、室内の外科医療関係のインテリアの時代設定がでたらめで、時代の異なる道具が不用意に置かれている[45]。

アーメルスフォールトの集会室はごく小規模で、テーブルがひとつと椅子が３～４卓しかない。壁には大外科用具を収納した食器棚と、室内には資格試験にも利用される人体骨格標本も立てられ、往時の小田舎町の外科医集会室の雰囲気を彷彿とさせる[45]。

4－4　1681年のライデンのギルド規約とその解説

1681年に印刷されたライデンのギルド規約全項の抄訳を別記する[20]（254頁以下）。

これは現在ライデン市公文書館で保存されているライデンの外科医ギルド規約の中で、印刷・配布された最初の規約である。

同館に同一の文書が２部保存されていることを筆者は確認した。

それまでの規約はすべて手書きであり、1681年の規約が印刷・配布されたことは、その時期のライデンでの印刷文化の興隆や外科医ギルドの繁栄などを反映したものであると考えられる。

「黄金の17世紀」のライデンの外科医ギルドの実態を見るための良い史料であり、ここで各条項毎の検討を行ないたい。なお印刷物の読解の方が手書き文書より、筆者にとってはたやすいという長所もある。

この規約は横15×縦20cm の洋紙に金属活字で印刷され、全29頁で、前文と条項30条からなる。

前文で規約の歴史について述べる。ギルド規約はまず1589年に制定され、1637年に一部が改訂された。

第1・2・12条は、ライデン市内で医療行為や外科行為の営業ができる医療職についての規定である。

内科医療は大学の発行した資格証書（Licentiaat）を有し、当局に示すことのできる者、外科医療は外科医ギルドの加盟者に限られ、巡回医療職（クワック）の医療行為や広告は外科医ギルドの監視下でのみ可能であると定められている。

すなわち第1条ではライデン市内で医療行為を行なうことのできる者を規定している。大学で学んだ医師は大学が発行したLicentiaatという資格証書を都市当局に示した後、医療行為が実施できる。

外科医ギルドの加盟者以外は手術は許可されない。

巡回医療職（クワック：英語：quack、クワックザルファー：オランダ語：kwakzalver）の営業は、外科医ギルドの監視下に置かれた。巡回医療職が広告を出すためには、ギルドの理事長か試験係マスターの許可が必要であると定められた。

第2条はライデン市内で外科医療を行なうことのできる者を規定している。外科医ギルドの資格試験に合格した者だけが、独占的に町中で外科医療を実施できるとし、切開、焼灼、穿刺、腐食薬の使用という具体的な外科医療行為について、ギルド会員以外の者の実施を禁じ、それに反した場合の罰について明記している。

第3条から第8条までの条項は、ギルドの外科医資格試験の実施方法、合否判定、受験料、不合格者の再受験、合格者の事務手続きと費用などについて具体的に規定している。

すなわち第3条では外科医ギルドの資格試験について規定している。資格試験は3段階に分けて実施される。

第1試験は包帯実習、潜勢焼灼薬の調剤、メスの尖らし方などの実習試験である。

第２試験は「予備試験」と呼ばれ、解剖・外科学の知識を実際の死体を解剖しながら問われる（死体の準備が不可能の時は、知識を口頭試問にて問われる）。

第３試験は「設問論文試験」と呼ばれ、外科学、腫瘍、創傷、潰瘍、骨折、脱臼、解剖学、瀉血などの分野の試験問題を示され、志望者は最大１カ月かけてその回答を論文にまとめ、提出して判定を受ける。

他の都市から移住してきた外科医がライデンで営業するさいの試験についても規定している。自分の以前居住した地元の都市の外科医のギルドの資格試験に合格した上に、ライデンの外科医ギルドの資格試験の第３試験にも合格する必要があると規定している。

第４条では資格試験の実施会場、合否判定法について規定している。またギルドの運営のための定例会議の参加メンバーと会議開催日時、欠席のさいの罰金について規定している。またギルドクネヒト（有資格徒弟）の役割についても規定している。

第５条では資格試験の合否判定方法について規定している。

第６条では資格試験の不合格者の再受験方法について規定している。

第７条では資格試験に合格した志願者の事務手続きと外科医療実施の免許の交付およびそれらの手続きのさいに必要な経費について規定している。

第８条では各段階の資格試験の手数料について規定している。

第９条と第17条では外科医マスターが徒弟を教育する教育方法が規定されている。

すなわち第９条は外科医の徒弟教育方法についての重要な条項である。この条では徒弟の教育方法と期間について規定している。

すなわち徒弟はまず最初の２年間は、指導を１人の外科医マスターから受けなければならない。その後はマスターを代えることができ、合計７年間、１人あるいは複数のマスターから指導を受ける。そして各段階の修了時に、マスターから修学証（Leerbrief）を交付してもらう。７年間の徒弟の修学が修了後、20歳以上であれば外科医の資格試験の受験資格が得られる。また修学証の交付に必要な経費についても規定している。

第17条では外科医が養成できる徒弟を１人だけと制限し、徒弟が修学に入るさい、取るべき手続きと費用について規定している。

また徒弟が指導者の外科医を替える場合の手続きと費用についても規定している。

第10条では資格証書維持のための費用を、マスター、クネヒト（有資格徒弟)、徒弟に分けて規定している。

第11条から第14条までは、ライデン市外の外科医や巡回医療職（クワック）のライデン市内での営業許可、患者の転医手続き、複数の主治医などについて規定している。

すなわち第11条ではライデン市外で営業している外科医がライデン市内で外科医療をするときの手続きについて規定している。

第12条では巡回医療職（クワック）の中で専門的な医療を実施していた目医者、結石摘出師およびヘルニア整復師が、ライデン市内で医療行為をするときの手続きと費用について規定している。

また目医者、結石摘出師およびヘルニア整復師が、市場で行なうことのできる医療行為について規定し、それに反した時の罰金を規定している。

第13条では外科医の治療結果に不満を持つ患者の転医手続きについて規定している。

第14条では複数の外科医による治療について規定し、治療費について規定している。

第15条では血の入ったままの瀉血盆を広告として街路から見える場所に陳列することを禁じ、これに反した時の罰金について規定している。

第16条と第28条は外科医の未亡人が外科医の店を継続して営業するさいの注意が規定されている。

すなわち第16条では外科医の未亡人が外科医の店を継続営業する場合の手続きと助けを受ける外科医の息子とクネヒト（有資格徒弟）の資格について規定している。

第18条では日曜日の夕方の髭剃の営業の禁止とそれに反した場合の罰金について規定している。

第19・21条および第24条では、外科医ギルドの中での役員の選出方法について具体的に規定している。

すなわち第19条では理事長と試験係マスターの選出方法について規定している。

第20条では罰金の執行に疑問を持った場合、裁判所に正否を判定してもらうことと、その判断が下ったときの罰金について規定している。

第21条ではギルドの役員である理事長と試験係マスターの改選手続きについて規定している。

理事長と試験係マスターは４名のギルド会員の名前を、毎年12月末までに翌年度の役員候補者として会長と２名の内科参事に届け、会長と２名の内科参事もそれ以外の２名のギルド会員を役員候補者として選出し、合わせてこの６名の名前が都市当局に報告され、12月31日にこの６名の中から２名の新試験係マスターが選出される。

また前年の２名の試験係マスターの中から１名が新理事長として選出され、この３名は都市当局において、誓いを述べるとする手続きについて規定している。

第22条では罰金の支払い方法について規定している。

第23条では金銭出納簿記載義務者とその監査について規定している。

第24条では一度役員に選出された後の公職免除期間（２年間）について規定している。

第25条では理事長と試験係マスターへの罰金について規定している。

第26条ではこの規約は会員、未亡人、クネヒト（有資格徒弟）、徒弟が周知しておくべきことと規定している。

第27条では会員の葬式の参列義務と遺体運搬会員および葬式欠席のさいの罰金について規定している。

第28条では外科医未亡人もこの規約に従う義務について規定している。

第29条では新患の外傷患者を診たさいの警察署長への届け出の義務について規定している。

第30条ではこの規約に疑義を生じたさいの処理について規定している。

末尾にこの規約は1681年7月31日に官吏がライデン庁舎前でベルを鳴らし、全文を読み上げ、市民に周知せしめたことを記している。

必ずしも全条項が合理的に配列されているとは言い難いが、具体的に規約が規定されている。

会員、クネヒト（有資格徒弟)、徒弟、志願者や会員以外の者が行なうべき手続き、負担すべき費用も具体的に明記され、ほとんどの条項に罰則・罰金が具体的に記されていることが目に付く。

1688年3月3日の改訂で他都市からの移住外科医の資格試験が以前より厳重になった。すなわちそれまでは、もし他の都市からの外科医がすでに出身した都市の外科医試験に合格していれば、ライデンのギルドの行なう最後の設問論文試験に合格するだけで、ライデンで開業することができた。

しかし当時逆にライデンの外科医が他のオランダの都市で開業する場合には、全ての3つの試験に合格することが条件となっていたので、他の都市からの外科医もライデンにおいて全ての3つの試験に合格しない限り開業できないように規約の改訂を提唱し、1688年3月3日に改訂された。[22]

外科医の教育は大学教授であるギルド会長により、大学の祝日を除く毎木曜日の午後2時から3時までの1時間、実施された。

教育には、2名の内科参事、理事長、2名の試験係マスターも出席することとし、理事長、試験係マスターが欠席した場合には、罰金として6スターバーを支払わなければならなかった（1スターバーは5セントのこと、100セントが1ギルダー)。年配のマスターと外科医の罰金は、3スターバー、クネヒトと徒弟は出席料、欠席罰金ともに3スターバー、出席を望む他の者は出席料3スターバーを必要とした。[23]

4－5　1703年のライデンのギルド規約とその解説(1681年版との相違点)

1703年にライデンのギルド規約の一部が改訂された。改訂された部分を示した。

第1条、3行目右から、試験団は会長、2名の内科参事、理事長、2名の試験係マスターで構成される。会合のために、1年間に80ギルダー以上使用しないこと。そのうち50ギルダーは特別の晩餐会のために使用できる。

第３条、最後の３行が下記のように変更された。

他の都市からの外科医がライデンで外科医療を行なうためには、全資格試験を受験し、合格しなければならない。

第４条、最後のギルドクネヒトに関する２行が削除された。

第５条、第４条のギルドクネヒトに関する２行が追加された。

旧第15条、全文削除。

旧第16条と旧第17条はひとつずつ番号が繰り上がった。

旧第18条、全文削除。

旧第19条が新第17条になった。

旧第20条、全文削除。

旧第21条以後旧第26条まで３つずつ番号が繰り上がった。

新第24条が新条項として新設された。遺体を運搬して受け取った金を、葬式後のパーティの酒の費用にしてはならない。

旧第27条、全文削除。

旧第28条から旧第30条までひとつずつ番号が繰り上がった。

1703年10月18日に改訂した。

ライデン市当局の庁舎前において、11月６日に官吏はライデン市民たちの面前でベルを鳴らし、この規約を読み上げ、ライデン市民たちにこの規約を周知させたことを証する。

旧第１条では試験団の会合の費用が示され、また晩餐会に充てられる費用の上限が示された。この変更から、それ以前の晩餐会の一部がたいへん派手で贅沢なものであり、費用がかかりすぎたことが示唆される。

また新24条は「遺体を運搬して受け取った金を、葬式後のパーティの酒の費用にしてはならない」であるが、この条項を新設せねばならなかったことからも、以前はそうして入手した金を飲食に流用していたことが示唆される。

これらの規約の変更から、ギルド会員は酒食パーティがたいへん好きであったことが推測される。

旧第３条の変更は他都市からの外科医が、ライデンで店を持つ場合に行なわれる資格試験が厳重になったことを示す。

旧第15条は血の入ったままの瀉血盆を看板にすることの禁止であるが、削除された。全会員がこの規定を遵守するようになったために、削除されたのではないかと考える。

旧第18条は日曜日夕方の髭剃営業の禁止であるが、削除された。これも全会員がこの規定を遵守したために、削除されたのではないかと考える。

旧第20条は罰金の執行についてであるが削除された。その理由はよくわからない。

旧第27条は会員の葬式の手続きであるが削除された。その理由はよくわからない。

4－6　1744年のライデンのギルド規約の変更と解説

1744年にライデンのギルド規約の一部が改訂された。改訂された条項を抜き出した。

第３条、外科医は２軒の外科医の店を同時に経営してはならない。

第12条の追加、施術者がライデンで営業する場合の手続きについて。ライデン市当局は市施術者を任命し、彼の特殊な技術による手術をこの施術者に行なわしめ、その場に１名の町内科医と２名の町外科医が立合う。市施術者によらない手術のさいには、全員の町内科医と町外科医の中から希望者全員が立合う。

第３条の追加から1744年頃、ある外科医親方が２軒以上の店を同時に持って、派手に営業したがったという事実があったことが推定される。

第12条の追加から特殊な専門的外科技術を持ったある特定の医療職がこの時期（1744年頃）に出現したことが推定できる。

4－7　ライデンのギルド外科医数の推移

実際にその時々で何人の外科医がライデンで営業していたのか史料により検証する。

毎年発行された都市ライデンの住所録（紳士録）[(32)]が、現在、ライデン市公文書館には1688年版のもの以後、保存されている。

しかし一部の年（1720-29／1807-08／1811-15／1817-19）の住所録は失なわれている。

筆者は1688年版から1900年版までの住所録に収載されている213年間分の医療職の氏名を、1990年にライデン大学に留学したさいに、丹念に拾いあげていった。

この住所録にはライデン大学医学部教授名が1688年版より、内科医名が1709年版より、産科医名が1719年版より、産婆名が1730年版より（1720年版から1729年版までは紛失しているので、その間に掲載開始された可能性が多い）、外科医名が1787年版より、薬剤師名が1788年版より、薬店名（druggist）が1820年版（1817年版から1819年版までは紛失しているので、その間に掲載開始された可能性がある）より掲載されている。

住所録に各医療職に属すメンバーの氏名が掲載され始めた年は、当然、当時の社会の中の各医療職の階級の位置づけと、各医療職が分化成熟し、独立した職業と社会に認識された程度を示唆するものであるといえよう。

また住所録以外にライデン市公文書館には外科医ギルドの登録名簿が保存されている。

これにより、それぞれの外科医がギルドに登録した年月日が判明する。

外科医名が住所録に収載され始めるのは1787年であるので、この外科医ギルドの登録名簿を1787年以前の外科医数の推計資料に利用した。

推計値を算出した算式としては、下記のものを考案し利用した。

1787年版ライデン市住所録（外科医名が掲載された最も古い版）の外科医名と外科医ギルドの登録名簿を比較した。そして０～29年前にギルドに登録した者のうち77.3％が現役であることを確認、30～49年前の登録者のうち24.2％が現役であることを確認した。

次いで1806年版の外科医名と外科医ギルドの登録名簿を比較した。そして０～29年前の登録者のうち75.0％が現役であることを確認、30～49年前の登録者のうち33.3％が現役であることを確認した。

この結果から、ある年の外科医の推計値を下記のように算出した。

外科医数＝(０～29年前のギルド登録者数)×0.76＋(30～49年前のギルド登録者)×0.24

少な目に見積もった。しかし表16のように1740年を境に著しい人口流出が見られ、1731～40年の推定人口50,000人が、1741～50年には37,500人に、1751～60年には35,000人に、1761～70年には32,000人にまで減少している。

当然、外科医もお客であった民衆とともに、同じ比率で町から流出したことが推定されるので、1741～60年の外科医数は、上記算式で算出された人数に37,500/50,000すなわち0.75をかけ、1761～70年の外科医数は0.8をかけて推定した。

そのようにして算出した値は表15の中では(　)にて示した。

表１は以上のようにして確認、あるいは推計した各医療職の数を示した。

しかしながら、前後の年の版と比較し、著しく名簿が異なっている不正確な住所録が発刊された年、例えば1778年や1800年の住所録の情報は採用しなかった。

1800年頃を境に大きな変化が見られるので、まず1800年までの内科医数と外科医数の分析を行ないたい。

内科医数は1709年以後、1800年まで18.0～27.4人でほぼ一定している。

外科医数は1710年代の57人（ただし推計値）が最大で、1790年代の20.5人が最少で、この間一貫して減少している。

内科医・外科医・産科医を合計した医師の総数は、1710年代の81人を最高に、ライデンの人口減少とともに漸減し、1790年代には42人と半減する。

18世紀はライデンの産業の衰退が顕著であった期間で、激しい人口減少が見られた。町の人口と内科医数・外科医数の比較を行なったのが表16である。

18世紀のライデンにおいて医師総数（内科医＋外科医）１人当りの人口は548人から760人で、1741年から1780年の間に医師総数が比較的多いこと以外はほぼ一定である。

しかし内科医数と外科医数を分けて検討すると、明らかに異なった傾向が見られる。

すなわち内科医は1711年から1740年の間は、市民1916人から2667人に１人

表15　ライデンにおける医療職の実数

期間	データに利用した年／期間	大学教授	内科医	外科医	産科医
1690-1700	10／11	3.1	*		
1701-　10	10／10	5.1	[26.0]	*	*
11-　20	9／10	4.7	27.4	(57)	[1]
21-　30	1／10	[3]	[18]	(49)	[1]
31-　40	10／10	4.2	18.8	(47)	1
41-　50	10／10	4.0	24.6	(39)	1
51-　60	10／10	5.0	24.8	(36)	1
61-　70	10／10	4.0	25.4	(33)	1
71-　80	8／10	5.3	25.9	(33)	1
81-　90	10／10	4.4	24.4	[23.8]	[2.5]
91-1800	10／10	4.9	21.5	20.5	[1.2]
1801-　10	8／10	5.0	16.3	18.3	3.8
11-　20	2／10	[5.0]	[13.5]	[8.5]	[2.5]
21-　30	10／10	5.0	17.6	8.9	4.6
31-　40	10／10	4.5	16.4	9.6	7.5
41-　50	10／10	5.8	21.4	12.6	14.2
51-　60	8／10	5.4	18.5	13.0(55まで) 12.3(58以後)	10.2(55まで) ↵
61-　70	9／10	7.1	18.8	8.0	
1871-　80	10／10	9.5	19.9	8.0	

（1821-80年の内科医・外科医・産科医の欄は枠で囲まれ、「表18に詳記」）

[　]：信頼性に欠ける値、(　)：推計値、*：記載なし

と稀少な状態で一定していたが、1741年以後は、市民1250人から1524人に１人と明らかに増加傾向を示す。

一方、外科医は1711年から1780年の間は、市民921人から1067人に１人と比較的多い状態で一定していたが、1780年代には1282人に１人、1790年代に

内＋外＋産 医師実数 (重複者を除く)	産婆	薬剤師 (薬局)	薬店	歯科医	
					1708-1713 結石摘出医１名
81	*				
67	[10]				1730-1741 結石摘出医１名 (産科医療職)
66	9.9				1741-1750 結石摘出医１名
64	10				
61	10				
58	10				
59	10	*			
48	[10]	[26.3]			1787産科分野への内科医、外科医進出の始まり
42	9.0	25.8			
35	8.3	25.1	*		
22	[6.5]	[21.0]	[5]		
	6.7	24.5	6.1		
	10.1	32.0	6.6(1838より薬局兼業１)	*	1840より新規開業 Dr の半数は外・産兼業
	10	31.9	8.6(薬局兼業 4.4)	1	
	11.6	28.0	[11.2(薬局兼業 0.6)]	[３]	
	11.8	23.7	(薬局兼業 0.7) *	7.7	
	11.4	17.3	(薬局兼業 5.2) *	9.0	Arts の出現

は1488人に１人と明らかに減少傾向を示す。

以上の結果から、18世紀には内科医は1741年以後増加し、外科医は1781年以後減少したことが明らかになった。

さらに1740年と1780年の２時点を境に、内科医と外科医の勢力傾向が異な

表16　医療職１人当の人口(ライデン)

	ライデン市人口[10] (1800までは推定値)	内科医 １人当人口	外科医 １人当人口	内＋外 １人当人口
1711- 20	52,500	1,916	921	645
21- 30	48,000	2,667	980	716
31- 40	50,000	2,660	1,067	760
41- 50	37,500	1,524	962	590
51- 60	35,000	1,411	972	575
61- 70	32,000	1,260	970	548
71- 80	33,000	1,274	1,000	560
81- 90	30,500	1,250	1,282	633
91-1800	30,500	1,419	1,488	726
1801- 10				
11- 20				
21- 30	不明	算出不能		
31- 40				
41- 50				
51- 60	36,661	2,037	3,055	1,222
61- 70	39,294	2,183	5,613	1,572
71- 80	41,241	2,062	5,155	1,473
1881- 90	46,379	2,441	15,426	2,108

り３期に分けられる。

すなわち1711年から1740年までの間は外科医優位の時代であり、外科医数は内科医数の2.1倍から2.5倍であった。それが1741年から1780年の間に両者の勢力差はどんどん縮まり（総数では医師過剰の状態)、1781年以後勢力が逆転し、内科医優位の時代となる。

外科医の減少はフランス革命とそれにともなうナポレオン戦争のためギルドが廃止され、ギルドの中で徒弟奉公で外科医を教育していたシステムが失なわれ、その時点で出現した現象と筆者はこれまで考えてきたが、上記の分析から少なくともライデンに関する限り、別の結論が導き出される。

すなわち18世紀末のそうした事象に先立って、1740年代から外科医勢力は衰退し始める（外科医数には変化がないが、内科医数が漸増した)。

1780年代にいたり、外科医実数も減少し、内科医が医師の中で優位を占めるようになる。

これは当時の社会的な大きな変化を反映した現象である。

オランダの他の都市の外科医数について文献より検討する。

ナイメヘンでは都市の人口13,000人に対して外科医の数は10名を越えることはなかった（外科医１名に対し人口1300人以上）[(18)]。

デルフトでは1642年に25,000人の人口に対し徒弟を含め37名が外科医ギルドを構成していた（外科医および徒弟１名に対し人口676人）[(19)]。

アムステルダムでは1635年に疫病の大流行が、1655年には小流行があったにもかかわらず、28名の親方外科医がいたにすぎない（外科医１名に対し人口3571人）[(20)]。しかしその後、外科医数は漸増し、1688年には240名にも達した(外科医１名に対し人口417人)。外科医の過剰により、その中のある者が収入不足を補うために、例えば副業として旅館をはじめたとしても不思議ではないだろう[(21)]。

ロッテルダムでは1675年に45,000人の人口に対し30名から35名の外科医がいた（外科医１名に対し人口1300〜1500人）[(22)]。

筆者のライデンでの検討のように継時的に外科医数を検討したものはなかった。上記したように、ギルドに属した外科医の都市の人口当りの数はいろいろであった。

4－8　オランダの外科医の利用した医学書とオランダの外科医のヨーロッパでの位置づけ(16〜18世紀)

この項では16世紀から18世紀にかけて、オランダ外科医の利用した医学書の歴史とオランダの外科医のヨーロッパでの位置づけについて、文献をもとに考察する。

ネーデルラント北部、すなわち現在のオランダ地域では、最初の医学書は16世紀始めになるまで出現しなかった。16世紀始めに出現した最初の医学書群の著者たちは、ルーバン大学、フランス・ドイツ語圏の大学、パドバ大学、ボロニア大学、あるいは他のイタリア語圏の大学で学び、それらの大学で学位を取得して卒業した内科医たちであった。

彼らは国際的で、あちこちの国で修学し、あちこちの国で診療に当たった。当時、医学教科書として、ガレノスの書やイスラムの書が利用されたが、現在の医学上の価値観から見れば、もちろん重要性は認められない。

16世紀のオランダの外科医に大きな影響を与えた本としては、ギー・ドゥ・ショリアーク（Guy de Chauliac）の *Chirurgia magna*（『大外科学』）がある[(88)]。16世紀に多数のオランダ語翻訳版が現れたことがその根拠となるが、翻訳書の代表は *Die Cyrurgie van meester*（『マスターのための外科学』、ファン・ホムベルフ〔Henrijc Eckert van Hombergh〕訳、アントワープ、1507年刊、オランダ語で刊行された最初の外科書）である。当時、すなわち1552年から1590年までの北ネーデルラントの外科医ギルドの資格試験を見るかぎり、このドゥ・ショリアークの伝統が幅をきかせていたことがわかる。

ドゥ・ショリアークはフランス人の外科医で1300年より少し前にフランス中部のオーベルニュ（Auvergne）地方の境界付近のある村に生まれた[(89)]。中世の有名な外科書の著者であり、外科医として主にモンペリエ、ボロニア、パリで働き、その後、長期間リヨンで内科医として働いた。そして最後にアヴィニヨンの法王の侍医となった。代表作がオランダにも受容された『大外科学』である[(89)]。1348年没。

オランダで原著として出版された最初の医書は、1530年にアントワープで刊行された *Tfundament der medicinen ende chyrurgien*（『内科と外科の基礎』）である[(90)]。この本の著者はペトルス・シルヴィウス（Petrus Sylvius）であるが、この人物についてはまったく知られていない。この本はイスラム医学と中世の古典医学が混合した内容で、すべての内科医・外科医・薬剤師に向けて書かれた。内容は、医学占星術、瀉血、検尿、植物学、婦人病、小児病、コレラ、解剖、外科、解毒術であった。

次いで1594年にはバッテン（Baten）著の *Secreetboeck van veele diversche en heerlijcke konsten*（『種々の外科秘術』）がドルドレヒトで刊行された[(90)]。また1590年にはパレの本をもとにして *Handboec der chirurgyen*（『外科の手引き』）がオランダ語で出版された[(90)]。

ヨーロッパにおける外科の中心であったパリでは、大学卒のドクター・内科医と外科医はまったく異質の職種であった。

遅くとも14世紀の始めからパリには２つの異なった外科医の団体が存在した。１つは純粋の外科医で構成されたサン・コーム（Saint-Côme）の協同体であり、彼らは外科の診療だけを行ない、床屋の職能分野へは踏み込まなかった。[(91)]

もう１つは床屋外科医のギルドである。1655年に入り外科医と床屋外科医のギルドは合併した。[(91)]もちろんこのサン・コームの合同共同体は医学部の監視下に置かれたが、その独立性は次第に高まっていった。その上、王の侍医であったシャルル・フランソワ（Charles François）が1687年に王の痔瘻の手術に成功して以来、外科医の社会的地位も向上してきた。

17世紀以前のパリの外科医教育の方法としては、徒弟教育しかなかった。17世紀後半となるとサン・コームの共同体は解剖供覧のコースを行なうようになった。解剖供覧はだんだん盛んになり、1694年には新しい解剖講堂が建てられた。パリの Rue des Ecoles 通りにこの壮大な建物は現存し750名を収容することができる。18世紀始めにはサン・コームでは、解剖学・骨学・外科手術学のコースが教えられていた。[(92)]

パリの植物園は Jardindes Plantes という名称で現存するが、この施設は国王の庭園として1635年に創設された。国王はこの施設に、植物学・化学・解剖学分野の非大学卒業者の専門職のポストを置いた。[(93)]

1673年に解剖学のポストは解剖学と外科学の両方ををカバーする分野に拡大された。著名なパリの外科医ピエール・ディオニ（Pierre Dionis, 16？-1718）が最初にそのポストに就いた。[(93)]彼の外科的解剖学講義、手術講義および解剖供覧はたいへん人気があり、希望者の半分しか聴講できなかった。彼の著書 *Cours d' operations de chirurgie*（『外科手術コース』）は彼の講義をもとにしており、人気のある外科学教科書としてオランダを含む数カ国語に翻訳され、18世紀末までヨーロッパ全体で広く読まれた。[(93)]

17世紀末までパリの秀れた外科医たちによって行なわれた私的な外科授業のコースは、多くの外国人の外科医たちをパリにひきつけた。18世紀にはパリはヨーロッパの外科医療の最も重要な中心となった[93]。

イギリスにおける17世紀の外科もしばらくの間、オランダ海軍に奉職したことのあるリチャード・ワイズマン（Richard Wiseman, 1632-1676）の指導のもと、顕著な進歩をみせた[94]。

ドイツ語圏と北ヨーロッパにおいては、17世紀あるいは18世紀に入ってさえも、外科は水準の低い床屋外科医の手に委ねられていた。そういう状態であったにしても、その地域の一部の外科医は秀れており、ファブリー（Wilhelm Fabry）やスクルテトゥス（Johann Scultetus）らの仕事は、ヨーロッパ中にあまねく知られた。

スクルテトゥスの外科書の図は、最近、蒲原宏氏により指摘された[95]ように楢林鎮山の『紅夷外科宗伝』にも引用されていることが判明した。

オランダでは外科学は文化的にも学問的にも繁栄し、17世紀のこの国の大きな特徴となった。特にアムステルダムとライデンは全ヨーロッパから学生を集めた。1682年から83年にかけてオランダとイングランドを旅行した経験をもとにして、フリードリッヒ・ホフマン（Friedrich Hoffmann: 医化学派の代表的学者で、ハレ大学医学部教授）はオランダほど良い外科医のいる国はないだろうといっている[96]。

17世紀のオランダの外科医たちが読んだ医学書であるが、古典としてはHippocrates、Guidoのものがよく読まれた。フランスからはParé、Barthelmy Cabrol、Spaniard Arceo、イタリアからはDa Vigo、Gabriele Falloppio、Leonard Botallo、Marcus Aurelius Severnus、ドイツからはWilhelmus Fabricius Hildanus、Johann Scultetus他、スイスからはFelix Würtz、デンマークからはThomas Bartholinusの著作がオランダ語に翻訳されて、外科医の間で読まれた。

オランダ人によって書かれた教科書としては、ベフェールワイク（Jan van Beverwyck M. D., 1594-1647）、バルベッテ（Paul Barbette, M. D., 1619-65）、ソーリンゲン（Cornelis Solingen, M. D., 1641-87）の３人の著作が、とくに重要である。

この３人の内科医の中で最後の１人だけが実際に外科診療を行なっていた

だけである。実験外科はたいてい内科医によって行なわれていたために、以前と同様に、外科に関する本は大半が内科医の手になるものであった。

ベフェールワイク（J. van Beverwyck, M. D.）の著作では *Decalculo renum etvesicae*（1638年刊、蘭訳書：*Steenstuck*, 1649年刊）と *Heelkonst*（『外科術』1645年刊）が最も重要である。

バルベッテ（P. Barbette, M. D.）は1655年に外科の要約書 *Chirurgie nae de hedendaeghae practijk beschreven* を公刊した。

ソーリンゲン（C. Solingen, M. D.）は外科医の資格を最初に得て、実地に外科診療を行なった後、改めて大学へ進みMDの学位を得て卒業し、内科医となった人物である。彼の著作の中では *Manuale operatien der chirurgie*（1684年刊）が外科医のための本として重要である。

18世紀に入ると、中世までの医学の根幹であったガレニズムは完全に破綻をきたした。

しばしば引用されてはいたが、古典的伝統的権威は医学文献の中ですみやかにその基盤を失なっていった。解剖学は医学の中でその優位な位置を相変わらず占めており、一方、生理学は新しい化学および血液循環原理を受け入れてはいたが、それにもかかわらず、旧来の液体病理学説の多くの要素はそのまま残された。

当時の教科書の寿命は一般的にいって長かった。初版から時に長期間経って出版された翻訳や再版は、それが出版された時すでに古くなっていたり、その間の進歩がしばしば含まれてはいなかった。

オランダからの西洋医科学受容の歴史の検討のさいに、受容早期には原著から日本語訳の完成あるいは公表までの時間差が大きく、後になるに従ってその時間差が小さくなっていったことを日本の蘭学の絶対的な特徴のようにいう研究者もいるが、西洋諸国内での知識の伝達にも同様の特徴が明らかに存在していたわけであり、それをふまえた上での慎重な議論が必要となろう。

オランダでも16～17世紀の著作は18世紀まで生き続け、何度も引用された。卑語である母国語での医書の出版数は漸増してきて一種の流行になった。オランダとドイツの著作は初めはラテン語で出版されたが、たいていはすぐに母国語に翻訳され、とくに外科の分野でそうした傾向が強かった。英語版・ドイツ語版・イタリア語版・オランダ語版への翻訳は、それぞれのオリジナルからではなくて、しばしばフランス語版から翻訳され、従ってそれらは重訳版であった。

フランスでは17世紀後半に得た外科医の優位をその後100年間は保ち得た。ルイ14世・ルイ15世がしばしば戦争を行なったので、外傷者が増加し、軍医の外科手術の技術が向上したせいもある。

フランスの外科医はパリで開業したり、学生を教育したり、本を執筆したりする前に、戦場で臨床経験を積むことができた。[(99)]

オランダ・ドイツが地方分権的であったことに対し、フランスには強力な中央集権が存在した。この点がフランスの大きな特徴である。

1668年に王の侍医に初めて外科医が任命され、フランスのギルド外科医は王の監視の下に入った。1724年にルイ15世の侍医である Georges Maréchal は、サン・コームで政府からの基金を得て公式に外科医に講義を行なった。[(99)] 1775年に外科医のギルドが医学部通り（Rue de l' Ecole de Médicine）の新しい建物へ移転した。

1731年に結成された学術団体は、1748年に王立外科アカデミー（Académie Royale de Chirurgie）として改称昇格し、定期的会合を持ち、賞の設定を行なった。このアカデミーは同業者組合であるとともに学校でもあった。

1743年に王立外科アカデミーの前身の団体は、フランスの大学の１つから Magister artium の称号を授与する権限を獲得し[(100)]、また外科医の団体から床屋を完全に締め出した。

1724年からサン・コームで行なわれた外科講義には３つのコースがあった。それはまず解剖学、次いで手術外科学、そして骨折および骨疾患、外科原理・治療のコースであった。この講義コースは1750年からは外科医同業者組合（Collége de Chirurgie）によって運営されたが、３番目のコースは生理学・病理学および治療学総論に置き換えられた。教授によって３年周期で教えられ、後に産科学・眼疾患・化学・植物学がカリキュラムに付け加えられた。

1788年以来、オテル・デュー（Hôtel-Dieu）の外科医であったデソー（Pierre-Joseph Desault, 1744-95）は、このコースで外科供覧を開始し、病室のベッドサイド、外来診察室、外科手術室で見学をさせた。

外国人学生に対しては解剖学と外科学の私的講義コースが課せられ、3カ月間臨床教育が行なわれた(101)。

1768年に外科医マスターの試験の根本的な改革が行なわれた。中世以来の徒弟制度を通じての教育から、外科医同業者組合での講義の受講が義務づけられた。

イギリスでは1745年に、ロンドンの外科医と理髪師のギルドが分裂した。

18世紀後半、外科医ギルド（Company of Surgeons）に加盟を望む志願者の外科医教育はヨーロッパ大陸の他の場所と比較し、たいへんうまくいっていた(101)。

5年間、個人的に外科医マスターのもとに徒弟として入門し、その間、2コースの講義と2コースの解剖に出席し、そして最終的に1年間の病院での臨床経験が求められた。講義と解剖は大病院付属の医学校や私立解剖学校で行なわれ、病院実習はロンドン・エディンバラ・グラスゴーまたはダブリンの病院で行なわれた。

そうした私立解剖学校の代表に、ウイリアム・ハンター（William Hunter）が1770年にロンドンのグレート・ウインドミル通り（Great Windmil Street）に創設した学校がある(102)。この学校は、解剖学、外科学、生理学、病理学、助産術、婦人病・小児病の講義コースを持っていた。

また18世紀中にセント・バーソロミュー病院、セント・トーマス病院、ガイ病院、ロンドン病院に医学校が付設された。イギリスの医学教育の特徴はこうした大病院に医学校が付設されたという点にある(102)。

次にドイツ語圏であるが、ここではプロシア陸軍が重要な働きをした。軍医の多くはフランスで教育を受けた。プロシアのフリードリッヒ（Friedrich）国王はフランス陸軍の大いなる賛美者であった。Joh. Leberecht Schmucker（1712-86）、Joh. Christian Anton Theden（1714-97）、およびJoh. Ulrich Bilquer（1720-96）がプロシアの軍医であり、彼らは臨床に重きをおいた外科教科書を著わし、それらはオランダ語にも翻訳された。[103]

このうちテーデンの書は日本語に重訳されている。1783年にテーデンの書のドイツ語版がアムステルダムの外科医アントン・スフラーへ（Anton Schrage, 1738-1818）によってオランダ語に翻訳・刊行された。その本は、Joh. Christ. Ant. Theden 原著 *Genees-en heelkundig onderwys voor land-en zeechirurgyns*（『外科医と船外科医のための内科外科教育』）、A. Schrage 訳（Amsterdam, 1783年刊）である。

この本はさらに宇田川榛斎によって『新訳帝田（テーデン）内外治療書』として日本語に重訳され（年代不明）、現在その自筆原稿が天理図書館に保存されている[104]（中山沃、1991）。

ドイツ語圏の大学での外科学の代表者として、ハイステル（Lorenz Heister, 1683-1758）がいる。彼はアルトドルフ（Altdorf）大学教授、後にヘルムシュテット（Helmstedt）大学教授を勤めた。1718年に大著『大外科学』を出版した。この本は75年以上も生命を保ち各外国語へも翻訳された。この本はアムステルダムの外科医ユールホールン（H. Ulhoorn, 1687頃-1746）によって1741年に蘭語訳され、さらに大槻玄沢とその門人たちによって1810年代から1820年代にかけ『瘍医新書』などと題して、10余種が日本語に翻訳された。ハイステルはドイツにおける近代的科学的外科学の創設者であった。これらの点については3章で詳述した。

さらに18世紀後半になると、ゲッチンゲン大学にリヒテル（A. G. Richter, 1742-1812）が、ヴュルツブルグ大学にシーボルト（K. C. von Siebold, 1736-1807：来日したシーボルトの祖父）が現われ、外科技術の向上、外科医と外科学の地位の向上に努めた。[105]

18世紀前半のオランダ外科界はフランスからの影響を強く受けた。多くのオランダ人がフランスに行って、手術外科学、理論および臨床、解剖学、産科学を学んだ。

また下記のフランスの外科医たちは、私的講習コースを持ち、オランダ人もそこで学んだ。Joseph-Guichard Duverney（1648-1730）、Jean-Louis Petit（1674-1750）、Jean Astruc（1684-1766）、Henry-François Le Dran（1685-

1770)、Sauveur-François Morand (1697-1773)、Ren-Jacques Croissant de Garengeot (1688-1759)、Antoine Louis (1723-92)、Raphael-Bienvenu Sabatier (1732-1811)、Pierre-Joseph Desault などである。[(106)]

しかしフランスに留学することは、費用がかさむので、誰にでもできることではなかった。そのためフランスの教科書が盛んにオランダ語に翻訳された。

結局、18世紀前半のオランダ外科学は「フランス時代」と表現しても良いくらいの状態であった。ドイツのハイステルからの影響もまた同時に認められてはいたが、イギリスからの影響はほとんどなかった。

1728年にアムステルダムの３人の外科医がパリに行き、その時に見た手術について手紙にこう書き残している。「腸の潰瘍の肋骨下開腹手術を我々はパリで見たが、このような大手術の実施はオランダでは考えられないことである」という内容である。

18世紀後半になるとオランダの外科界でのフランスの優位は崩れ、ドイツ語圏とイギリスからの医学書が盛んに翻訳され始めた。ドイツ語圏の原著者の代表はプレンク（J. J. Plenck, 1738-1807）である。おびただしい数の彼の医学書のオランダ語訳書がオランダで出版された。彼の本はさらに多数が日本語に重訳された。

またこの時期になると、大学レベルの医学者がラテン語ではなくオランダ語でオリジナルの医学書を著わし始め、その中には外科的な本も含まれた。それらの著者にブールハーヴェ（Boerhaave)、ファン・スウィーテン（van Swieten)、サンディフォールト（Sandifort)、チチンフ（Titsingh)、ヌック（Nuck)、シュヴェンケ（Schwencke)、ゴルテル（de Gorter）などがいる。また外科医のトリオエン（Cornelis Trioen, M. D., 1686-1746）やゲッシェル（David van Gesscher, 1735-1810）も、外科書を出版した。

4－9　外科医の養成

オランダ一般の外科医の養成について検討する。あるオランダの都市に定住して外科医療を行なう希望を持つ者は、その都市の外科医ギルドへ加盟することが、都市の制定した法律により義務づけられていた。そのためにはギルドの主催する外科医マスターの資格試験に合格しなければならなかった。徒弟奉公を務めあげて資格試験に合格し、その町の自由市民になるとともに1人前のマスターとして認められた[(37)]。

徒弟奉公の期間は中世では2年間であった。1479年のウトレヒトでは、理髪外科医は3年間、外科医マスターは4年間と徒弟奉公期間は延長された[(51)]。17世紀のミッデルビュルフでは3年間[(52)]、1664年のアムステルダムでは5年間であった[(53)]。

他の医事行政と同様、徒弟奉公期間は都市のギルドと当局により定められ、国を通じての統一は18世紀末までは存在しなかった。

徒弟奉公に入るということは、規約によって定められた公的な業務であった。アムステルダム市公文書の中にまことに少ないのであるが、そのような規約に関しての公証人証書が保存されている[(54)]。他の職人ギルドでは徒弟の期間は授業料を払わなくても良かったが、外科医の徒弟は少なくとも最初の2～3年間は、彼の受けた教育に対し親方に授業料を支払わねばならなかった。特に自分の親方とともにギルドの評議会に来て、患者を診た時には授業料が必要となった。入会金を要求したギルド評議会の整理箱の中に、契約を登録しておかねばならなかった[(37)]。

徒弟は授業や供覧を自由に受講するための「受講証（lesbrief）」を給付された。しかし公開人体解剖のさいには徒弟もあらためて入場料を支払わなければならなかった。

最初の2年または3年間は、徒弟は狭義の「徒弟（leerknecht）」として仕えた。この期間には親方を変えることは許されなかった[(55)]。

徒弟期間を5年間として、後半の3年または2年間は別の親方に再登録することができた。この第2段階では徒弟は賃金を少し支給されたが、彼は「有資格徒弟（knecht）」に任命され、より自由な身分となり、親方を変えることも許された[(41)]。

外科医ギルドでは、徒弟奉公をすませた状態を、他のギルドのように「1人前の職人（gezel）」という資格で呼ばなかった。外科医ギルドの中で「1

人前の職人」に相当する資格は「有資格徒弟（knecht）」であった。徒弟見習い期間が修了した時、親方は徒弟に「修学書（leerbrief）」を渡す義務があり、それは外科医親方の資格試験受験にさいして提出しなければならない書類であった。[(37)]

規定された徒弟奉公期間を修了した後、直後に行なわれる資格試験に合格することは志願者の全員が成功するとは限らなかった。これは教育をなおざりにして自分の床屋で雑用ばかりさせたその親方の指導不足とみなされることもあった。親方の夫人は寄宿していた徒弟にさらに家事の雑用まで言い付けることすらもあった。このことに対する批判は同時代の人からも発せられている。徒弟外科医から身を起こしその後、内科医に成り上がったボンテクー（Cornelis Bontekoe, 1647-1685）もこの点について書き残している。[(56)]

4-10　解剖講堂とギルドの解剖学講義

解剖教育は17世紀中に重要性を増し、大学での内科医教育の場合と同様、外科医の教育においても、より一層、実際的に教えられるようになった。17世紀のオランダの「黄金の世紀」に創設されたおびただしい数の解剖講堂がそれを物語っている。

最も有名な解剖講堂はライデン大学の解剖講堂であった。ライデン大学は1575年に創設されたが、将来内科医となる医学生の教育のために解剖講堂が建てられた。医学部の依頼により、当時在任していた、たった２人の医学教授の１人であるボンティウス（Gerardus Bontius）が、1587年に解剖講義実施の任命を受け仮設解剖講堂が作られた。[(57)]解剖学は医学の理論的な基盤となった。

解剖供覧は機能を失なったファリーデ・バヘイネン（Faliede Bagijnen）教会で行なわれた。

1589年に前任者のボンティウス教授から引き継いだパーヴ（Piter Paaw）教授のイニシアチブにより、この教会の内部にすばらしい解剖講堂が1593年に完成した。[(59)]この解剖講堂があった場所は、現在のライデン大学本部前の堀の向かい側の南の路地奥である。

その創設が古いので有名なイタリアのパドバ大学の恒久的解剖講堂の完成より、ライデンの解剖講堂の方が早かった。1727年にライデン大学でMDを取得したドイツ人生理学者フォン・ハレル（Albrecht von Haller）の記録に従えば、ライデンの解剖講堂は６段の階段教室で400人の見学者を収容できた。最上階から最下段の解剖台まで２つの階段が通じ、階段の間に解剖器具を入れた陳列ケースがあった。解剖のない時には、その中にヒトや動物の骨格標本が置かれた。[(58)]

ライデンの解剖講堂の死体を置く解剖台は、中華料理店の料理を置くテーブルのように回転させる工夫が施されており、そのため見学者はいろいろな角度から人体内部の構造を見ることができた。ライデンでは教授が自らの手で解剖を行なった。

ライデンの解剖講堂の様子は17世紀の最初の20年間に数人の画家によって銅版画に記録されている。[(59)] その点については筆者は別稿[(59)]で詳述した。その後、オランダ各地で真似られたこの講堂は1822年に取り壊されたが、1991年にブールハーヴェ博物館内に実物大で復元設置された。

1615年から1694年にかけてグローニンゲン大学、フラネケル大学、ウトレヒト大学、ハルデルワイク大学にも、解剖講堂は相次いで設置された。ブレダのアテネウム・イルストレ学校にも1646年に設置された。[(60)]

大学のほかにも外科医と産婆の教育のために、オランダ国内で少なくとも８カ所に解剖講堂が都市政府の手によって設置された。アムステルダム（1550年）、デルフト（1614年）、ウトレヒト（1621年／その後大学に移管）、ハーグ（1628年）、ドルドレヒト（1634年）、ライデン（聖セシリア病院内1636年／大学のものとは別物）、ロッテルダム（1642年）、ミッデルビュルフ（1668年）、デン・ボッシュ（1622年／その後アテネウム・イラストレ学校に移管）などである。[(60)]

これら解剖講堂の設置に必要な費用は、時に外科医ギルドが負担し、時に都市政府が負担した。これら解剖講堂はおおむね既存の建物の中に設置された。たぶんハルデルワイクだけは、現存する解剖室を有するあまり大きくない建物が、この目的のために建てられたと推測される。[(37)]

都市の解剖講堂のいくつかは外科医が利用したが、その設置場所は色々であった。教会の建物の中（デルフトでは旧教会の中にまず置かれ、次いで元マグダレン〔Magdalen〕修道院の礼拝堂に移転した。ウトレヒトではピータース教会の中にまず置かれ、次いで現在のルター派教会に移転した）や、あるいは教会に隣接する建物（ハーグの聖ヤコブ教会)、あるいは非宗教の大きな建物の階上——ロッテルダムでは肉屋のホール、ドルドレヒトでは金属計量館、デン・ボッシュでは都市の入口の門——あるいは1691年以後のアムステルダムのように計量館の中に設置された。ミッデルビュルフでは病院付属の倉庫の屋根裏部屋に置かれ、その隣に外科医の集会室も置かれた。[57]

解剖講堂の最下段の直径はどこも同じ位の大きさ（5メートル位）で、平均の収容人数は大体200名から400名位であった。[62]

最初は外科医ギルドの熟練した親方たち自身が解剖学の講義を行なった。しかし外科医の解剖学の理論的知識には問題があったので、アムステルダムでは1578年頃から、デルフト、ウトレヒト、ハーグ、ドルドレヒトそしてロッテルダムでは17世紀のうちに、都市当局が内科医に限定して、解剖学講師を任命するようになった。[37]

ラテン語が大学での解剖学講義における公用語として使用されたが、外科医ギルドの解剖学講義では、欠席したさいの高い罰金から逃れるために出席を義務づけられた外科医と徒弟たちが理解できるように、母国語のオランダ語で説明が行なわれた。[59]

解剖学講義の講師はたいていは大学を卒業したその都市の開業医であり、講義の報酬は17世紀中頃には年間100ギルダー（ロッテルダム）から350ギルダー（アムステルダム）であった。アムステルダムでは講師への報酬を外科医ギルドが支払ったが、一般的には都市政府が負担した。[68]

ライデンの外科医は自分たちだけのための講師は持たなかった。ライデン大学の評議員会の申し出により、都市政府は外科医はバヘイネン教会の解剖講堂（すなわちライデン大学の解剖講堂）で行なわれる解剖学講義に出席すべきだということを決定した（1614年）。[69・70] 解剖学講義がライデンで開始されて以来、それまで外科医とその徒弟は講義対象から除外されていたのである。

しかしながら、外科医がこのバヘイネン教会の解剖学講義に出席しても、それほど教育効果は表れなかった。内科医用の講義を外科医が傍聴したさいには言葉の障害が存在した。内科医用の公用語であり講義で使用されるラテン語は、外科医にとってちんぷんかんぷんの言語であった。そのためライデンの外科医たちは自前の解剖講堂を得るために運動を開始した。そして1636年になって、聖セシリア・ガストハウスの中に外科医用の解剖講堂が完成した。[68・69]

この聖セシリア病院は同年から開始されたライデン大学のベッド・サイド・ティーチングを通じ、17世紀末には国内外にその名声をとどろかせることになる。

ライデンの外科医たちが1669年に計量館の最上階に集会室を獲得するまでは、ここが外科医の集会室としても使われ、会合・解剖そして資格試験がこの建物で行なわれた。[71]

1669年以後、ライデンの外科医の集会室が置かれた計量館の建物は、オウデ・レイン川とニーゥ・レイン川の合流する部分に面して現存する。有名な建築家ポスト（Pieter Post）により1629年に設計された建物である。

いくつかの解剖学講義は描写されたり、印刷されたりして、現在でもその様子を知ることができる。世界的にも有名な、「チュルプ（Dr. Nicolaas Tulp）博士の解剖学講義」（1632年、レンブラント画、ハーグのマウリト・ハウス美術館蔵）、そして「デイマン（Dr. Johannes Deyman）博士の解剖学講義」（1656年、レンブラント画、アムステルダム歴史博物館蔵）がある。[59] 後者は1723年の火災により大きく損傷された。それ以外にアムステルダムの解剖学講義はポエテルツ（Aert Poetersz）、テ・ケイゼル（Thomas de Keyser）、バッケル（Adriaan Bakker）、ファン・ネック（Jacob van Neck）、ペル（Jurriaen Pael : 息子の方）、トロースト（Cornelis Troost）、およびレグテルス（Tibout Regters）などの画家によって描かれ、良い史料となっている。[59] その多くはアムステルダム歴史博物館に所蔵されている。

4-11　外科医の店

一度外科医が都市の外科医ギルドの行なう資格試験に合格して外科医免許

証を入手したら、それはその都市の管轄内で外科診療を行なう自由を得たことを意味した。

アムステルダムの隔日刊新聞「アムステルダムシェ・クーランド」紙上には、「外科医の店の営業権売ります」という広告がしばしば掲載されている。[(73)] スホーンホーフェン（Schoonhoven）で1698年に制定された法令の中には、現在と類似した営業権売買に関する項目がある。店を売った外科医は患者の情報を渡し、その地域では少なくとも２〜３年間は営業を休止するように定められていた。[(74)]

外科医は看板として真鍮の髭剃用たらいを使った。床屋外科医への罰の１つにたらいのとりあげがあり、これは店の営業停止命令を意味した。[(75)] たらいの看板は最初、狭義の床屋が使っていたが、後には外科医だけが使うようになった。オランダ北部のフリースランドでは螺旋形の白と赤の線の円柱が床屋の公式な看板であった。オランダ、イギリス、アメリカそして日本でも、この螺旋形の円柱は床屋の看板となっている。この看板の意味は完全に明らかになっているわけではないが、瀉血を患者に行なうことを円柱の棒に象徴させていることと思われる。赤い線は血液の噴出を意味しているのだろう。

外科医の店の内部を描いた17世紀の絵から、その時代の床屋外科医の店の様子が良くわかる。その代表的作品が、ファン・ヘームスケルク（Egbert van Heemskerk, 1634頃-1704）作の「外科医ヤコブ・フランス・ヘルクレス（Jacob Fransz Hercules）とその店」（1669年作／アムステルダム／アムステルダム歴史博物館蔵）である。[(37)]

4-12　病院と病院の外科医

病院という名がついても、現在我々が考えるようなその中に病人を収容し医療職がそこに常駐し治療を行なう施設になるのは、19世紀後半からである。

それまでは病院の機能は現在とまったく異なっていた。病人を含むいろいろな種類の困窮者の収容施設であった。[(76)]

ホスピタルは北フランスおよびネーデルラント地域に、12世紀と13世紀に多数創設された。これらの施設のいくつかは、今日でもなお近代的病院として機能している。

ブルージュの「聖ヤンス病院」は1188年にはすでに存在していた。[77] 1252年にデルフトに「旧病院」が創設され、1623年に他の病院と合併し「新旧ガストハウス」になった。デン・ボッシュには1274年のはるか以前から病院があり、現在も「大病院」と呼ばれその州の基幹病院として機能している。[37] ズットフェンでは1268年に2施設が合併し、現存する「新スピタール」が創設された記録がある。[37] さらにハールレムの「聖エリザベス病院」あるいは「大病院」は1375年の古文書に初出する[78]（建物・病院とも現存、建物はフランス・ハルス美術館の斜め前）。ウトレヒトの「聖カタリナ・ガストハウス」はその起源を1285年までさかのぼれるが、1812年に閉鎖された[79]（17世紀にはここで大学のベッド・サイド・ティーチングが行なわれた。現在、この建物はキリスト教の歴史博物館として利用されている）。

多くの病院がオランダの諸都市に、いや村にさえ存在した。創設団体はそれぞれのホスピタル、ガストハウスで異なっていたが、大半は資産家の俗人である敬虔なキリスト教徒たちからの贈り物で、彼らの同胞の困窮に同情して救済を行なったのである。

中世には病院は経済的に自立すべきであると考えられ、その運営のために土地や農場が寄付された。

付き添い――まだ看護といえる状態ではない――は最初は宗教的状態で聖職者が行なった。ガストハウスは現在的な意味での病院とは異なり、医療は殆ど施されず、魂の救済が優先した。例えばデルフトのガストハウスでは、最初に外科医が任命されたのは1450年のことで、内科医の任命はそれよりさらに1世紀以上後のことであった。男性収容者の髭剃だけは病院付き外科医の義務であった。[80]

病院の外科医は厳密に内科医の下位に置かれた。例えばどんな手術も、瀉血ですらも、内科医の立ち合いなしに、外科医が行なうことは許されなかった。外科患者の回診もまた、決まった間隔で内科医が行なった。病院と契約した外科医は手当てをもらい、そして自分の店で出合う症例よりも多数の患者の治療を病院で徒弟に見せることができ、自家営業の同僚に比べ有利な点

が多々あった。病院外科医はパートタイムの雇用であり、残りの時間は私診療にあてられた。(37)

4-13　クワック——昔ながらの無資格外科医療職

ある種の外科医療従事者、例えば昔ながらのヘルニア修復者、結石摘出者は、外科医とは異質の医療職、すなわちクワックであった。

彼らは巡回医療を行なった。都市政府から特別な許可を取って、町内科医と外科医ギルドの監視人の立ち会いのもと、一時的に都市で医療を行なうこともできた。

時には彼らは都市に定住し、そのさいには加入権料を支払って外科医ギルドに登録した。公には外科医ギルドがそのような昔ながらの外科医療職の入会をチェックすることになっていたが、実際には都市政府の許可状だけで事足りた。骨折や脱臼の治療のさいには普通の人々は無資格の骨つぎに診てもらうことが多かった。しかしこうした下層の無資格医療職（クワック）の史料は、余り残っていない。

オランダにおいて国家が医師の資格を管理し始めた年は1865年で、この年の法律（「オランダ1865年医療関係法規」(107)）で新しい医師の資格であるアルツ（Arts）を定めた。

このアルツは、内科・外科・産科いずれの分野の診療もできる現在の医師と同じ規範の医療職である。そして実際には1875年頃からアルツの資格を持った医師が都市内で開業し始めた。(108)

それ以前は、オランダには多種多様の医療職が存在し、医師免許を与える機関も都市政府・大学といろいろであった。その上どのような権力からも免許を与えられないまま営業していた医療職もいた。それがイギリスでクワック（quack）、オランダでクワックザルファー（kwakzalver）と呼ばれている医療職たちである。

英語のquackという語はオランダ語のkwakzalverからきているという。従ってオランダはクワックがよく活躍した地域といってよいだろう。

本項では17～18世紀のオランダ連邦共和国時代のクワックの実態について、

1次史料、絵画史料、文献などを利用して説明したい。

クワックとは我々日本人が聞いても奇妙な発音であると感じるが、ヨーロッパ人にとっても同様で、あひるの泣き声を連想する[(111)]、いささか侮蔑的な単語である。

quack を英和辞典で調べると「藪医者・偽医者」と説明されている。しかしそれは医師に資格を与える機構が明確化した19世紀後半以後の概念であり、それ以前は権力より医師の資格を与えられなくとも、顧客である人々の支持が得られさえすれば、医療マーケットで営業できた。

従って18世紀末以前の歴史上の quack を表現する意味として「藪医者・偽医者」は不適切であろう。

現在、一般には次の点が信じられている。「大学や国家によって認可された内科医や外科医による正規（regular）の医療と、認可を得ずに営業されたクワックによる不正規（irregular）の医療は、それぞれの歴史を持ち、まったく別の種類の医学として発達してきた。前者は科学的で専門職的で有効な治療を行ない、後者は低俗で香具師的で危険な治療を行なった。[(112)]」

しかし18世紀末までは正規医療職においてもまだ治療技術が未発達の状態であり、当時のクワックの治療が特に危険で効果が乏しかったわけではない。

クワックへの蔑視、すなわち現在、英和辞典でクワックが「藪医者・偽医者」と悪く説明されていることは、19世紀の100年間に生じた多彩な医療職の医師への統一の過程を通じ形成された。

1789年にフランスで勃発した革命は1795年にオランダ地域に政治的な影響を与え、この年オランダ連邦共和国は崩壊、親フランス政権であるバタビア共和国が成立した。新しいバタビア共和国国家政府は1804年に全国に有効な医学法律（Geneeskundige Staatsregeling）を立案し、これが国家規模で立案された最初のオランダの医療法となった。[(114)]

その結果新設された医療監視委員会（Plaatselijke Commissies van Geneeskundig Toevoorzigt）は1806年に外科医・薬剤師、そして産婆を調査し、内科医の免状も公式に調査した。[(115)]そしてこの委員会は医療を監督し、広義の公衆衛生に関する事項も監督した。この施策は明らかに正規医（内科医・外科医・薬剤師・産婆など）の職域を侵すクワックへの圧迫となった。

1818年以後、各医療職間に明確な境界線が引かれ、内科診療・外科診療・産科診療は委員会の名簿に名前が掲載されている者のみに許されることになった。[116] この結果、権力によって資格が付与されていなかった無資格医療職は、医療マーケットから締め出された。すなわちクワックに否定的なイメージが押しつけられた。

また1818年にクワック治療料弾協会が創設され、[117] クワックに対する敵対的な態度が完成した。正規の医療職を倫理的・合理的とし、クワックを香具師・山師・経験主義者とみなすようになる姿勢はこの時に始まった。

18世紀末までのオランダ連邦共和国において、権力から認可されていた内科医・外科医・産科医・産婆・薬剤師・薬屋・化学薬店など以外の医療職は、ほとんどクワックに含まれる。

すなわち、結石摘出師、ヘルニア整復師、目医者、歯医者、民間治療師、施術者、薬商、行商医、骨つぎ、肉眼的検尿者、秘密の医薬商、吸玉師、摘石師、ジプシー、魔女、悪魔払いなどである。

クワックの互いの職能は重複しており、細分化された各クワックの職業の適切で明快な説明をすることは困難であるが、まずこのクワックを３大別する。

第１群は専門職群で、特殊な専門化した技術を持ち、公認定住医療職の職域と競合せず公認医療職の職域を「補足」したグループである。

ついで第２群であるが、これは大衆下層階級の医療ニードに応じたグループで、公認医療職の職域と「競合」したグループである。

第３群はいかなる意味でも現在の医療と共通点を見いだせない医療職、手品やトリックや宗教に依存して治療したグループである。

結石摘出師、ヘルニア整復師、目医者、歯医者が第１群に、民間治療師、施術者、薬商、行商医、骨つぎ、肉眼的検尿者、秘密の医薬商、吸玉師が第２群に、摘石師（手品医）、ジプシー、魔女、悪魔払いが第３群に相当する。

第１群の結石摘出師は当時多くの人々が苦しんでいた膀胱結石を、ペニス先端の外尿道口から逆行性に器具を挿入し、膀胱内の結石を砕いて摘出した。

ヘルニア整復師はヘルニア嵌頓を整復し局所が壊死に陥ることを防いだ。

目医者は白内障の患者の眼の白濁した硝子体を圧下し視力を回復させた。

歯医者は抜歯などを行なった。

このうち歯医者を除き他の医療職は巡回せず、都市に定住して自分自身の店を持った例が多かった。

第２群はクワックの中の中核群で巡回を好んだ医療職である。

絵画史料からクワック像を説明する。まず専門職群のクワックであるが、図23は目医者である。バルティッシュ（C. Bartisch：生没年不詳）作の1583年の木版画（出典：*Lehrbuch des Dresdener Hofoculisten*）で、「白内障の手術」である[(118)]。白濁した硝子体を眼科器具を利用して圧下手術しているところである。

目医者の前に向い合って患者が座り、目医者の膝を持つ。患者の後から助手が両手で患者の頭を固定し、手術時に患者が頭を動かさないように介助している。机の上には別の眼科器具が置かれている。仕事場の床は土間になっている（他の画でも目医者の仕事場は土間が多い。埃を防ぐ手立ての１つであろう）。

なおこの絵は宮廷目医者の教科書の挿絵であるが、王や貴族階級などの上流階級でさえも、こうした専門技術が必要なさいにはクワックに治療を依頼していたのが実情である[(119)]。また目医者は巡回せず、決まった診療所を持っていた例が多い。

図24も専門職群クワックの歯医者である。アムステルダム歴史博物館に蔵されているヤン・フィクトルス（Jan Victors）による1654年の油絵である。ヤン・フィクトルスはオランダ人で、1620年にアムステルダムに生まれ、1676年以後オランダ東インドで没した[(120)]。

歯医者が道端に仕事場をしつらえ、目立つ東洋風の傘を立て、その下で患者の歯を治療している。通行人が数人、その治療を興味深そうに見ている。クワックの場合、公開治療そのものが１種のショウであったともいえるだろう。

なお歯医者は権力の監督下になかったクワックでありながら、19世紀後半

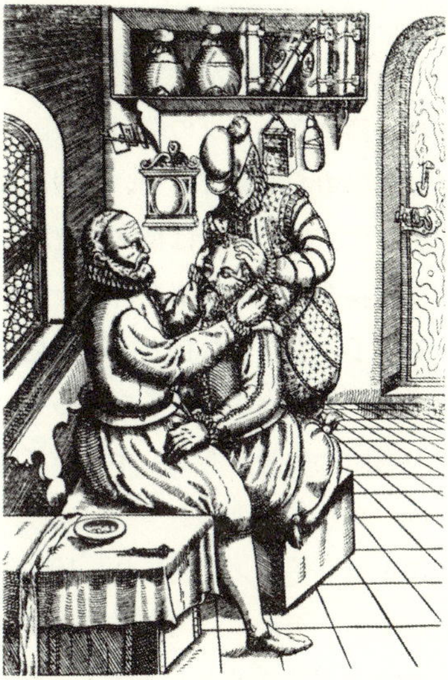

図23　目医者

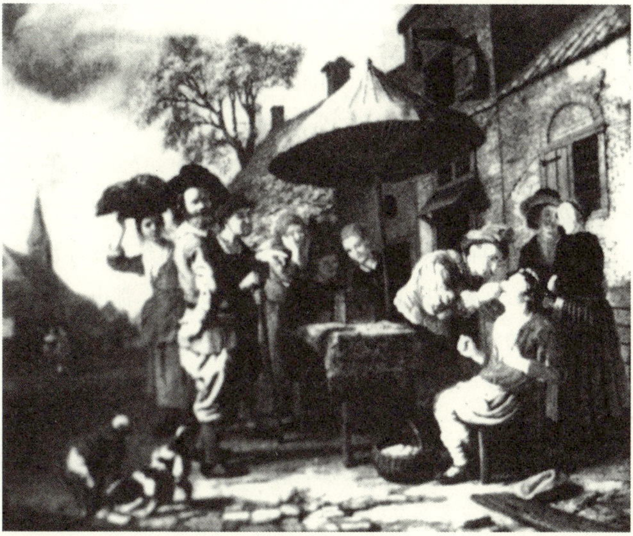

図24　歯医者

にきわどく公認医療職界に滑り込んだ特殊な医療専門職の１つである。

図25は同じくヤン・フィクトルスの油絵で、17世紀半ばのブダペスト美術館蔵の作品である。[(121)]これは第２グループの巡回大衆医である。

外科医系のクワックが町の中心部にほど近い道端に屋台を出している。やはり目立つ東洋風の傘を立て、机の上には種々の薬壜が置かれている。患者はその側の椅子に座り、怪我をした下腿部を台の上に置いて、きまり悪そうにクワックに見せている。子どもを含む10人ほどの見物人が、心配そうに、あるいは面白そうにクワックが診療する様子を眺めている。

図26も第２グループの巡回大衆医である。オランダ国立中央博物館蔵のヤン・ステーン（Jan Steen）の作品である。[(122)]

ヤン・ステーン[(123)]は1626年頃ライデンで生まれ、1679年にライデンで没した。多作家で、多数の医療風俗画、例えば、内科医の往診（彼の10枚を越す「内科医の往診」がヨーロッパ各地の美術館にある）、クワック摘石師などの絵が残されている。

この画は道端の木陰にクワックが店を開き樽の上に台を置いて、その上に薬壜を置き、薬を売っている。そばの木の幹には権威のありそうな証書が貼ってある。彼らの一部は権力の許可なく「ドクター」、あるいは「プロフェッサー」などと自称していた。[(124)]周囲で６～７人の見物人がクワックの口上を聞いている。

他にもクワックを描いた医療風俗画が、17～18世紀のオランダ人画家によって多数描かれており、オランダ内外の美術館に所蔵されている。

多数の絵画史料が現存する一方で、クワックは権力から認可されずに営業を行なったため、公文書館に文書記録が残されにくい。都市グローニンゲンを選び、クワックの実態を文書記録から見てみたい。

都市グローニンゲンの1787年の推定人口は22,000名である。[(125)]Stad en Lande州（現在名グローニンゲン州）の州都で、その地域で最も重要な都市であった。オランダ東インド会社の支店が置かれ、大学が置かれ、総督の軍隊の大部隊が駐屯し、年２回主要産品の見本市が開かれた、この地方で唯一の都市であったといってもよいだろう。

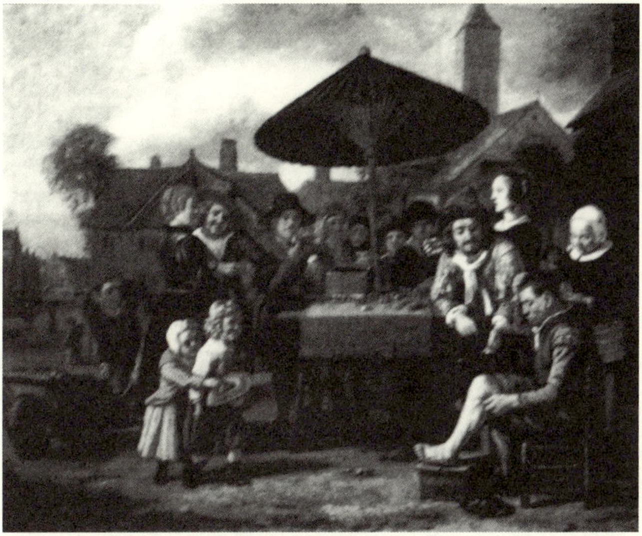

図25　巡回大衆医

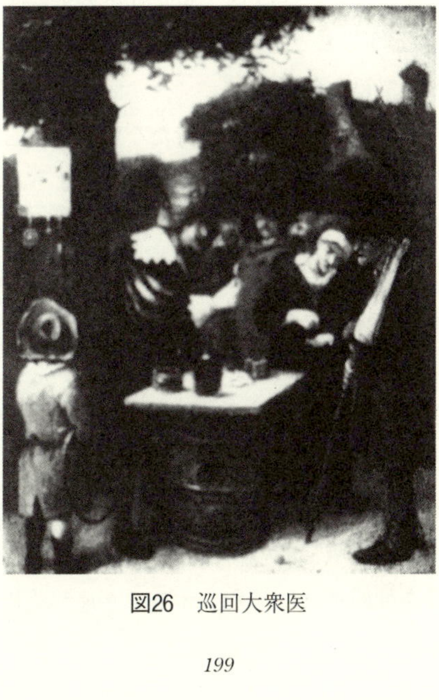

図26　巡回大衆医

まずクワック専門職群についてグローニンゲンでの例を示す。最初の例は18世紀前半の目医者であり、結石摘出師であり、ヘルニア整復師であったヘルマヌス・ラバ（Hermannus Rabba）についてである。彼は専門的な治療と定められた手術を行なう資格を持っていたことは、公文書館に保存されている記録から判明する。しかしながら見本市の期間中に彼がグローニンゲンを訪れた理由は、明らかに医薬を販売するためであった。(126)

同じく専門職群に属するヨハン・ヘルマン・フランケン（Johan Herman Franken）も見本市にきて「赤痢の特効薬」を売り出す広告を出した。(127)

歯医者メヤー・レフィ（Majer Levi）は駆虫薬を販売し、(128)やはり歯医者シモン・ナタンス（Simon Nathans）は肌のしみ取り薬と胃薬を販売した。(129)

さらに目医者クエレ（Cuere）は「生気を甦らせ、老化と秘かに進行する全ての病気を防止する」特効薬を売った。(130)

正規の医療職を補足した専門職群も専門技術を施行するだけでなく、こうした正規医療職の職能を侵す医薬を販売していた。

クワックの本質は彼らが巡回した旅人であったということである。彼らは決して定住医の信用を傷つけ、クワックと定住医の違いを認識しない無知な大衆の出す金を巻き上げることを唯一の目的とした、ペテン師や詐欺師であったとは考えるべきではない。

むしろ彼らは都市の政治と利害関係を持たない人物として、すなわちアウトサイダーと考えるべきである。内科医や外科医のようにクワックが都市の社会の一員となることは決してなかった。

またここに示したクワックたちの薬販売の資料は当時の新聞の広告からとったが、ロイ・ポーターはクワックは最初にマスコミを利用した医療職であったと指摘している。(131)

都市はそこに定住し、都市政府によって公認された正規の医療職の縄張りであった。その代表的な職種は外科医・内科医、そして薬剤師であったが、彼らは都市における自由とギルドの特権を享受した。

当然、ギルドは巡回医療職、その場限りの医療職、不正規医療職、そしてギルド未加入医療職を仲間外れにした。オランダ連邦共和国のクワックの歴史は都市市民の経済的利害関係を保護するために、都市政府によって行なわれた取締りの歴史であったともいえるだろう。正規医療職に対して都市政府が与えたギルドの特権は、ギルドに対して重要な政治的・経済的武器となり、そのメンバーに職業上の営業の独占を与えた。

1725年と1726年にグローニンゲンの都市で営業していたクワック専門職のヨハン・ヘルマン・フランケン（Johan Herman Franken）は、特にギルドの特権と鋭く対立した[(132)]。彼は1732年に『ねたみで報われた技術（*De konst met nijd beloond*）』を著わし、この本の中で殆どの都市で１人あるいは数人の内科医が都市政府に務めて都市政府の医政をコントロールしていることに対し不満を述べている。

内科医が都市政府に関与していることにより、都市の法律は内科医の都合の良いように定められ、内科医が都市から巡回医を排斥することは易しいことであった。グローニンゲンや他の都市で市政に関与している内科医は、上述したフランケンが彼の専門的技術を都市で適正な方法で実施することを不可能にしてしまった。

彼を激怒させた点は、医療技術の内容の検討から、彼の専門的技術を禁止したのではなく、ただ単に内科医の仲間内の仕事の保護と評判だけのためにそれを行なったことであった。「内科医より大きな名声を持ち、秀れた治療能力のある高名な巡回医など、内科医たちは認めたくないのだ。ひどい内科医であっても、内科医のはしくれで、下手な治療でも許されるのに」と、その本で内科医の仕打ちを非難している[(133)]。

都市グローニンゲンでは、16世紀末に外科医はギルドを形成した。都市政府に外科医ギルドの結成の必要性を納得させる時、彼らは医療や公衆衛生的観点からの議論は行なわず、ただ単に外科医たち自身の経済的利害関係だけを訴えた。外科医はあちこちの医療マーケットで厳しい競争にさらされているので、外科医が道理にあった生活ができるようにと主張した。

グローニンゲンの評議会はこの主張をそのまま受け入れ、外科医にギルドを結成する許可を与えたのである。

グローニンゲンの外科医ギルドの公文書の中に、他の種類の医療職に関して、その存在を容認するか、排斥するかの規則が詳細に記録されている。

公文書の最古の版は1597年に起草されたが、その中にすでに、巡回医療職（quacksalwers：kwakzalvers の古い綴り）と医薬行商人はもはや無制限でグローニンゲンにおいて営業することは許されないと規定している。

この年以後、彼らは毎年5月と9月に開催されるグローニンゲン市域外での見本市で、3日間だけ医薬の販売が許可された。(134)

1633年の外科医ギルドの規則では、さらにクワックの営業制限は激しくなり、巡回医療職と医薬行商人は年2回の見本市での営業も不許可となった。(135)

しかしこの規則においても、クワック専門職である結石摘出師、ヘルニア整復師、目医者だけはその例外とされた。市長と評議会からの許可のもとに彼らは年間を通じ診療することができた。彼らは正規医療職の「補足者」であり「競合者」ではなかった。

簡単な医薬を販売することに関しても、都市の医療職は職域に侵入する競合者に対し防衛線を張った。市政に食い込む内科医師会（Collegium Medicum）の1729年の規則に「外から来る」何者も個人や薬屋に簡単な医薬を売ることも許されないと明記してある。この禁止は見本市の期間だけでなく、年間を通じ適用された。

19世紀に受容された蘭学書を通じ、クワックの知識は日本へも断片的であるが、もたらされている。

大槻玄沢が文政8年（1825年）に刊行した外科書『瘍医新書』はドイツ語でドイツ人大学卒外科医ハイステル（L. Heister）が著わし、それをオランダ人ギルド外科医ユールホールン（H. Ulhoorn）が蘭訳した *Heelkundige Onderwyzingen* の日本語への重訳である。 このオランダ語版は初版が1741年に、第2版が1755年に、第3版が1766年にアムステルダムで出版された。『瘍医新書』は第2版からの翻訳であるといわれている。(136) 第2版はオランダ・ライデン大学中央図書館に保存されており、筆者はその版と『瘍医新書』をライデンで比較した。

その中でハイステルは外科学のあるべき姿を強調する。当時稀有なほとんど最初の大学卒の外科医だったハイステルは、職人の手仕事であった外科術

(Heelkonst) を大学で扱うに値する外科学 (Heelkunde) に高めようとした。そして、外科は技術だけでなく、知識からも構成されるべきであることを強調する。そしてクワックを罵り、いくつかのクワック職種名をあげる。大学の医学者によるクワック圧迫のはしりである。表17にその職種名を示す。

表17 ハイステルの外科書中に表れるクワック職種名

『瘍医新書』	オランダ語原書	『瘍医新書』の訳	筆者による現代語訳
右記の如く概念を提示	quakzalver	町の市街の間に店を開き看板をかけて膏油をひさき、技芸を売る輩	クワック(巡回医療職)
ブロッテラール	broddelaurs	膏薬売り	ドジ
バッドトーフホウデル	badstoof houder	洗濯屋主人兼俗外科兼業	風呂屋経営者(瀉血を行なった)
バールドシカラップル	baard schrapers	髪結い	髭剃師(瀉血を行なった)
バールドシケーレン	baard scheeren	髭剃、髪結い	髭剃師(瀉血を行なった)
プレーステルレッケン	pleister leggen	膏薬貼	膏薬貼
アーデルラーテン	aderlaten	刺絡師、湯屋の番頭	瀉血師

従って19世紀前半に日本に受容された蘭書中にも、断片的ながらクワックに関する記載があったのである。

4-14 オランダ連邦共和国時代後半の外科

外科医の専門職としての水準の低さについての不満は、18世紀を通じて色々なところから噴出した(81)。オランダで大外科手術を行なった外科医の数はたいへん少数であった。外科手術に関する1740年刊の翻訳書 (*Aanmerkingen op de chirurgicaale operatien van den heere Dionis*) の序言の中で、この本の中に記載された多くの手術がオランダで行なわれるようなことは、殆どないだろうと、訳者ピーター・フィンクは述べている。

外科を奨励させる特別の目的を持った学会がアムステルダムで1790年に創設された。外科学会 (Genootschap ter bevordeving der Heelkunst) である。

オランダの外科医の学会は、ギルド組織とは直接関係なく、成立した点に注意を払うべきである。

その前の20年間、私的団体（Weekelijkc kunst kweekend gezelschap：「か弱い技術を育てる会」の意）として、先進的な外科医が週１回会合を重ね、知識と経験を増やすため、見解の交換を行なっていた。

1790年の新学会の推進者は２名で、会長のアンドレアス・ボン（Andreas Bonn）と書記のダービッド・ファン・ゲッシェル（David van Gesscher）であった。

ダービッド・ファン・ゲッシェルはアムステルダムに1735年10月９日に生まれた。1760年11月21日にアムステルダムで外科医の資格を得た。彼はカムペルの弟子（カムペルが1755年から1761年のアムステルダム・アテネウムの教授時代、外科医ギルドで彼は何度も解剖学講義を行なった）であった。[(86)]

ファン・ゲッシェルは広範囲にわたる診療を行なった腕の立つ外科医であった。聖ペテルス病院（別名、市中病院：Binnengasthuis）の外科医としても働いた。大学教育を受けたことはなかったが、教養ある読書家でフランス語・ドイツ語・ラテン語を理解した。彼は多数の医学書をオランダ語に翻訳した。このうちウィーンのJ. J. プレンク（Plenck）からの翻訳書が４冊もある。[(86)]

このうちの１冊（これはファン・ゲッシェルとプレンクの共著として出版されているが）*Korte leerstellingen der algemeene Oeffende heelkunde*（第３版、アムステルダム、1800年刊／第４版、アムステルダム、1814年刊）は日本に持ち込まれ翻訳された。

同書由来の日本語翻訳書は少なくとも７種類はある。それは『布斂己(プレンキ)外科書』あるいは『外科新書』（吉雄権之助訳、1822年、写本）、『布斂己外科則』（新宮凉庭訳、年代不明、写本）、『外科簡方』（新宮凉閣訳、1866年刊）、『誤訳紅夷舗練吉(プレンキ)瘍医方書正義』（野呂天然訳、1816年、写本）、『外科精緻』（高良斎訳、年代不明、写本）、『瘍科新選』（杉田立卿訳、1832年刊）、『外科原式』（児玉順蔵訳、1839年刊）である。[(86)]

初期には会員はアムステルダムの外科医５人に限定し、創設者は学会の学問的水準を高く保ちたかったということがわかる。学会は次第に全国的性格を持ち——後に述べるバタビア共和国成立後のオランダ全体の中央集権化と関係があろうが——国のあちこちから、教授・講師、そして卓越した外科医が参加した。[(37)]

この学会はその後、まず内科医を会員として受け入れ、次いで自然科学者を受け入れ、「Genootschap ter Bevordering van Natuur-Genees-en Heelkunde（自然科学、内科―外科学会）」という名で、広範囲の医療をカバーする学会として現在にいたっている。[(37)]

4-15　外科医ギルドの廃止と統一された医師の資格 Arts の出現

18世紀末までのオランダ連邦共和国の時代、すなわち旧体制下の時代には、医療制度は都市単位で組織化されていた。すなわち国単位の統一はなく、制度は都市毎に少しずつ違っていた。

1789年にフランスで勃発した革命の結果、1794年にフランス軍がオランダ連邦共和国を侵略し、オランダ総督ウィレム５世は1795年１月にイギリスに亡命した。そしてフランスの影響下にオランダの地に「バタビア共和国（1795-1806）」が建国された。バタビア共和国は理想的な啓蒙思想の産物ではあったが、実際はオランダがフランスに隷属した状態になった。屈辱的な条約をフランスと締結させられた。

そしてオランダ連邦共和国時代の地方分権的性格の強い政治は廃止され、中央集権的性格が強くなった。

1798年に新しく制定された憲法の第53条により、他の中世の特権的制度とともに職人のギルド制度は廃止された。その中には当然、外科医のギルドも含まれていた。[(24)]

1798年２月末、アムステルダム都市当局は、外科医ギルドとコレギウム・メディクム（Collegium Medicum）を同時に廃止した。コレギウム・メディクムは、18世紀始めにはコレギウム・キルルギクム（Collegium Chirurgicum）と呼ばれ、当時は外科医の教育コースであった。[(37)]

アムステルダム医療監視委員会（Commissie van Geneeeskundige Toeverzigt）

が、内科医・外科医および薬剤師によって新たに結成された。その機能は外科医ギルドとコレギウム・メディクムの一部の機能を代替した。医療監視委員会は各地の都市に同じものが作られた。[37]

バタビア共和国とオランダの国名と政治・行政制度は変わっても、日々の外科業務の中身は変わらなかった。

アムステルダム医療監視委員会が直面した最初の問題は、外科的医療と散髪業務を分離することが好ましいかどうかを決めることであった。最初のうちは分離が好ましいとする線で審議が運ばれていたのであるが、最終討議の結果、外科業務と散髪業務は分離しないまま放っておかれた。[37]

外科医ギルドが消滅し、実施されなくなった外科医の資格試験を1801年から医療監視委員会の一部門が行なうようになった。試験に合格した新参の外科医が診療に入る前には、彼は委員会においてヒポクラテスの誓いを唱えなければならなかった。[83]

国家規模で立案されたオランダ最初の医療法、全国で有効な医学法律（Geneeskundige Staatsregeling）が、1804年にバタビア共和国政府により立案され、実施された。[25]

この法律は1865年にトルベッケ（Thorbecke）が定めた全医療分野をカバーする法律が成立するまで、60余年にわたり有効であった。

1804年の医学法律の最初の部分は大学の学位に関する項であった。大学の卒業がMD（医学博士号）の授与を意味することはそれ以前と同じであったが、外科学博士号と産科学博士号の学位がこの時点で新設された。[25]

従って、Medisch Doctorをこの時点までは医学博士号と訳して良いが、1804年以後1865年までは内科学博士号と翻訳しなければならない。Medicijnが内科だけの概念から外科・産科を含んだ大きな概念に変化する、これはその始まりであった。

そして技術にすぎなかった外科・産科もこの時点で初めて大学で扱っても良い品格ある学問として認知されたのである。

内科・外科・産科の診療免許として、1804年から1865年までは3つの学位が存在した。[25]これらの学位は現在の博士号のように名誉的な称号ではなく、大学の卒業証書であり大学の与えるその専門科での開業免許証であった。

この時点で大学卒の医師も、外科・産科の分野の診察を大手を振ってできるようになった。この中で内科学博士号は大学で教育を受けた者にとって欠かすことができない学位であった。

外科学博士号と産科学博士号は、内科学博士号を取得した後、数日から数カ月後に取得し得た。[85]

第2の部分は外科医関係の内容であった。都市の外科医（Stadsheelmeester）、田舎の外科医（Plattelandsheelmeester）、産科医（Vroodmeester）と外科医の資格が3分された。[25]

以前の医療監視委員会は、この時は中央医療審理監視委員会（Departementale Comissies van Geneeskundige Onderzoek en Toevoorzigt）やあるいは都市や田舎の医療監視委員会に改組されていたが、いくつかの点における政府による健康の指導はこの委員会に委託された。この委員会の目的はその州で開業を志願する医療職の資格を審査し、大学以外での医学試験を監査し、医療を監督し、伝染病の対策を立てることであった。[25]

都市ライデンでも医療監視委員会（Plaatselijke Comissies van Geneeskundig Toevoorzigt）が、1806年に外科医・薬剤師・産婆を調査し、内科医の免状も公式に調査した。[26] この委員会は医療を監督し、広義の公衆衛生に関する事項を調査した。

1810年のオランダのフランス帝国への完全併合により、フランス国内法がオランダ地域内で強制的に適用されるまでは、外科医療で開業を志願する大学出身の外科医も該当部門の医療審理監視委員会の行なう試験を受けなければならなかった。[84]

地方の委員会は全国あるいは地方の条例と、自国語で行なわれた医学講習の監視が求められた。また伝染病流行のさいには適正な対策を立て、中央の委員会に必要なすべての情報を提供しなければならなかった。[26]

中央医療審理監視委員会の委員は中央政府が任命した。地方の医療監視委員会は大学卒開業内科医レベル以上の者で構成され、各町の当局に設置された。[26]

1804年にフランスの地にフランス帝国が成立し、その影響下でバタビア共和国は1806年にオランダ王国に改組された。フランス皇帝ナポレオン・ボナパルトの弟ルイ・ボナパルトが王として送られてきた。

1810年にはルイ・ボナパルトは退位させられ、オランダの地は完全にフランス帝国の一部として併合された。

この時代、フランスの法制はあまねくオランダ全域に導入された。出生届・結婚届・死亡届の事務手続きも変わった。命令により教会床下への埋葬は禁止され、種痘が導入された。またこの時すべての庶民に苗字が付けられた。[37]

この時導入されたフランス式の刑法典は若干改正されたものの、1886年までオランダ地域で効力があった。

1810年のナポレオンによるオランダのフランス帝国への併合はオランダ地域の大学に大きな影響をおよぼした。アムステルダムのアテネウムとウトレヒト大学は高等学校（Ecoles Secondires）に降格された。さらにフラネケル大学（1811年）とハルデルワイク大学（1812年）は完全な廃校に追い込まれた。[37]

ライデン大学とグローニンゲン大学だけがフランスの「帝国大学」に指定されることによって、ようやく大学としての体裁を保つことができた。

オランダの５大学、１アテネアの評価をこの時点でフランスが行ない、整理統合したわけであるが、確かに大学とそれを支える町の規模からいうと、フラネケル大学とハルデルワイク大学は当時、他の大学と比較し著しく弱体であった。

1818年以来、各医療職間に明確な境界線が引かれ、内科診療・外科診療・産科診療は、委員会の名簿に名前が掲載されている者のみに許されることとなった。[27]

しかし実際上は、内科医・外科医が他の医療職の診療分野に進出するという動きがこの頃目立つようになった。

ライデン市公文書館に保存されている住所録に掲載されている医療職名より、その様子をプロソポグラフィー（集団履歴調査法）的に検討した筆者の研究がある。[28]

それによると、都市ライデンでは、1820年頃より外科医マスターは産科分野に進出したが、1850年代に入ると、今度は内科医の外科医分野の進出に悩まされるようになる。[28]

1821年に外科医療も行なう内科医が1名出現し、しばらくは外科分野への進出はこの内科医1名であったが、1850年には2人、1860年には7名と外科医療も行なう内科医数は増加し、1870年代に入ると外科医療の中での外科医の占拠率は半数を切ってしまう。[28]

その様子を表18と表19に示す。

外科医ギルドが廃止されたため、19世紀に入るとオランダでの外科医の養成は陸軍軍医学校やクリニカル・スクールと呼ばれた簡易な医学校の手に移り、その中で技術より学問に基盤を置いたという点で、以前よりは内科医との違いが明確でない外科医が養成されるようになる。

やがて1865年に「オランダ1865年医療関係法規[29]」が制定され、オランダにおいて国家が医師の資格を管理する体制が完成した。

この法律では新しい医師の資格であるアルツ（Arts）を定めた。このアルツは、内科・外科・産科いずれの分野の診療も可能な現在の医師と同じ規範の医療職の資格であった。

そして実際には1875年頃より、アルツの資格を持った医師がライデンの町中に開業し始めた。[30]

19世紀の最後の四半世紀、すなわち1875年頃から1900年頃の間は、従前の規範で内科医あるいは外科医の資格を取得した者、新しい医療法に基づいてアルツの資格を取得した者など、異なった規範の中の医療職が並行してライデンの町で医療を行なっていたが、1891年から1900年の間に、従前免許者は全員アルツの資格に切り替えられた。[31]

こうしてギルドを形成した外科医は医療の舞台から消え去り、外科医療を担当する新しいタイプの医療職アルツに完全に入れ替わったのである。このようにしてオランダにおいて現在と同様の近代的な均質な医師の資格が確立した。

表18　年代別の各分野医療職占有率(1820-1900)

1820年	内科領域医療職数	14名	内訳	MD14名
	外科　〃	8名		マスター(職人)8名
	産科　〃	10名		マスター(職人)3名(30%)産婆7名(70%)
	計(実数)29名(MD14名：48.3%、マスター(職人)8名：27.5%、産婆7名：24.1%)			
1830年	内科領域医療職数	17名	内訳	MD17名
	外科　〃	8名		マスター8名
	産科　〃	13名		マスター5名(38%)産婆7名(54%) MD 1名(8%)
	計(実数)34名(MD17名：50%、マスター10名：29.4%、産婆7名：20.6%)			
1840年	内科領域医療職数	19名	内訳	MD19名
	外科　〃	11名		マスター11名
	産科　〃	20名		マスター8名(40%)産婆10名(50%) MD 2名(10%)
	計(実数)40名(MD19名：47.5%、マスター11名：27.5%、産婆10名：25.0%)			
1850年	内科領域医療職数	20名	内訳	MD20名
	外科　〃	16名		マスター14名(87.5%)MD 2名(12.5%)
	産科　〃	24名		マスター9名(37.5%)産婆9名(37.5%) MD 6名(25.0%)
	計(実数)41名(MD20名：48.8%、マスター12名：29.3%、産婆9名：21.9%)			
1860年	内科領域医療職数	18名	内訳	MD18名
	外科　〃	19名		マスター12名(63.2%)MD 7名(36.8%)
	産科　〃	28名		マスター7名(25.0%)産婆11名(39.3%) MD10名(35.7%)
	計(実数)39名(MD18名：46.1%、マスター12名：30.8%、産婆9名：23.1%)			
1870年	内科領域医療職数	18名	内訳	MD18名
	外科　〃	15名		マスター7名(46.7%)MD 8名(53.3%)
	産科　〃	28名		マスター7名(25.0%)産婆11名(39.3%) MD10名(35.7%)
	計(実数)36名(MD18名：50%、マスター7名：19.4%、産婆11名：30.6%)			
1879年	内科領域医療職数	19名	内訳	MD13名(68.4%)Arts 3名(15.8%) MD +マスター2名(10.5%)軍医1名(5.3%)
	外科　〃	19名		MD 5名(26.3%)Arts 3名(15.8%) MD +マスター2名(10.5%)マスター8名(42.1%)軍医1名(5.3%)

	産科　〃	30名		MD 8名(26.7%)Arts 3名(10%) MD ＋マスター2名(6.5%)マスター8名(26.7%)産婆8名(26.7%)軍医1名(3.3%)
	計(実数)35名(MD13名：37.1%、Arts 3名：8.5%、マスター8名：22.9%、MD ＋マスター2名：5.7%、産婆8名：22.9%、軍医1名：2.9%)			
1880年	内科領域医療職数	20名	内訳	MD11名(55.0%)Arts 5名(25.0%) Dr ＋マスター2名(10.0%)軍医2名(10.0%)
	外科　〃	21名		MD 4名(19.0%)Arts 5名(23.8%) Dr ＋マスター2名(9.5%)マスター8名(38.2%)軍医2名(9.5%)
	産科　〃	32名		MD 7名(21.9%)Arts 5名(15.6%) Dr ＋マスター2名(6.3%)マスター8名(25.0%)産婆8名(25.0%)、軍医2名(6.3%)
	計(実数)36名(MD11名：30.6%、Arts 5名：13.9%、マスター8名：22.2%、MD ＋マスター2名：5.6%、産婆8名：22.2%、軍医2名：5.6%)			
1890年	内科領域医療職数	19名	内訳	MD 8名(42.1%)Arts 9名(47.4%) Dr ＋マスター2名(10.5%)
	外科　〃	19名		MD 5名(26.3%)Arts 9名(47.4%) Dr ＋マスター2名(10.5%)マスター3名(15.8%)
	産科　〃	27名		MD 7名(25.9%)Arts 9名(33.3%) Dr ＋マスター2名(7.4%)マスター3名(11.1%)産婆6名(22.2%)
	計(実数)28名(MD 8名：28.6%、Arts 9名：32.1%、マスター3名：10.7%、MD ＋マスター2名：7.3%、産婆6名：21.4%)			
1900年	内科領域医療職数	29名	内訳	Arts29名(100%)
	外科　〃	31名		Arts29名(93.5%)マスター2名(6.5%)
	産科　〃	36名		Arts29名(80.6%)マスター2名(5.6%) 産婆5名(13.9%)
	計(実数)36名(Arts29名：80.5%、マスター2名：5.6%、産婆5名：13.9%)			

図19　種々の医療職の変遷(1820-1900)

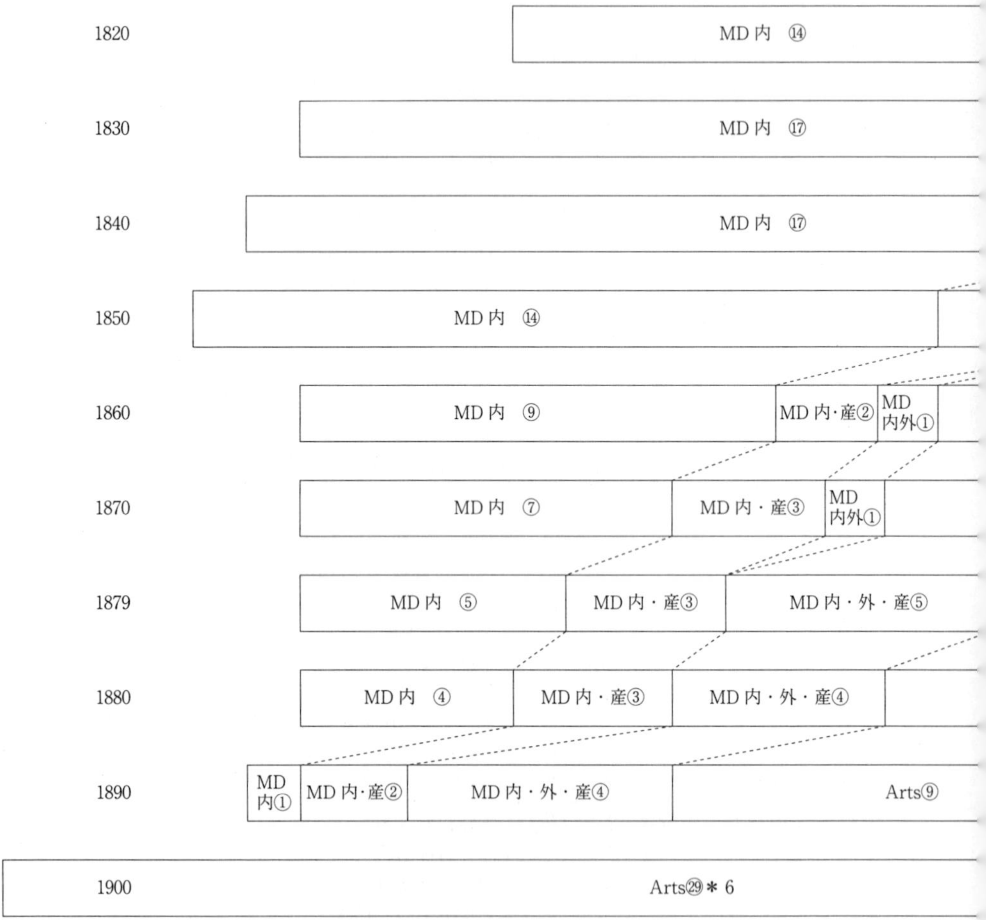

○は人数

＊1　マスター外＋産の初出は1797年（マ＝マスターの略）

＊2　MD＋マスター産科の2重資格は1797年以来細々、断続的、1840年以後激増

＊3　MD内マ外産の3重資格は1843年以後出現

＊4　Arts は1865年に決まった新しい医師の名前。ライデンでは1875年に初出

＊5　田舎医がマスターより分離

＊6　MDその他の一括 Arts 編入が1891～1900年にあった。

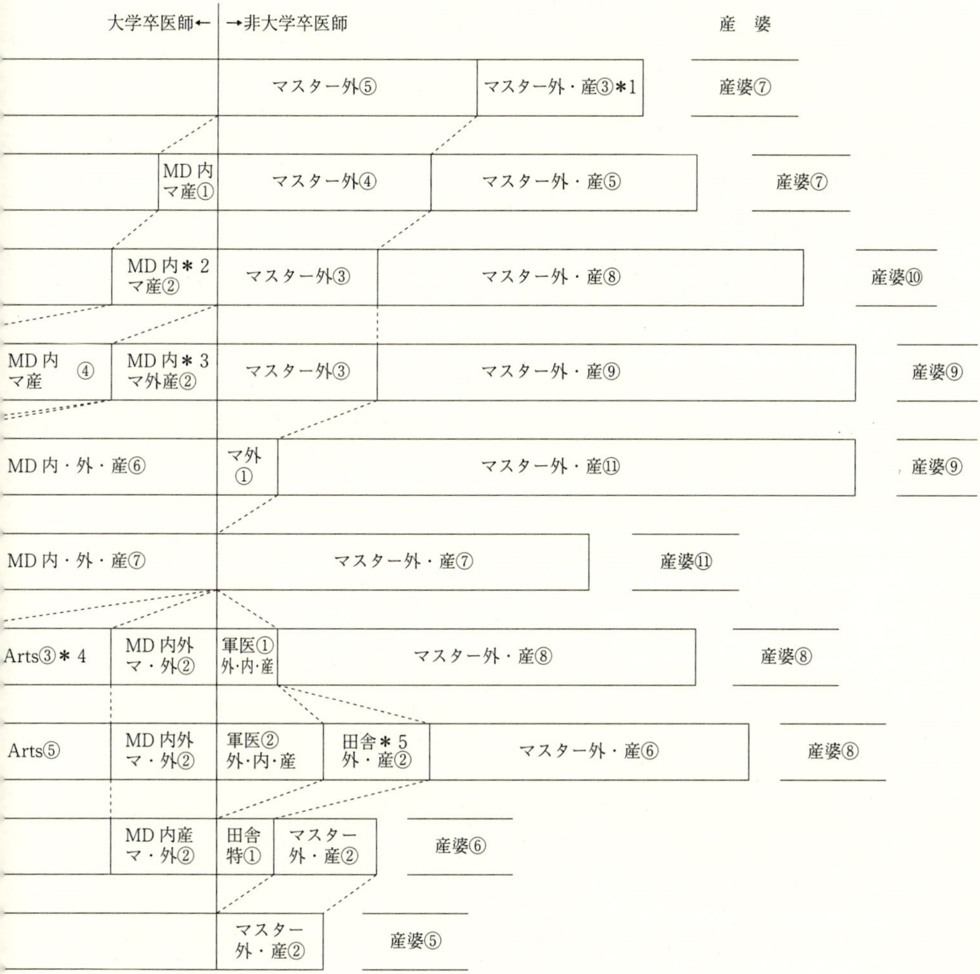
大学卒医師←
→非大学卒医師
産　婆
マスター外⑤
マスター外・産③＊1
産婆⑦
MD内
マ産①
マスター外④
マスター外・産⑤
産婆⑦
MD内＊2
マ産②
マスター外③
マスター外・産⑧
産婆⑩
MD内
マ産
④
MD内＊3
マ外産②
マスター外③
マスター外・産⑨
産婆⑨
MD内・外・産⑥
マ外
①
マスター外・産⑪
産婆⑨
MD内・外・産⑦
マスター外・産⑦
産婆⑪
Arts③＊4
MD内外
マ・外②
軍医①
外・内・産
マスター外・産⑧
産婆⑧
Arts⑤
MD内外
マ・外②
軍医②
外・内・産
田舎＊5
外・産②
マスター外・産⑥
産婆⑧
MD内産
マ・外②
田舎
特①
マスター
外・産②
産婆⑥
マスター
外・産②
産婆⑤

6 終　　章

18世紀後半と19世紀前半の江戸時代後期に日本が受容した蘭医学のオランダ・ヨーロッパにおける原著者・蘭訳者たちの医療職としての学歴、職歴、業績を検討して、当時のオランダ・ヨーロッパ医学社会での彼らの位置づけや学統を考察し、日本の蘭学の性格を考えた。

18世紀末のフランス革命とそれに引き続く全ヨーロッパ大陸内のナポレオンによる大戦乱の結果、その後の時代に「旧体制」と呼ばれるようになった18世紀末までのヨーロッパ社会の伝統的ないろいろな規範・組織・機構は大変革を遂げた。身分制度は廃止され、ヨーロッパは近代的社会に移行した。

医学社会と医学教育においても、大きな変革はフランス革命を契機に18世紀末に始まった。しかしながら、近代的な医療のシステムと医学教育方法が確立するのにはその後約80年間を要し、ヨーロッパにおいても19世紀後半の1870年前後となる。

その結果、ヨーロッパの医学教育は大学においての教育に一本化された。医学生は定まった期間、大学で医学を学び、修学後、医師の資格を国家やそれに類する資格付与団体から与えられる。その後、内科医・外科医・産科医、あるいは種々に分化した専門科の臨床医、あるいは解剖学・生理学・病理学などの基礎医学者、あるいは衛生学・公衆衛生学などの社会医学者になる道を、個々の医師が選択する。ヨーロッパでは1870年頃以後、医師はこのようにして大学で養成されるようになった。

現在、それぞれの専門医師、医学者の間には、当然ながら身分や階級の差など存在しない。

ところが「旧体制」と呼ばれた18世紀末までのヨーロッパでは、社会の中に階層が存在したのとまったく同様に医療職の世界にも階層が存在した。そして１つの社会に、種々の資格付与団体から与えられた多様な資格を持つ医師が、あるいはいかなる権威からも資格を与えられていない医療職が同時に併存し、種々の医療行為を行なっていた。

現在の医師がその専門性からだけ分類されるのに対し、旧体制下の医療職は階層と専門性の2つの要素で分類された。

当時、内科医と外科医は全く身分の異なる医療職であった。内科医は大学で学んだラテン語を理解する学者であり、一方、外科医はギルドの中で徒弟奉公で養成された母国語しか理解できない職人であった。

日本に受容された代表的な蘭学医書の原著者・蘭訳者たちを、2章から4章で個別に具体的に検討した。

日本で最初の本格的な蘭学解剖書である『解体新書』のドイツ語版原著者クルムスは大学を卒業した内科医で、ダンチッヒのギムナジウムの医学と自然学の教授であった。『解体新書』のオランダ語版の蘭訳者であるディクテンはオランダのライデンのギルド外科医で、ギルドの役職を歴任した人物であった。

外科書としては初期の重要な蘭学書である『瘍医新書』のドイツ語版原著者ハイステルは当時稀有な大学で学んだ外科医であり、ドイツ語圏で外科学がいまだ学問とみなされなかった時代、最初に外科学の大学教授に就任した1人となった。『瘍医新書』のオランダ語版の蘭訳者であるユールホールンはオランダのアムステルダムのギルド外科医でギルドの役職を歴任した人物であった。

内科書としては最初の蘭学書である『西説内科撰要』のオランダ人原著者ゴルテルは、最初ギルドで徒弟教育で受け、外科医の資格を取得した後に大学で学び内科医の資格を得て、オランダのハルデルワイク大学教授となった人物である。ゴルテルの他のラテン語の医学書をオランダ語に翻訳したコルプもギルド外科医であったと推定される。

このように日本の蘭学医書の原書の周囲には内科医ではなく、つねに外科医がつきまとっていた。とくに日本の蘭学書のオランダ語版原書のオランダ人蘭訳者には、外科医ギルドの重鎮が多い。蘭学史上で重要な本論文で検討した解剖書・外科書・内科書のいずれもプロソポグラフィー（Prosopography：

集団履歴調査法）的に検討すると、そのオランダ人蘭訳者にこうした共通点が見出される。この点が本論文で筆者がとくに強調したい独自の見解である。

そしてそのオランダ語版原書は多くの場合、他のヨーロッパ諸国の医書からの翻訳であったが、他のヨーロッパ諸国の原著者にも、ギルド外科医あがりの内科医や、また当時稀有な大学に基盤を持っていた外科医など、外科にかかわったことのある医学者が多かった。

18～19世紀のヨーロッパでは、内科医の扱う医学は観念的・抽象的・思弁的な学問であり、一方、外科医の扱う医学は具体的な簡単な理論であり、技術であった。両者は異質な医学であった。

またギルド外科医たちのための医学書はオランダ語で書かれており、日本人には読むことができた。その一方で内科医用の医学書はラテン語で書かれており、日本人には読めなかった。

江戸時代、長崎のオランダ商館に滞在した蘭館医も、シーボルトなど３～４名の例外を除き、ギルド外科医、ギルド船外科医、あるいは軍（外科）医で、内科医ではなかった。江戸時代後期の日本はその外科医の医学を内科学・薬学の分野を含め受容したのである。この点を明確に指摘した先人の著作は、筆者が管見した限りでは見当らない。

ヨーロッパの医科学体系に初めて接した江戸時代の日本人には、外科医の医学は、抽象的・思弁的な内科医の医学より、はるかに理解しやすい学問・技術であったに違いない。

当時のヨーロッパの外科医は、我々が理解している現在の外科医とは質的に異なる存在であった。この点を具体的に検討するために、『解体新書』のオランダ語版訳者であるディクテンの活動した都市ライデンを選び、この都市の外科医ギルドの実態について５章で論じた。またこの章では、前期近代期におけるオランダのその他の都市の外科医の様子もその傍証として利用し、ギルド外科医という医療職がどのようなものであったのかを描出した。

ギルドを形成した外科医は19世紀中に滅び去り、大学を基盤とした新しい外科医たちが1870年頃以後ヨーロッパ世界に登場した。この２種の外科医はその呼称は同じでも、異なった概念の異質な医療職である。現在の外科医は

18世紀末までの内科医グループにいったん吸収され、それから専門分化して成立したもので、18世紀末までの職人であった外科医が、そのまま発展して成立した医療職ではないと考えるとわかりやすいだろう。

日本の蘭医学はこの滅び去ったオランダのギルド外科医たちが読み、利用した医学書をその知識の源とした。それは論理が簡単で技術に強い医学であった。

従来の日本の蘭学の学界では研究者に医師出身者が少なく、内科と外科が前期近代期においては、上記したようにまったく別の学問で、19世紀前半のヨーロッパで１つの医学に癒合したという考え方をとる研究者は僅少であった。現在と同様に前期近代期においても外科は医学の一分野だと見做されていた。

筆者は本論文で前期近代期のヨーロッパにおける外科と内科を明確に区分し、日本の蘭医学は外科由来の医学であることを論じた。

本論では論じなかったが、その後の日本の西洋医学のモデルについても略記する。

幕末維新の日本が受容した近代的系統的西洋医学教育、それは1857年に長崎に渡来したオランダ軍医ポンペ・ファン・メールデルフォールトによって始められた医学教育が最初であるが、これもまたオランダの軍医学校由来の特殊な医学教育であった。この点については、すでに筆者が数冊の自著[1・2・3]で指摘したところである。日本は西洋医学を受容する原点で特殊な医学であるこうしたオランダの外科医の医学を受容したのである。

そしてこのことは、実は現代の日本の医学教育にも影響を及ぼしている。現代の日本の医学教育では、かつての内科医の医学の基幹部分であったが、外科医の医学には存在しなかった医学哲学・医学倫理・医学史などの医学の総論（日本の科目名では「医学概論」）が制度化されておらず、大学に研究室が置かれず、常勤の研究者のポストがなく、この分野の教育カリキュラムも貧弱で、大学で研究・教育がほとんどなされていない。この点が欧米先進国と日本の医学教育のおおいに異なる点である。残念ながら現在の日本の大学の医学者の中でこの点を意識する者はきわめて少ない[4]。

［史料Ａ］「故 Jo. Ad. クルムス博士の手稿からの抜粋」(２章)
（１枚を上：Ａと下：Ｂに２分して収載した）

〈原史料〉

〈1－A〉

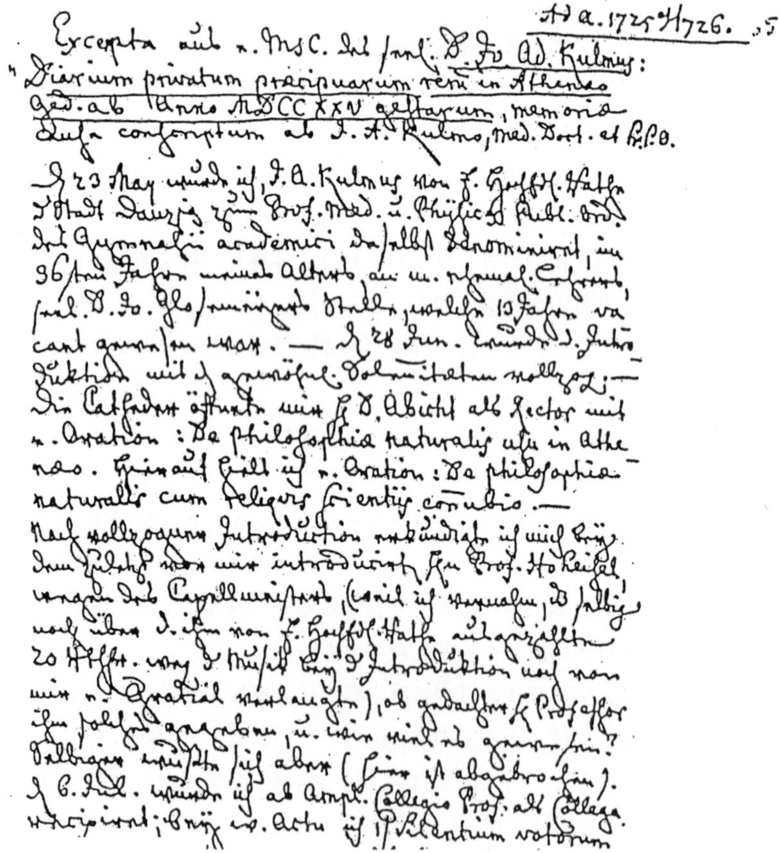
Ad a. 1725 u. 1726.

Excerpta aus d. MSC. des sel. D. Jo. Ad. Kulmus:
"Diarium privatum praecipuarum rerum in Athenaeo Ged. ab Anno MDCCXXV gestarum, memoriae causa conscriptum ab J. A. Kulmus, Med. Doct. et Pr. P. O.

[illegible]
Salbiger musste sich aber (sein ist abgebrochen).
d. 6. Jul. wurde ich ab Ampl. Collegio Prof. als Collega
recipirt; bey ws. Actu ich 1) Silentium votorum
in Collegio proferendorum, 2) Adsensum pluralitatis
votorum, 3) incrementum Gymnasii atq honorem
membrorum Collegii Prof. prosequendum, versprach.

Lectiones bey meinem Antritt:

1. In Curia prima.

Die ☽, ante merid. hora 7–8. vacat.
8–9. D. Willenberg Historica ex Cellarii tractat.
9–10. D. Abicht, Theologica ex Königio.
post merid. hor. 2–3. Prof. Hoheisel, Hebraica.
3–4. Prof. Sartorius, de Eloquentia.

Es waren damals nur 6 Professores, weil Paul Pater, Matheseos Prof. Extr. war kurz vorher gestorben.

Die ♂ mane ab hora 7–8. Ego D. Kulmus, Medica de conservanda sanitate.
Reliquarum horarum Lectiones erant, uti die ☽ mane et a meridie.

Die ☿ ante merid. hora 7–8. Ego D. Kulmus, Physicam.
8–9. Prof. Schelgwig, Philosophica.
9–10. D. Abicht, Disputt. Theol.

Die ♃ ante merid. h. 7–8. p.t. vacat.
8–9. Prof. Sartorius, de Eloquentia.
9–10. Prof. Schelgwig, Philosophica.
a merid. h. 2–3. p.t. vacat.
3–4. Prof. Hoheisel, Graeca.

Die ♀

[marginal note:] ... erarum dauert ... 6 Professores ... Prof. Cath. ... Prof. ...

[stamp:] Reprodukcja z zasobu Archiwum Państwowego w Gdańsku Sygn. 300,42/273 s. 65.

Die ♀ ante Merid. h. 7-8. vacat p. t.
8-9. D. Willenberg, Sicilimenta Juris.
9-10. Ego D. Kulmus, Physicam.
a Meridie 2-3. vacat.
3-4. Prof. Hoheisel, Graeca:
Die ♄ ante Merid. h. 8-9. D. Willenberg, Ciril. Juris.
9-10. Prof. Schelgvig, Philosophica.

II. In Curia Secunda.

D. ☾ et ♂. hora 7-8. Waschetta Polonica tractat
NB. Die ☾ saltem ex mea voluntate, non vero ex necessitate. -- 8-9. Ego D. Kulmus, Physica.
9-10. Prof. Sartorius, Ovidium.
2-3. Prof. Schelgvig, Logicam.
3-4. Prof. Hoheisel, Graeca.
D. ☿ - hora 7-8. Prof. Hoheisel, Hebraica.
8-10. Prof. Sartorius corrigit Pensa.
D. ♃. h. 7-8. Waschetta, Polonica.
8-9. D. Willenberg, Historica.
9-10. Prof. Sartorius, Rhetorica.
2-3. Prof. Schelgvig, Logicam.
3-4. D. Abicht, Theologica.
D. ♀ hora 7-8. Waschetta, Polonica.
8-9. Prof. Schelgvig, Logicam.
9-10. Prof. Sartorius, Ciceronis Orationes.
2-3. Prof. Hoheisel, Hebraica.
3-4. D. Abicht, Theologica.
D. ♄ hora 7-9 Prof. Sartorius corrigit Pensa.
9-10. D. Willenberg, Historica.

D. 4 [?], hora 7–9 Prof. Sartorius corrigit Pensa.
9–10. D. Willenberg, Historica.

A. 1725. d. 21. Aug. war das Examen publ. Civium Curia oder vor Mittage von 8 bis 12 Uhr. Die gegenwärtig[en] Herren u. Membra Ampl. Collegii Scholarchalis waren: H. Albr. Groddeck, p. t. Burggraf u. Protobibl. H. Gabr. v. Bömeln, Protoscholarcha, w[eil]. Bo. Sigm. Ferber, Scholarcha. H. .. Schwinden [?] u. H. .. Engelcke [?], Scholarcha ex Scabinatu. d. Wolff, Quartiermstr. a. d. Koggenquartier, .. Schrenberg [?], Patricius a. d. Hohen Quartier. Absentes waren: H. .. Schrenberg [?] Syndicus, Jac. Focker, Quartiermstr. a. d. Breit Qu. u. Andr. Hanau, Assessor a. d. Fischerquartier.

† der Secundanorum

NB. Zu diesem Examine waren d. Hhn Patroni nomine Rectoris et Professorum: die Hhn Professores aber solo nomine Rectoris d. [illegible] famulum invitirt. d. 22 Aug. war das Examen mit d. Tertianern, Quart. u. Quintanern des Gymnasii: zu welchem Examine die Hhn Patroni nomine Rectoris et Professorum sollen invitirt werden: die Hhn Professores aber werden invitirt nomine Rectoris et Praeceptorum, u. zwar durch den untersten Praeceptorem oder Collegam. Dieses mahl hatte der älteste Praeceptor Petroselinus, aus eigener Caprice, auch d. Hhn Patronos nomine

nomine Rectoris et Praeceptorum zu erst ihnen befohlen, widrigen- A. 1725. 66
er von d. Hn. Professoribus publice reprimandiret würde.

Die Praeceptores in d. classibus inferioribus waren:
In 3tia Classe: Petroselinus u. Hademasch, Hungari.
In 4ta — Zitzau, Cantor, Pomeranus.
In 5ta — Möbtin. Außer diesen ist noch d. Schreiber-
Schwarz, der zugleich d. Knaben im Rechnen u. Polnischen
examinirte. Discipuli waren sehr wenige: In
Tertia 6, in Quarta 4, in Quinta 5.
D. 23 August war Censur u. Translocation. In Curia
secunda maiori waren, auf 6 subselliis, 30. In curia
minori, auf 3 subselliis, 15.
Krasinsky, n. Ukrainsekundaner, bekam folgende praedicata
in d. Censur: Negligentissimus, petulantissimus, ideoque
incarcerandus: so bald er aber auf d. Stube kam,
wollte er d. Strafe sich nicht unterwerfen u. entwich,
wurde demnach propter inobedientiam removirt.
Die Translocandi wurden nicht nach ihrer bisherigen Ordnung abgerufen.
Causa certa translocationis in Primam sind: 1) aetas
provecta, 2) magna corporis statura, 3) petulantia, qua
alii Condiscipuli facile contaminari possent, 4) Nimia
pigritia cum adulta aetate coniuncta; 5ta Causa ante
aliquot annos accedebat, cum aliquis Musicus peritus,
nomine Wolff, uxorem ducere voluerit, eius vero sponsa
Secundano nubere recusaret.
D. 12 Octob. übergab H. Prof. Sartorius s. Rechnung über
das seit 2. Jahren hier administrirten Aerarii, in Gegen-
wart Herrn D. Albichts und meiner J. A. Kulmus.
H. D. Willenberg, H. P. Schelwig, u. Hr. P. Hoheisel waren ab
[illegible]

⟨3-B⟩

Ist seit v. Jahre der administrirten Aerarii, in Gegen-
wart Herrn D. Abichts und meiner J.A. Kuhns.
H. D. Willenbergs, H. P. Schulenius, u. Hr P. Hoheisel waren ab-
sentes. Dahingegen Hr. D. Hasse n. Successoris auch gestellt.
d. 16 Oct. colligirte d. Hr Rector hierüber d. vota p. Capsul-
d. folgende Schedulam: S.T. Rationes, quas Dn. noster Col-
lega Prof. Sartorius exhibuit, putata sunt, novus vero ad-
ministrator, propter quorundam Dnn. Collegarum absen-
tiam constitui non potuit. Rogo itaque honoratiss. Dnn.
Collegas, ut p. suffragia aliquem eligant, qui aerarii curam
gerat. Ego meum suffragium suspendo. J.G. Abicht. D.
Non minus mihi, si non graviores sunt causae, cur suf-
fragium meum suspendam. V.F. Willenberg. D.
Votum meum confero S.T. Dno Inspectori J.A. Kuhn. D.
Suffragatur maxime Reverendo Dn. Rectori, ut aerarii cu-
ram suscipiat. Jo. Sartorius.
Graviores illae causae, quae Consultiss. Inspectorem, Dnum
Collegam honoratiss. movere potuerint, cur suspendat
votum, quantum auguror, erit Quaestio e jure practico
prius in antecessum decidenda; an a duobus Collegii membris
tribus absentibus rationes ab aerario et stipendiis a tertio
exhibitae possint vocari Ampl. Collegii nomine rati-
habitione confirmatae? Nulla autem parte mei locum
habet diffidentia, neque est, quod voto meo desim alter-
utri,

A. 1725.

utri, qui nominati sunt Ampl. Dn. Collegarũ: inprimis cum literis obsignatis conventus publici die Solani votum meum depositurum. Suspendam interim hac vice illius declarationem, donec in votando taciturnitatis aut suspensionis causa enumerent. Schelwig.

Consultissimo Dno Inspectori votũ suum confert. C. S. Hoheisel.

Weil also niemand von denen Herren Professoribus gar nicht votiret hatten, quia dieser Schedula d. 23 Octob. zum anderenmahl herumb, ud Einende folgender maßen votiret:

Votum supra suspensum hic applicabo: quoniam mihi et Dno Hoheisel, novis Professoribus, cura aerarii demandata est, eandem Dn. D. Kulmo conferendam esse indicat J. G. Abicht. D.

Nondum penetro, quare de novo administratore aerarii nostri consultandum sit, priusquam legitime rationes de nup. gesta administratione a Collegio, vel maxima eius parte approbata sint, quod nup. non factũ esse, prudenter monuit Exc. Dn. Schelwig, ne alias hoc exemplum in malam consvetudinem trahatur: a minori numero posse maiorem superari. Ex hac causa et quod, 1/ praecedentium Dnn. Administratorum, Schelwigii et Hoheiselii rationes rationes nondum in ordinem redacta, qui, quantum scio, instrumenta, ad has pertinentia, adhuc in manibus suis habent; quod 2/ in publ. deposito Bibliothecae libri rationum ut ab antiquo debent, non existant, 3/ quod multa perscepta nondum aerario nostro, cuius cassa illa sunt, illata; adhuc votum meum suspendo, amice interpellans Honoratiss. Dn. Collegas, ut hanc rem penitiorem mecum curam instituant. J. F. Willenberg.

Bey obortae differentiae de consvetudine in ex... dicendi

〈4-B〉

[illegible]
adhuc votum meum suspendo, amice interpellans Hono-
ratiss. Dn. Collegas, ut hanc rem penitiorem mecum curam
instituant. J. F. Willenberg.

Post obortas differentias de consuetudine in exhibendis [illegible]
rationib. mihi incognita, suffragium meum Consult. Dno [illegible]
reddam. J. A. Kulmus. D.

Dn. Prof. Sartorius acerbissima, ut audivi, verba, inprimis
ob votum praecedens Dni Prof. Schelwigii subnectens, suf-
fragium Dno Rectori denuo contulit. Reliquorum
Professorum vota haud percepi, quoniam schedulam ipsam
iam non amplius vidi.

D. 29 Oct. schickte d. H. Rector [illegible] schedulam, d. vota zu col-
ligiren, [illegible] alle Hhn Professoren die vota [illegible]
[illegible] zur Administration [illegible] conferirten.

D. 11 Dec. war Censura publ. [illegible], u. nach dieser wurden d. Inha-
bitatores Palatii admoniret, auf Feuer u. Licht wohl acht zu geben,
u. d. [illegible] fleißig zu frequentiren. Es fing sich auch d. [illegible] Winter
über gewöhnl. visitationes Palatii vespertinae wieder an, welche
d. Hhn Professores u. d. Collegae Class. infer. alternatim verrichten.
Diese Ordnung sollte continuiret werden bis an Fastnacht, wie ge-
bräuchl. Es hat aber diese Visitationes kein einziger von d. Hhn
Prof. diesen Winter über abgewartet, als ich u. H. Prof. [illegible];
auch d. Collegae sehr wenige mahl gegangen.

A. 1726.

A. 1726.

D. 29 Januar. war Ampl. Collegium Prof. vom Herrn Rectore zusammen 67
gerufen, weil einige Desordre d. auf dem Palatio vorgefallen
zu schlichten. Weil Professores Herr D. Wittenberg, u. Herr Prof. Schreibel
waren absentes. A. C. v. Wegner Eq. Pom. klagte den
Adv. Dilger an, daß dieser ihn über das Auge geschlagen, deshalb
verdammt Dilger auf 8 Tag ins Carcer zu gehen condem-
niret worden. Dilger berief sich hierauf, daß denen H. G. Pfen-
nigk, Schles. Lapponi (v. favorisiret von Herrn D. Albrecht) wegen
Excessen auf dem Palatio von dem Herrn Inspector [illegible]
[illegible] das Carcer wegen jetzt Strafe [illegible] hätten
aber auf Connivence des Herrn D. Albrecht s. Strafe nicht er-
litten, sagte demnach, daß er (als ein Patricius Curland) ja doch
geringer als ein Ausländer würde [illegible]
als Pfennigk s. Strafe würde aufgeschoben haben, wollte er
sich dasselbe auch als zu nutze machen. Weil nun Pfennigk nicht
exequiret wurde, so kam dieser auch frey durch.

D. 24 Febr. hielt M. J. Dan. Kitzebusch, auf Permission
E. Hochlöbl. Facult. eine Disputationem publ. De fallaciis Opticis
demonstrationis mathematicae impedimentis, weil er die
vacante Professionem Mathematicam begehrte. Weil ihn
aber ein geringer Opponent, Extraord. Herr M. Hanau, sehr
prostituirte, so ward s. Hoffnung dißmahl zu Wasser.
Die ganze Disput. ist sehr schlecht ausgeführet, u. ist in der-
selben nicht ein einziges Wort de fallaciis Opticis gedacht.

D. 28 Martii ward Ampl. Colleg. Prof. convociret, da denn alle
membra zugegen waren, außer Herrn Prof. Sartoris. Die Ursache
war, daß Jo. Jac. Zizau, Cantoris fil. ein unnützer Primaner,
beschuldiget wurde, er hätte einige Tage vorher in [illegible]
[illegible] einen Kaufmann [illegible] des Abends betrunk[illegible]

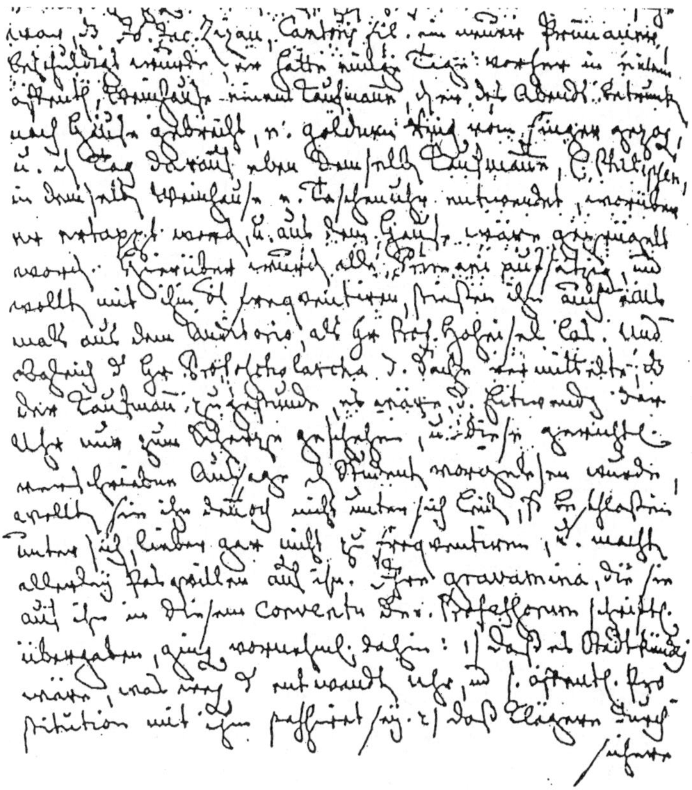

1726. seinen Sinn [illegible] nach [illegible], d. Verklagten golden Ring bey sich gehabt, u. selbige zu kaufen gestellet — 3/ daß er sich d. übler Conduite, besonders verdächtigen Häuser, auch unter dem Gottesdienst, [illegible] u. [illegible] nicht als ein Studiosus aufführe. 4/ daß d. [illegible] Studiosi [illegible] ambulatoria hätte in diese Stunden, [illegible] Patroni, wann [illegible] Betrügereyen u. Diebstähle an Studenten [illegible] bestraft würden, sie aber selbst verdächtig hält, u. ihnen d. beneficia versag. — Weil nun das samtl. Colleg. Prof. [illegible] d. Sache [illegible] dem Vater des Beklagten [illegible] seinen Sohn [illegible] auf Universitäten, od. auf ein ander Gymnasium zu [illegible], worauf er ihn über See nach Hamburg

d. 22 Aug. [illegible] D. Translocation: J. C. Krause, [illegible] [illegible]

17. Aug. [illegible] Translocation kam d. D. Sartorius [illegible] in d. Ordnung, mit ein Supplik beym ganzen Colleg. Prof. privation [illegible] Consilio [illegible] validiren. [illegible] D. [illegible] votum. [illegible] D. Willenberg [illegible] Conrector Lohde [illegible] Nachtheil [illegible] professores [illegible] degradiret [illegible]. (NB. [illegible] D. Willenberg war bey d. Translocation [illegible] Zeuge, sonst würde das ganze Colleg. [illegible] ratione [illegible] haben.) [illegible] Supplik folgende: gravis sententia

gewesen wegen / seiner Sohn solchen schlechten profectus hätten, daß er deswegen sey degradiret worden. (NB. Hr. D. Willenberg war bey d. Translokation d. zugegen, sonst würde das ganze Colleg. vielleicht auch diese ratione unterschrieben haben.) Ich schriebe unter d. Supplik folgendes: Quodsi sententia illa, ex communi Ampl. Colleg. Prof. suffragio, de loco petentis occupando, nuper suscepta, et in translatione publice denunciata, nunc iterum, secundum supplicantis voluntatem, immutaret, vererer, ne honori et auctoritati Collegii nostri haud parum decederet, et hic exemplum etiam ab aliis, qui pariter fuerint postpositi, in eandem viam in consequentiam traheretur: quare has ob rationes ej. desiderio annuere hac vice nequeo. Herr Prof. Sartorius solle das Herrn D. Willenbergs votum [illegible] zu seinem haben, worüber dieser Bericht [illegible] [illegible]. Die übrige Herrn Professores sollen [illegible], wie ich, sentiret haben. Der Supplikant behielt also / angewiesenen Locum, u. Praecedentiam [illegible].

"Weiter ist Kulmi Diarium nicht fortgesetzt.

〈翻刻〉

〈1-A〉

Ad a.1725 et 1726.

Excerpta aus e. Msc. des seel. D. Jo. Ad. Kulmus:
Diarium privatum praecipuarum reru in Athenaeo
Ged. ab Anno MDCCXXV gestorum memoriae
causa conscriptum ab J. A. Kulmo, Med. Doct. et Pr. P. O.

D. 23 May wurde ich, J. A. Kulmus von E. HochEdl. Rathe
der Stadt Danzig zum Prof. Med. u. Physices Publ. brd.
des Gymnasii academici daselbst denominiret, im
36sten Jahre meines Alters, an m. ehemal. Lehrers,
seel. D. Jo. Glosemeyers Stelle, welche 13 Jahre va-
cant gewesen war. D. 28 Jun. wurde d. Intro-
duktion mit d. gewöhnl. Soleñitaeten vollzog.
Die Catheder öffnete mir he. D. Abicht als Rector mit
e. Oration: De philosophiae naturalis usu in Athe-
naeo. Hierauf hielt ich e. Oration: De philosophiae
naturalis cum reliquis scientiis coñubio.
Nach vollzogener Introduktion erkundigte ich mich beij
dem zuletzt vor mir introducirt. Hen Prof. Hoheisel,
wegen des Capellmeisters, (weil ich vernahm, dz selbig.
noch über d. ihm von E. HochEdl. Rathe ausgezahlten
20 Rthlr. weg. d. Musik beij d. Introduktion noch von
mir e. Gratial verlangte), ob gedachter H. Professor
ihm solches gegeben, u. wievieles gewesen?
Selbiger wußte sich aber (hier ist abgebrochen).
D. 6 Jul. wurde ich ab Ampl. Collegio Prof. als Collega

recipiret; beij w. Actu ich 1) silentium votorum
in collegio proferendorũ, 2) adsensum pluralitatis
votorum, 3) incrementũ gymnasii atq. honorem
membrorũ Collegii Prof. prosequendum, versprach.

Lectiones bey meinem Antritte:

I . In Curia prima.

Es waren damals nur 6 Professores. Paul Pater, Matheseos Prof. Extr. war kurz vorher gestorben.

Die ☾, ante Merid. hora 7-8. vacat.
8-9. D. Willenberg Historica ex cellario tractat.
9-10. D. Abricht, Theologica ex Königio.
post Merid. hor. 2-3. Prof. Hoheisel, Hebraica.
3-4. Prof. Sartorius, de Eloquentia.
Die ♂ mane ab hora 7-8. Ego D. Kulmus, Medica de conservanda sanitate.
Reliquarum horar lectiones erant, uti die ☾ mane et a meridie.
Die ☿ ante merid. hora 7-8. Ego D. Kulmus, Physicam.
8-9. Prof. Schelgvig, Philosophica.
9-10. D. Abicht, Disputt. Theol.
Die ♃ ante merid. h. 7-8. p. t. vacat.
8-9. Prof. Sartorius, de Eloquentia.
9-10. Prof. Schelgvig, Philosophica.
a merid. h. 2-3. p. t. vacat.
3-4. Prof. Hoheisel, Graeca.

Die ♀

Die ♀ ante Merid. h.	7-8. vacat. p. t.
	8-9. D. Willenberg, Sicilimenta Juris.
	9-10. Ego D. Kulmus, Physicam.
a Meridie	2-3. vacat.
	3-4. Prof Hoheisel, Graeca.
Die ♄ ante Merid. h.	8-9. D. Willenberg, Sicil. Juris.
	9-10. Prof. Schelgvig, Philosophica.

II . In Curia Secunda.

D. ☾ et ♂ . hora	7-8. Waschetta. Polonica tractat.
N.B. Die ☾ saltem ex mea	8-9. Ego D. Kulmus, Physica.
voluntate, non vero ex	9-10. Prof. Sartorius, Ovidium.
necessitate.	2-3. Prof. Scheglvig, Logicam.
	3-4. Prof. Hoheisel, Graeca.
D. ☿ hora	7-8. Prof. Hoheisel, Hebraica.
	8-10. Prof. Sartorius, corrigit pensa.
D. ♃ h.	7-8. Waschetta, Polonica.
	8-9. D. Willenberg, Historica.
	9-10. Prof. Sartorius, Rhetorica.
	2-3. Prof. Schelgvig, Logicam.
	3-4. D. Abicht, Theologica.
D. ♀ hora	7-8. Waschetta, Polonica.
	8-9. Prof. Schelgvig, Logicam.
	9-10. Prof. Sartorius, Ciceronis Orationes.
	2-3. Prof. Hoheisel, Hebraica.
	3-4. D. Abicht, Theologica.
D. ♄ hora	7-9 Prof. Sartorius corrigit pensa.
	9-10. D. Willenberg, Historica.

A. 1725. D.21 Aug. war das Examen publ. Civium Curiae 2dae
vor Mittage von 8 bis 12 Uhr. Die gegenwärtig.
Herren u. Membra Ampl. Collegii Scholarchalis
waren: he. Albr. Groddeck, p. t. burggraf u. Protobibl.
He. Gabr. v. Bömeln, Protoscholarcha, u. h. Jo. Sigm.
Ferber, Scholarcha. he. Schmieden u. He. Engelle,
Scholarchae ex Scabinatu. Wolst, Quartierm.
a. d. Coggenquartier. Hosenberg, Patricius a.d.
Hohen Quartier. Absentes waren: H. Hosenberg
Syndicus, Jac. Focken, Quartierm. a. d. breit. Qu.
u. Andr. Hanan, Assesor a. d. Sitscherquartier.
N. B. Zu dies. Examine der Secundarorum werd. d. HHn Patroni nomine
Rectoris et Professorum: die HHn Professores aber
solo nomine Rectoris dh. d. famulum invitirt.
D. 22 Aug. war das Examen mit d. Tertianern,
Quart. u. Quintanern des Gymnasii: zu welchem
Examine die HHn Patroni nomine Rectoris et Profes-
sorum sollen invitirt werd.: die HHn Professo-
res aber werd.invitiret nomine Rectoris et Prae-
ceptorum, u. zwar dh. d. untersten Praeceptorem
oder Collegam. Dieses mahl hatte d. älteste Praeceptor,
Petroselinus, aus eigner Caprice, auch d. HHn Patronos

nomine

A. 1725.

nomine Rectoris et Praecptorú zu invitiren befohlen, wesweg. er von d. HHn Professoribus billig reprimandiret wurde.

Die Praeceptores in d. classibus inferioribus waren:
In 3tia classe: Petroselinus u. Hademasch, Hungari.
In 4ta ---- Zützau, Cantor, Pomeranus.
In 5ta ---- Möske, Ausser diesen ist noch d. Schreiber Sch???, der zugleich d. Cnaben im rechnen u. Polnischen examinirte. Discipuli waren sehr wenige: In Tertia 6, in Quarta 4, in Quinta 5.
D.23 August war Censur u. Translokation. In Curia secunda maiori waren, aus 6 subselliis, 30. In curia minori, aus 3 subselliis, 15.
Kraszinsky, e. Cleinsekundaner, bekam folgende Praedicata in d. Censur: Negligentissimus, petulantissimus, ideoq. incarcerandus: so bald er aber aus d. Stube kam, wollte er d. Strafe sich nicht unterwerfen u. entwich, wurde demnach propter inobedientiam removirt.
Die Translocandi wurden nicht nach ihrer bisherigen Ordng abgerufen.

Causae certae translocationis in Primam sind: 1) aetas provecta, 2) magna corporis statura, 3) petulantia, qua alii comilitones facile contaminari possent, 4) nimia pigritia cum adulta aetate coniuncta; 5ta causa ante aliquot años accedebat, cum aliquis musicae peritus, nomine Welsah, uxorem ducere voluerit, eius vero sponsa secundano nubere recusaret.
D. 12 Octob. übergab he. Prof. Sartorius s. Rechnung weg. des seit e. Jahre her administrirten Aerarii, in Gegenwart hrn D. Abichts und meiner J. A. Kulmus.

he. D. Willenberg, he. P. Schelgwig, u. Hr P. Hoheisel waren absentes. Deswegen blieb d. Wahl e. Successoris ausgestellt.
D. 16 Oct. colligirte d. Hr Rector hierüber d. vota p caspulā, dh. folgende Schedulam: S. F. Rationes, quas Dn. noster collega Prof. Sartorius exhibuit, putatae sunt. novus vero administrator, propter quorundam Dnn. Collegarum absentiam, constitui non potuit. Rogo itaq. honoratiss. Dnn. collegas, ut p suffragia aliquem eligant, qui aerarii curā gerat. Ego meum suffragium suspendo. J. G. Abicht. D.

Non minores mihi, si non graviores sunt causae, cur suffragium meum suspendam. S. F. Willenberg. D.
votum meum confero S. T. Dno. Inspectori. J. A. Kulm. D.
Suffragat maxima Reverendo Dn. Rectori, ut aerarii curam suscipiat. Jo. Sartorius.
Graviores illae causae, quae Consultiss. Inspectorem, Dnum Collegam honoratiss. movere potuerint, cur suspendat votum, quant auguror, erit Questio e pire practico foro in antecessum decidenda; an a duob. collegii membris, tribus absentibus rationes ab aerario et stipendiis a tertio exhibitae possint vocari Ampl. Collegii nomine ratihabitone confirmatae? Nulla autem parte mei locum habet dissidentia, neq. est, quod voto meo desim alter-

utri

A, 1725.

utri, qui nominati sunt Ampl:Dn.Collegarú: inprimis cum literis obsignatis conventus publici die soleñi votum meum deposuerim. Suspendam interim hac vice illius declarationem, donec in votando taciturnitatis aut suspensionis causae enumerent. Schelwig

Consultissimo Dno Inspectori votú suum confert. C. L. Hoheisel.

Weil also einige von d. HHn Professorib. gar nicht votirt hatten, ging diese schedula d. 23 Octob. zum andermahl herum, ud wurde folgendmassen votirt;

Votum supra suspensum hic explicabo: quoniam mihi et Dno Hoheisel, novis Professorib., cura aerarii demandata est, eandem Dn. D. Kulmo conferendam esse iudicat

J. G. Abichit. D.

Nondum penetro, quare de novo administratore aerarii nostri consultandum sit, priusquam legitime rationes de nup gesta administratione a Collegio, vel maxima ejus parte approbatae sint, quod nup. non factú esse, prudenter monuit Exc. Dn. Schelvig, ne alias hoc exemplum in malam consuetudinem trahat.: a minori numero posse maiorem superari. Ex hac causa et quod 1) praecedentium Dnn. Administratorú, Schelwigii et Hoheiselii rationes rationes nondum in ordinem redactae, qui, quantum scio, instrumenta, ad has ptinentia, adhuc in manibus suis habent; quod 2) in publ. deposito Bibliotheca libri rationum ut ab antiquo debent, non custodiant., 3) quod mulctae perceptae nondum aerario nostro, cuius cassae illae sunt, illatae, adhuc votum meum suspendo, amice interpellans Honoratiss. Dn. Collegas, ut harú rerú penitiorem mecum curam instituant. J. F. Willenberg.

Post obortas differentias de consuetudine in exhibendis aerarii rationib., mihi incognita, suffragi meum Consult. Dno. Inspectori reddam. J. A. Kulmus. D.

Dn. Prof. Sartorius acerbissima, ut audivi, verba, inprimis ob votum praecedens Dni. Prof. Schelwigii subnectens, suffragium Dno. Rectori denuo contulit. Reliquorum Professorú vota haud pcepi, quoniam schedulam ipsam iam non amplius vidi.

D. 29 Oct. schickte d he. Rector e. neue schedulam, d. vota zu colligiren, herum, darinen alle HHn Professoren die vota meiner Wenigkeit zur Administration des Aer. conferirten.

D. 11 Dec. war Censura publ. Curiae IIdae, u. nach dselb. wurd. d. Inhabitatores Palatii admonirt, auf feuer u. luft mahl acht zu geben, u. d. Preces fleissig zu frequentiren. Es fing.sich auch d. d. Winter über gewöhnl. visitationes Palatii vespertinae wied. an, welche d. HHn Professores u. d. Collegae Class. infer. allematim verricht. Diese Ordng sollte continuirt werd. bis an fastnacht, wie gebräuchl. Es hat aber diese Visitationes kein einiger von d. HHn Prof. dies. Winter über abgewartet, als ich u. he. Prof. Hoheisel; auch P (?) d.Collegae sehr wenige mahl gegang.

A.1726.

A.1726

D. 29 Januar. war Ampl Collegium Prof. vom hen Rectore zusamen gerufen, weg. einer desordre, d. auf dem Palatio vorgefall. zwischen einig. studiosis, Hr D. Willenberg u. he. Pro. Hoheisel waren absentes, A. C. v. Wegher, Eqv. Pom, klagte den Adr. Dilger an, dz dieser ihm über das Auge gefährl. geschlag. wesweg. Dilger auf e. Tag ins Carcer zu gehen condemnirt wurde. Dilger berief sich hierauf, dz dem J. G. Pfennigk, Schleb. Saxoni (e. favorit. von hen D. Abicht) wegen Excessen auf dem Palatio von dem Hen Inspectori vor weniger Zeit dz Carcer wäre zur Strafe dictiret word., hätte aber auf Connivence des Hrn. D. Abicht s. Strafe nicht erlitt., sagte demnach, dz er (als e. Patricius ___)_ ja nt geringer als e. Ausländer würde angeseh. werd. Wen also Pfenigk s. Strafe würde ausgestand. haben, wollte er sich dselben auch nt entziehen. Weil nun Pfenigk nicht exeqvirt wurde, so kam dieser auch freij durch.

D. 28 Febr. hielt M. J. Dan. Kikebusch, auf Permission E. HochEdl. Raths e. Disputationem publ. De fallaciis Opticis, demonstrationis mathematicae impedimentis, weil er die vacante Professionem Mathëmaticam begehrte. Weil ihn aber e. gewiser Opponens extraord. He. M. Hanau, sehr prostituirte, so ward s. Hoffnung dieses mahl zu Wasser. Die ganze Disput. ist sehr schlicht ausgeführt, u. ist in derselben nicht e. einiges Wort de falliciis opticis gedacht.

D. 28 Martii ward Ampl. Colleg. Prof. convocirt, da den alle membra zugeg. waren, auser hen Prof. Sartorio. Die Ursache war, dz Jo. Jac. Ziau, Cantoris fil. ein neuer Primaner, beschuldigt wurde, er hätte einige Tage vorher in einem

öffentl. Weinhause einem Caufmane, d. er des Abends betrunk.
nach Hause gebracht, e goldnen Ring vom finger gezog.
u. d. Tag darauf eben demselb. Caufmane, C. Philipsen,
in demselb. Weinhause e. Taschenuhr entwendet, worüber
er ertappt word. u. aus dem Hause wäre geprügelt
word. Hierüber wurd. alle Primari aufsätzig, und
wollt. mit ihm nt freqventiren, stiesen ihn auch nach-
mals aus dem Auditorio, als Hr Prof. Hoheisel las. Und
obgleich d. Hr. Protoscholarcha d. Sache vermittelte, dz
der Caufman zugestunde, er wäre d. Entwendg der
Uhr nur zum Scherze geschehen, u. diese gerichtl.
verschrieben Aussage d. Stundent. vorgelesen wurde,
wollt. sie ihn denoch nicht unter sich leid., so beschlosen
unter sich, lieber gar nicht zu freqventiren, u. macht.
allerleij Pasqvillen auf ihn. Ihre gravamina, die sie
auf ihn in diesem Conventu Den Professoren schriftl.
übergaben, ging. vornehml. dahin: 1) das es Stadtkündig
w re, was weg. d. entwandt. Uhr, ud. s. öffentl. Pro-
stitution mit ihm passiret seij, 2) das Clägere durch
sichere

1726.

sichere Zeug. erweislich. mach. könt., dz Beklagter goldne Ringe beij sich gehabt, u. selbige zu Caufe gestellet- 3) das er sich dh üble Conduite, Besuchg verdächtiger Häuser, auch unter dem Gottesdienste, dh Borgen u. Auswind. ___ nicht als e. Stundent aufführe. 4) dz d. fremd. studiosi, w. mensas ambulatorias hätt., in Sorg. stünd., es würd. ihre Patroni, wen dgl. ruchbare Betrügereijen u. Diebstäle an Stundent, nt bestraft würd., sie ebenfalls verdächtig halt., u. ihnen d. Beneficia versag. -Weil nun das sämtl. Colleg. Prof. für rathsam erachtete, d. Sache nt weiter rege zu mach., wurde dem Vater des Beklagt. gerathen, seinen Sohn entwed. auf Universitaeten. od. auf e. anderes Gymnasium zu versend., worauf er ihn ber See nach Hamburg geschicket

D. 22. Aug Censur d. Translokation: G. L. Krause, d. 18te in. d. Ordnung wurde gar nt abgelesen, weil er nt beijm Examine auch beij d. Censur. nicht erschienen.

M. Aug. Etliche Tage nach gehaltener Translokation kam J. F. Sartorius, d. 20ste in d. Ordnung, mit e. Supplik beijm ganzen Colleg. Prof. privatim ein, darinen er bat, dz er seinen Ort, neben d. vorig. Comilitonibs. wieder occupiren möchte, widrigenfalls würde er velediciren.

He. D. Abicht suspendirte s. votum. He D. Willenberg Inspect. consentirte, dz s. Bitte e. Genüg. gescheh, sollte, vornehml. weil des Supplicantis Vater Conrector Scholae tohanitanae seij, u. selibigem, als e. Docent. zum Nachtheile gereiche, wen s. eigner Sohn solche schlechte profectus hätte, dz er desweg. seij degradiret word. (NB. He. D. Willenberg war beij d. Translokatioon nt zugeg., sonst würde das ganze Colleg. vielleicht auf diese ratione reflektirt haben.)

〈6-B〉

Ich schrieb unter d. Supplik folgendes: Quodsi sententia illa, ex comuni Ampl. Colleg. Prof. suffragio, de loco petentis occupando, nuf suscepta et in translocatione publice denunciata, nunc iteru, secundu supplicantis voluntatem, imutaret., vererer, ne honori et auctoritati Collegii nostri haut parum decederet, et hoc exemplum etiam ab aliis, qvi pariter fuerunt postpositi, p eandem viam in conseqventiam traheret. qvare has ab rationes ej. desiderio anuere hoc vice neqveo. Hr Prof. Sartorius soll des Hrn D. Willenbergs votum ordentl. refutirt haben, worüber diese beijd. zieml. streitig wurd. Die übrig. HHn Professores sollen mehrentheils, wie ich, hortiret haben. Der Supplikant behielt also s. angewiesenen locum, u. freqventirte weiter.

Weiter ist Kulmi Diarium nicht fortgesezt.

〈翻訳〉

〈1-A〉

1725年と1726年への追加

故Jo. Ad. クルムス博士の手稿『医学博士にて正教授のJ. A. クルムスにより、出来事の記録のために書かれた、1725年以降のダンチッヒ・ギムナジウムにおける特別な事柄に関する私的日誌』からの抜粋

5月23日に私J. A. クルムスは、ダンチッヒ市の尊敬すべき高貴な参事会によって、同地の学術ギムナジウムの医学と自然学の教授に、36歳の時に、13年間空席であった、私のかつての師、Jo. グロゼマイエル（Glósemeyer）博士のポストに任命された。

6月28日に紹介式が、通常の厳かさをもってなされた。私のために、講座をアービヒト（Abicht）博士殿が学長として、「ギムナジウムにおける自然哲学の用益について」という講演でもって開講した。この後、私は「哲学と将来の自然科学との結合について」という講演を行なった。

紹介式の終了後、私は最後に私の前に紹介されたホーハイゼル（Hoheisel）教授殿に楽団長に関して、紹介式の際の音楽のために、尊敬すべき高貴な参事会によって彼に支払われた20帝国ターレル以上にさらに私から謝礼を要求していると聞いたので、前述の教授が彼にそのようなものを与えたかどうか、それはいかほどであったか、尋ねた。しかし彼は知らなかった（ここで途切れている）。

7月6日に私は気高い教授団によって同僚として受け入れられた。その儀

〈1－B〉

式の際に私は次の事柄を誓った。

1）教授団の中で述べられる意見を外に洩らさないこと

2）複数の意見を承認すること

3）ギムナジウムを発展させ、かつ教授団メンバーの名誉を続けること

私の就任の際の授業：

当時はただ6人の教授しかいなかった。パウル・パーテル、マテゼオス（Paul Pater, Matheseos）、員外教授は少し前に死亡していた.

Ⅰ　8・9年生

月　午前　7—8時　欠

8—9時　Dr. Willenberg：食糧品の歴史学

9—10時　Dr. Abicht：列王紀（？）の神学

午後　2—3時　Prof. Hoheisel：ヘブライ学

3—4時　Prof. Sartorius：雄弁について

火　朝　7—8時　私 Dr. Kulmus：守られるべき健康に関する医学

残りの時間の授業は、月曜日の朝と午後と同様であった。

水　午前　7—8時　私 Dr. Kulmus：自然学

8—9時　Prof. Schelgvig：哲学

9—10時　Dr. Abicht：神学論争

木　午前　7—8時　目下　欠

8—9時　Prof. Sartorius：雄弁について

9—10時　Prof. Schelgvig：哲学的な事柄

午後　2—3時　目下　欠

3—4時　Prof. Hoheisel：ギリシア学

金　午前　7—8時　目下　欠
　　　　　8—9時　Dr. Willenberg：法律学補講
　　　　　9—10時　私 Dr. Kulmus：自然学
　　午後　2—3時　欠
　　　　　3—4時　Prof. Hoheisel：ギリシア学
土　午前　7—8時　Dr. Willenberg：法律学補講
　　　　　8—9時　Prof. Schelgvig：哲学

Ⅱ　6・7年生

月・火の午前7—8時　Waschetta　ポーランド学論究
註：月は少なくとも私の希望によるが、しかし必要性からではない。
　　　　　8—9時　私 Dr. Kulmus：自然学
　　　　　9—10時　Prof. Sartorius：オヴィディウス（ローマの詩人）
　　　　　2—3時　Prof. Schelgvig：論理学
　　　　　3—4時　Prof. Hoheisel：ギリシア学
水　　　　7—8時　Prof. Hoheisel：ヘブライ学
　　　　　8—10時　Prof. Sartorius：宿題訂正
木　　　　7—8時　Waschetta：ポーランド学
　　　　　8—9時　Dr. Willenberg：歴史学
　　　　　9—10時　Prof. Sartorius：修辞学
　　　　　2—3時　Prof. Schelgvig：論理学
　　　　　3—4時　Dr. Abicht：神学
金　　　　7—8時　Waschetta：ポーランド学
　　　　　8—9時　Prof. Schelgvig：論理学
　　　　　9—10時　Prof. Sartorius：キケロの演説
　　　　　2—3時　Prof. Hoheisel：ヘブライ学
　　　　　3—4時　Dr. Abicht：神学
土　　　　7—9時　Prof. Sartorius：宿題訂正
　　　　　9—10時　Dr. Willenberg：歴史学

〈2-B〉

1725年

8月21日に6・7年生の公開試験が午前8時から12時まであった。立ち会った紳士たちと気高い修道院付属学校長会のメンバーは以下の人たちであった：目下、城伯で図書館長のAlbr. グロデック（Groddeck）氏、修道院付属学校長会会長のGabr.von. ベーメルン（Bömeln）氏、修道院付属学校長のJo. Sigm. フェルベル（Ferber）氏、市参事会出身の修道院付属学校長シュミーデン（Schmieden）氏とエンゲレ（Engelle）氏、コッゲン市区長のヴォルスト（Wolst）氏、ホーエン市区の貴族のホーゼンベルク（Hosenberg）氏。

欠席者は以下の人たちであった：法律顧問のH. ホーゼンベルク（Hosenberg）氏、ブライテン市区長のJac. フォッケン（Focken）氏、ジッチェル市区の高級官吏のAndr. ハーナン（Hanan）氏。

注意：6・7年生のこの試験には後援者の方々が、学長と教授たちの名前で招待される。しかし教授の方々はただ学長の名前によって、召使を通じて招待される。

8月22日にはギムナジウムの4・5年生、3年生、2年生の試験があった。この試験には後援者の方々は学長と教授たちの名前で招待されるべきである。しかし教授の方々は学長と教師たちの名前で、それも最下級の教師または同僚を通じて招待される。今回は最年長の教師ペトロゼリヌス（Petroselinus）は、自らの気紛れから、後援者の方々をも学長と教師たちの名前で招待することを命じておいた。このことに関して彼が教授の方々から、非難されたのは当然であった。

下のクラスの教師たちは以下のとおりであった：

4・5年生のクラスは、ペトロゼリヌスとハンガリー人のハデマッシュ(Hademasch)、3年生のクラスは、教会の音楽指揮者でポンメルン人のチュッツァウ（Zützau)、2年生はメスケ（Möske)。これらの人々の他にさらに書記のシュ…？（人名)。彼は同時に生徒たちに計算とポーランド語の試験を行なった。

生徒たちは非常に少数であった。4・5年生は6人、3年生は4人、2年生は5人。

8月23日に成績評価と移動があった。7年生は6つの腰掛けから30人、6年生は3つの腰掛けから15人。

6年生のクラシンスキー（Kraszinsky）は成績評価で次のような評価を得た：最も怠慢、最も手に負えない、故に学生牢に入れられるべき。しかし、彼は部屋から出て来るや否や、罰に従おうとせず、逃走した。それ故に不従順により除籍された。

移動させられるべき者たちは彼らの今までの序列によって呼び出されたのではない。

8・9学年への移動の確実な前提条件は次の通りである。

1)年長になること

2)体格の大きさ

3)他の級友たちが、喜んで辱められ得る厚かましさ

4)年令増加と結合した甚だしい怠惰

ヴェルザー（Welsah）という名の音楽に熟練したある者は妻を娶ろうと前から考えていたが、彼の婚約者が第2の男と結婚することを拒絶した時に、5番目の条件が2、3年前に付け加わった。

10月12日にザルトリウス教授殿は、1年前から管理していた国庫に関する会計をアービヒト博士殿と私クルムスの面前で引き渡した。ヴィレンベルク氏とシェルクヴィッヒ氏とホーハイゼル氏は不在であった。それ故に、後任

者の選出は延期されたままであった。

10月16日に学長殿はこのことに関し、次のような紙によって小箱を用いて意見を集めた。

我々の同僚ザルトリウス教授殿が引き渡した会計は計算済みであるが、新しい管理者は、何人かの同僚諸氏の不在のために、任命され得なかった。故に私は、国庫の管理を行なう他の誰かを投票によって選ぶよう、極めて名望のある同僚諸氏に求める。私自身は投票を保留する。

J. B. アービヒト博士

私が投票を保留する理由はさほど重要ではないにしても、私には、さほど些細なことではない。 S. F. ヴィレンベルク博士

私は視学官殿に投票する。 J. A. クルムス博士

私は尊敬すべき学長殿が国庫の管理を引き受けるよう、彼を特に推薦する。

Jo. ザルトリウス

極めて熟達した視学官たる、極めて名望のある同僚殿をためらわせ得た、投票権を保留するその理由はかなり重要であって、私の推測する限り、この問題は前任者に対する全く実際的な審理の中から解決されるべきであろう。教授団のメンバー3人が不在であっても、2人のメンバーによって、国庫と第三者からの学術補助金に関する会計は監査され、教授団の名において同意をもって承認されたとすることが出来るのか否か。しかし私はいさ

さかなりとも不同意ではなく、同僚諸氏の中から指名された両名の一人に私の投票権をもって助力しないこともない。ことに私は、封印した文書でもって、公の会合の厳かな日に私の投票を預けるであろう。誓約下で沈黙あるいは保留の理由が数え上げられるまで、今度は私がそれの公表を保留するであろう。

シェルヴィヒ

極めて熟達した視学官殿にC. L. ホーハイゼルは投票する。

従って教授諸氏の2、3人は全く投票しなかったので、次の紙が10月23日に再度回されて、下のように投票された：

保留した投票の他に、私は次のことを述べたい：新任の教授である私やホーハイゼル殿に国庫の管理が委ねられたので、それをクルムス教授殿に任せるべきであると考える。

J. B. アービヒト博士

かってなされた管理に関する会計が正当に教授団によって、あるいはその大部分のメンバーによって承認される以前に、なぜ我々の国庫の新しい管理者について協議されるべきであるのか、私は未だに理解出来ない。このような事はかつて行なわれたためしがないのであって、シェルヴィヒ閣下殿は聡明にも、今後このような事例が悪しき習慣とみなされることのないように、少数によって多数が凌駕され得ることを忠告したのである。このような理由と、1）先任の管理者であったシェルヴィヒ殿とホーハイゼル殿の会計が未だに処理済みの会計ではなく、彼らは、私の知る限り、それに関係する証拠書類を今なお自らの手許に持っていること、2）会計書類は昔からの通り、公の保管場所たる図書館にあるべきであって、管理されてはならないこと、3）徴収された罰金は我々の国庫の金であるのに、未だにそこへ納められていないことから、私は依然として投票を保留し、これらの事に関して私と共により徹底した管理を実施するよう、極めて名望のある同僚諸氏に親しく異

義を申し立てる次第である。　　　　　　　　　　　　J. F. ヴィレンベルク

監査されるべき国庫会計における慣習は私の承知しないことであるが、これに関する意見の相違が生じた後では、私は熟達した視学官殿に投票したいと思う。　　　　　　　　　　　　　　　　　　　　J. A. クルムス博士

ザルトリウス教授殿はまず投票に先んじて、私が聞いたような、極めて苦々しい言葉をシェルヴィヒ教授殿に加えてから、もう一度、学長殿に投票した。私はその紙自体をもうそれ以上目にしなかったので、他の教授達の投票を全く把握しなかった。（訳註：クルムスのコメント）

10月29日に学長殿は投票をまとめるために新しい紙を回送し、その中で全ての教授諸氏が小生を国庫の管理に当たらせる投票を協議した。

12月11日に6・7年生の公開成績判定があった。その後、宮殿の居住者たちは、火と空気について注意するよう、そして祈りに熱心に通うように訓戒された。また、この冬中、教授の方々と下級の同僚たちが行なう、通例の宮殿への夜間訪問が再開された。この制度は、慣例通り、謝肉祭まで続けられるべきであった。しかし、私とホーハイゼル教授殿以外、教授の方々の誰一人として、この冬中この訪問に携わらなかった。また、下級の同僚たちもほんの数回しか行かなかった。

〈5-A〉

1726年

1月29日に教授団が学長によって召集された。それは2、3の学生の間で、校舎でおきた混乱のためである。ヴィッテンベルグ博士殿とホーハイゼル教授殿は不在であった。ポンメルンの騎士階級出身のヴェーゲルがディルゲルを訴えた。ディルゲルがヴェーゲルの眼を殴って傷つけたからである。そのためにディルガーは、1日間、学生牢に入るよう申し渡された。ところが、アービヒトのお気にいりの学生であったプフェニックが校舎内での暴行を理由として、視学官にしばらく前に、罰として入牢を申し渡されたけれども、アービヒトの黙認でその罰を受けずに済んだことを、ディルガーは引き合いに出し、従って自分は都市貴族として、外国人よりも低く見られたくないと述べた。従ってもしもプフェニックが罰を受けたのであれば、彼も罰をのがれるつもりではなかった。ところがプフェニックは罰せられなかったので、彼も無事に切り抜けることができた。

2月28日、キーケブッシュが尊敬すべき高貴な参事会の許可を得て、「視覚的な偽り、すなわち数学の証明の阻止について」、公開討論を行なった。その理由は、彼が空席になっていた数学の教授職を願っていたからである。ところが確実な対立者である員外教授のハーナウが彼を非常に汚したので、キーケブッシュの願望は今回は水に流れた。この討論全体は非常に率直になされた。しかし、その中では、視覚的な偽りに関する言葉は一言も考えられなかった。

3月28日に教授団が召集された。そこには事実ザルトリウス教授以外のすべてのメンバーが出席していた。理由は教会音楽指揮者の息子で新最上級生のツィーツァウが告発されたことであった。彼は2、3日前に、公共の酒場で、その夜酔っ払ったので家に運んでやったある商人から、金の指輪を指から抜き取り、その次の日にまさしく同じ商人フィーリップセンから同じ酒場で懐中時計を奪ったが、その現行犯で取り押さえられ、その酒場から殴り出されたとのことであった。このことに関して、すべての最上級生が、彼に対して敵対的になって、彼と一緒に通学したくないと言い、事実その後、ホーハイゼル教授が講義をしていた時に、彼を講堂から放り出した。付属学校長会の会長が時計の盗みはほんの冗談でなされたのだとその商人が認めたという事を伝え、そして、裁判所で書き留められたこの陳述書が学生たちの前で読み上げられたにもかかわらず、学生たちにはツィーツァウが我慢ならず、むしろまったく一緒に通学したくないと決心して、彼に対してあらゆる種類の誹謗を浴びせかけた。この集会で学生たちが彼に関して教授たちに文書でもって手渡した彼らの苦情は特に次の点であった。

1. 盗んだ時計と彼の公的な売節に関して彼の身に生じたことは、町中に知れ渡っている。
2. 被告は金の指輪（複数）を所持していて、それらを売りに出したということを訴え人たちは確かな証人によって証明することが出来る。

3. 彼は悪しき行状、つまりミサの最中でもいかがわしき家に出入りしていること、借金や巻き上げによって、学生として振舞っていない。

4. 定員枠外の外国の学生たちは次のように心配している、すなわち評判になっている学生に対する詐欺行為や窃盗行為が罰せられないならば、彼らの後援者たちは、外国の学生たちを同じように疑いの目で見る恐れがあり、そして彼らから特典を取り上げる恐れがある。

さて全教授団は事態をこれ以上荒げないことが得策だと思ったので、被告人の父親に対して、彼の息子を大学か他のギムナジウムに送ることを勧めた。それに応じて父親は彼を海路ハンブルクに送った。

8月22日移動のための成績評価：序列28番目のクラウゼが全然名前を呼び上げられなかった。彼は試験の時にも、成績判定の時にも現われなかったからである。（訳註：この2行は後から余白に挿入記載されている）

8月中旬、進級がなされた2、3日後に、序列20番目のザルトリウスが請願書をもって教授団のところに個人的にやって来た。その中で彼は以前の同級生たちと並んで自分の席を再び持ちたい（進級したい）と願った。さもなければ、別れの挨拶をするだろう（退学する）と。アービヒトは彼の意見表明を保留した。視学官のヴィレンベルクは彼の願い通りになることに同意した。特にその理由は、請願者の父親はＸＸ学校の教頭であって、父親がそれ故に位を下げられてしまったほどの、そのようなしくじりを彼自身の息子が（再び）行なうと教師の父親にとって不利になるであろうということであった（原註：ヴィッテンベルクは進級判定の時に欠席していた。さもなければ教授団全員は彼の釈明を考慮したであろうに）。

〈6－B〉

私は次のような意見書を書いた。

嘆願者が占めるべき席に関して、気高い教授団の共同判定による、かの決定は最近なされて、移動の際に公示されたのであるが、もしもこれが再び請願者の願望に応じて変えられるならば、それは我らの団体の名誉と権威を完全に捨てることになるのではないか。又同じく、後に残された他の者たちによって、この例が再び同じ方法で、結論の中に引き入れられるのではないか（頼んだら、上げてもらえるのではないか、の意）と、私は恐れるであろう。それ故に、私はこのような道理に逆らって彼の願望にそのまま同意することは出来ない。

ザルトリウス教授は、ヴィレンベルクの意思表明を正式に否定したとのことである。これについてこの二人はかなり議論を行なった。他の教授たちは大部分、私のように忠告したとのことである。請願者は、従って指定された席を放棄しないで、通学し続けた（落第した）。

——これ以上クルムスの日誌は続けられていない。

［史料B］　ライデンの「1681年の外科医ギルド規約」(５章)

（1681年に印刷された外科医ギルド規約の全条項の抄訳をここに示した）

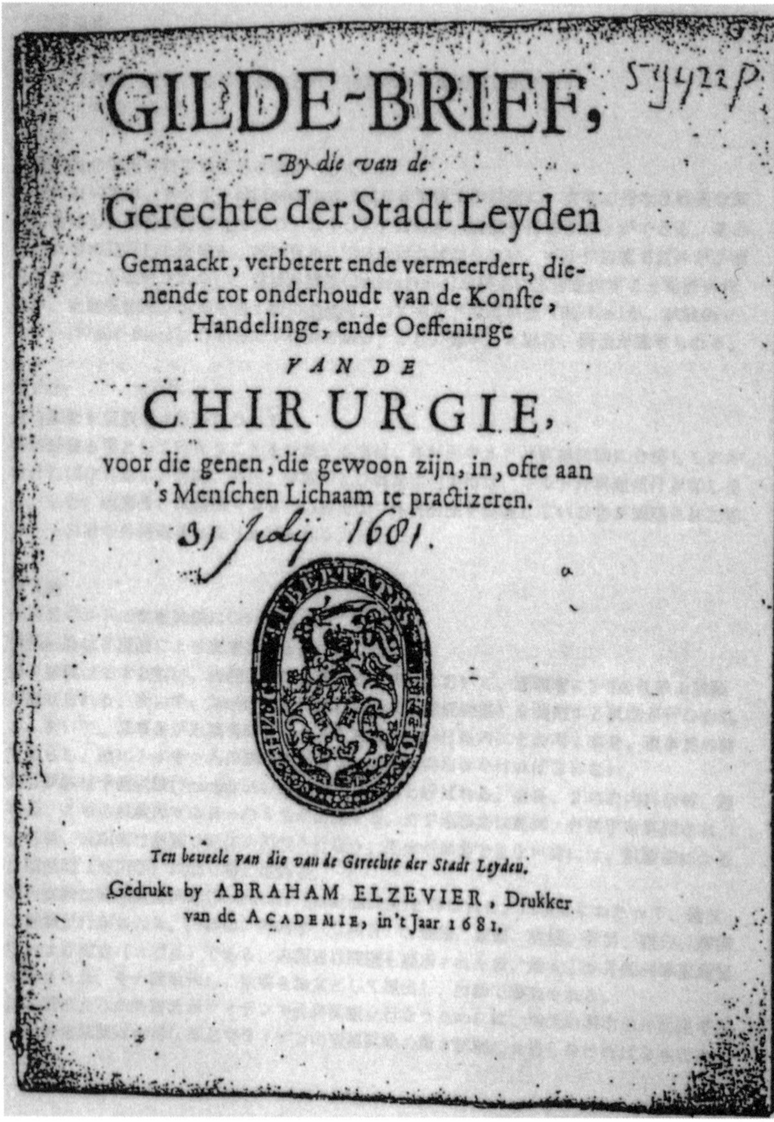

GILDE-BRIEF,

By die van de

Gerechte der Stadt Leyden

Gemaackt, verbetert ende vermeerdert, die-
nende tot onderhoudt van de Konste,
Handelinge, ende Oeffeninge

VAN DE

CHIRURGIE,

voor die genen, die gewoon zijn, in, ofte aan
's Menschen Lichaam te practizeren.

31 July 1681.

Ten beveele van die van de Gerechte der Stadt Leyden.

Gedrukt by ABRAHAM ELZEVIER, Drukker
van de ACADEMIE, in't Jaar 1681.

〈表紙〉

ライデン公文書館　資料番号　59422

ギルド規約

ライデン都市裁判所の人々により
起草され、訂正され、増補され、

外科

の技術と行為と訓練の維持に役立つ

人体の内外に治療することを
常としている人々のために

1681年７月31日（手書きの年月日）

（紋章、これらを自由のために）

ライデン裁判所の人々の命により
大学御用達印刷所
アブラハム・エルゼフィールにて　1681年に印刷

〈2頁以後〉

前文

ギルド規約は、まず1589年に制定され、1637年に1部改訂された。

第1条

医療行為の実施を許されている者について。

内科においては、ドクターはLicentiaat（MDを取得する以前に、大学の行なう特別な試験に合格した資格保持者〔ＭＥＤ・ＬＩＣ〕）だけが、医療を行なうことができる。そのさい、大学の発行した証書を、都市当局に示さなければならない。ギルド加盟者以外が手術を行なうことは許されない。巡回医療職（Quaksalvers）が勝手に広告を出すことも許されない。巡回医療職が広告を出すさいには、前もってギルドの理事長（Decken）か、試験係マスター（Proef-meesters）の許可が必要である。これに違反した場合、罰金が課せられる。

第2条

外科医療を実施できる者について。

外科医療を業として行なうことを希望する者は、外科医ギルドの資格試験に合格しておかなければならない。切開、焼灼、穿刺および腐食薬の使用は、ギルド外科医だけがなし得る。もし、理事長、試験係マスターの許可なく外科医療を実施している者が摘発された場合、その者の外科道具は取り上げられる。

第3条

外科医ギルドの資格試験について。

資格試験は3段階により実施される。

第1試験はまず最初に、病院または外科医の集会室において、志願者に2～3の包帯の試験が課せられる。次いで、Cauterium Potentiale（潜勢焼灼薬）を調剤する試験が行なわれる。次いで、理事長が志願者に2本のメスを渡し、14日以内にそのうち１本を理事長の前で尖らし、他の１本を１人の試験係マスターの家で尖らさなければならない。

第２試験は予備試験（Praeparatoir Examination）と呼ばれる。会長、２名の内科参事、理事長、２名の試験係マスターの６名が出題する。まず志願者は解剖・外科学を質問され、合格後、志願者は病院で死体の解剖を行なう。死体が準備できない時には、試験官による口頭試問（解剖学）に切り替えられる。

第３試験は設問論文試験（Decretoir Examination）と呼ばれる。12項目にわたって、論文の試験が行なわれる。内容は、外科学（２項目）、腫瘍、創傷、潰瘍、骨折、脱臼、解剖学および瀉血（２項目）である。志願者は問題を提示された後、最大１か月間の準備期間が与えられ、その間勉強し、回答を論文として提出し、討論で審査される。

他の都市からの外科医がライデンで外科医療を行なうためには、地元の都市の外科医ギルドの資格試験に合格した上でライデンの資格試験の第３試験に合格しなければならない。

第４条

資格試験の会場、ギルドの運営について。

第１試験は病院あるいは外科医の集会室、第２・第３試験は、外科医の集会室で行なう。第１・第２試験は理事長、試験係マスターが実施し、第３試験は、公開で、ギルド会員全員が参加して、会長、２名の内科参事、理事長、２名の試験係マスターの計６名が論文審査する。ギルド会員の第３試験見学は強制的であり、もし欠席した場合には、３スタイバー（すなわち15セント）の罰金が課せられる。試験後、会長は、６名の試験官全員に、志願者の合否を質し、その合否を多数決で決定する。もし３対３で賛否同数の場合には、会長だけが２票を行使して、最終的に合否を決定する。

この６名を試験官団（Collegie der Examinateurs）と呼び、彼らは毎月第１水曜日の午後２時に、外科医集会室で定例会議を開催し、ギルドの運営について討議する。この会議に遅刻、欠席する者には、罰金が課せられる。

ギルドクネヒト（Guild Knecht）の1人が6人の召使として働く。第1・第2試験でギルドクネヒトは、各半 Ducaton（銀貨）を、第3試験で1 Ducaton を志願者から受け取る。

第5条

資格試験の合否判定者について。

資格試験の合否は、6名の試験官全員の議決で決定する。同数の場合は、会長が2票を行使する。

第6条

資格試験不合格者の事務手続きについて。

資格試験に不合格となった志願者は、問題点が少ない場合には数か月後、問題点が多い場合には1年後の定期試験に再挑戦できる。

試験内容は同業者の中で、秘密にしておかなければならない。

第7条

資格試験合格者の事務手続きについて。

ギルドの資格試験に合格した者は、会長、2名の内科参事、理事長、2名の試験係マスターから署名を頂き、外科医療実施の免許（Gilde-brief）が交付される。免許は、外科医ギルドのスタンプを押された証書である。合格者は3ギルダーを支払い、さらにスタンプ捺印のための費用13スタイバーを支払う。その後、ギルドへの入会金を支払わなければならない。新入会者がギルド会員の子弟の場合、5ギルダー、市民権保有者の子弟の場合、6ギルダー、他所から来て市民権を得た者の場合、10ギルダーを支払うこととする。

第8条

資格試験にかかわる手数料について。

それぞれの段階の資格試験において、志願者は試験官に各試験毎に3ギルダーを支払う。

第９条

資格試験志願者の修学期間について。

志願者は、まず２年間マスターのもとで、徒弟として、指導を１人の外科医マスターから受けなければならない。志願者は、合計７年間、１人あるいは複数の外科医マスターから指導を受ける。この７年間のうち、少なくとも２年間は、１人のマスターからの指導を受け、修学証（Leer-brief）をそのマスターから交付してもらう。この証の交付につき、３ギルダーを６人のギルドの試験官に、13スターバーをスタンプ捺印費用として支払う。なお資格試験の受験資格は、20歳以上の者とする。

第10条

資格証書維持のための費用について。

１人前のマスターは、毎年１回、３月に24スターバーをギルドに支払う。クネヒト（修学は終了したが、資格試験をまだ受けていない者）は、20スターバーを、徒弟は６スターバーを毎年１回、３月にギルドに支払う。

第11条

ライデン市外の外科医の営業手続きについて。

他都市の外科医の受診を患者が望んだ場合、他都市の外科医はライデンに入都し、医療行為をライデンの外科医とともに実施することができる。協力するライデンの外科医は、患者が指名する。もし他都市の外科医が、ライデンの外科医と話をしたくない時には、ライデンの内科医の１人が、２人の仲介をする。

第12条

目医者、およびヘルニア整復師について。

目医者、結石摘出師およびヘルニア整復師がライデンで治療を行なおうとする時には、患者が都市当局に申請し、都市当局からの許可を必要とする。目医者、結石摘出師およびヘルニア整復師の治療のさいには、１人の町内科医と２人の町外科医の立合いを要す。手術に先立って、彼らはギルドに３ギルダーを納めなければならない。

目医者、結石摘出師およびヘルニア整復師は、月１回の定期市あるいは週１回の土曜市に限り、医療行為や薬の販売を、自由に行なうことができる。これに反したさいには、罰金が課せられる。

第13条

転医手続きについて。

ひとりの患者は前の外科医の治療費を完済する前に、他の外科医を受診してはならない。例外として、前の外科医の受診中、重篤な出血を見た場合には、すみやかに他の外科医を受診することができる。もし患者が前の外科医の治療に満足できない場合にも、他の外科医を受診することができる。

第14条

複数の外科医による治療について。

１人の外科医が患者の治療をなし得ない時には、その外科医が他の１人、あるいはそれ以上の外科医に対し、助けを求めることができる。この場合、治療費は人数に応じて均等に配分することとする。

第15条

血の入った瀉血盆の展示の禁止について。

血の入ったままの瀉血盆を、広告として街路から見える場所に陳列してはならない。これに反した時には、罰金３ギルダーを課す。

第16条

外科医の未亡人による店の経営の継続について。

会員の外科医が死亡した場合、外科医の未亡人は、外科医の店の営業を、その外科医の息子あるいはクネヒトの助けを得て、継続することができる。しかしながら、これらの若者は、18歳以上であって、少なくとも２年間は、他のマスターの監督下で医療行為を実施することとする。彼らが資格試験の第２試験にまだ合格していない場合には、彼らは少なくとも、以下の項目、すなわち、包帯、新鮮外傷、止血、瀉血の項目だけには合格しておかなければならない。

第17条

徒弟教育の入会金について。

外科医は、１人の徒弟だけを、同時に教育することができる。徒弟が外科医のもとで修学期間に入った時には、徒弟はギルドの理事長のところへ出向き、名前と修学開始日を登録し、入会金をギルドに支払うものとする。入会金は、外から来た者の場合、３ギルダー、市民権者の子弟の場合、３スターバー、外科医の子弟の場合、無料とする。２年間以上、最初の外科医のもとで修学し、クネヒトの資格を得て、指導者を最初の外科医から他の外科医に替える場合には、移籍料として、２スターバーをギルドに支払うものとする。徒弟やクネヒトが規定の課程を修了した時には、徒弟やクネヒトは理事長のところでそのことを告げて登録し、理事長が徒弟やクネヒトに修了証を発行するものとする。

第18条

営業禁止事項について。

日曜日の午後８時半以後の顧客の髭剃を禁止する。これに違反した者は、罰金３ギルダーを都市当局に支払うものとする。

第19条

理事長と試験係マスターの選出方法について。

理事長と２名の試験係マスターは、都市当局からの申し出により、選出され決定される。

第20条

罰金の執行について。

会員が罰金の支払いに同意しない時、ライデンの裁判所において正否を判断してもらうことができる。裁判所により罰金が正当なものと判断された場合には、会員は倍額の罰金をギルドと裁判所に支払わなければならない。逆に、不当なものと判断された場合には、会員には罰金を支払う義務はなく、理事長と２名の試験係マスターが、罰金を裁判所に支払うものとする。

第21条

理事長と試験係マスターの改選について。

理事長と２名の試験係マスターは、４人のギルド会員の名前を、毎年12月末までに翌年度の役員候補者として、会長と２名の内科参事に届け、会長と２名の内科参事も、それ以外の２人のギルド会員を役員候補者として選出し、合わせてこの６名の名前が都市当局に報告され、12月31日に、この６名の中から、２名の新試験係マスターが選出される。また、前年の２名の試験係マスターの中から、１名が新理事長として選出され、この３名は都市当局において、誓いを述べるものとする。

第22条

罰金の支払いについて。

会員は、規約に定められた各種罰金を理事長と２名の試験係マスターに、遅滞なく支払うものとする。

第23条

金銭出納簿記録について。

理事長と２名の試験係マスターは外科医ギルドの金銭出納簿を記帳しなければならない。毎年会計年度終了後14日以内に、会長と２名の内科参事の立合のもと、この出納簿を都市当局に届け出て、監査を受けなければならない。

第24条

２年間の公職免除について。

１度、理事長あるいは試験係マスターに選出されると、それに引き続く２年間は、そのポストに就いてはならない。

第25条

理事長および試験係マスターへの罰金について。

第26条

ギルド規約の周知について。

ギルドの会員、未亡人、クネヒト、徒弟は、このギルド規約を受け入れ、周知しておかなければならない。

第27条

会員の葬式について。

会員あるいはその夫人が死亡したさいには、ギルド会員全員がその人物の葬式に参列しなければならない。葬式に欠席した場合には、３スターバーの罰金を課すこととする。理事長あるいは試験係マスターは、教会から墓場まで、会員の遺体を運ぶ会員を任命しなければならない。

第28条

外科医未亡人の義務について。

未亡人もこの規約の全項目に従うこととする。

第29条

新患の外傷を診たさいの、警察署長への届け出の義務について。

外科医、未亡人、クネヒトは、新患の創傷を治療したさい、最初の治療の後、すみやかに、警察署長まで、その新患の名前、職業、住所を届けなければならない。

第30条

疑義の解釈について。

以上の規約で、疑義を生ずる点は、都市当局にあらかじめ質問して、明らかにしておくこととする。

1681年７月31日。

ライデン都市当局の庁舎前において、官吏はライデン市民たちの面前でベルを鳴らし、この規約を読み上げ、ライデン市民たちにこの規約を周知せしめたことを証する。

註：１スターバーは５セントのこと。100セントが１ギルダーとなる。

［文献A］　④ A. Hirsch 編の医学者人名事典 *Biographisches Lexikon der Hervorragenden Aerzte Aller Zeiten und Völker* のクルムスについての記載原文

Kulmus, Johann Adam K., zu Danzig, war am 18. März 1689 in Breslau geboren, studirte seit 1711 an den Universitäten zu Halle, Leipzig, Strassburg und Basel, promovirte an letzterer 1719 mit der *„Diss. de harmonia morum et morborum"*. Dann machte er wissenschaftliche Reisen durch Holland, kehrte nach Danzig zurück und erhielt hier 1725 eine Stellung als Lehrer der Medicin und Physik am Gymnasium zu Danzig. Er starb am 29. Mai 1745. Von seinen Schriften sind zu nennen die zur Zeit sehr beliebt gewesenen: *„Anatomischen Tabellen"* (Danzig 1722; 1725; 1728; Amsterdam 1733; Leipzig 1742; 1759; Augsburg 1745; 1766; Rom 1748; Utrecht 1755; ganz umgearbeitet und mit 27 Kupfertafeln versehen von KARL GOTTLOB KUEHN, Leipzig 1789; französisch Amsterdam 1736); ferner: *„Elementa philosophiae naturalis, observationibus, necessariis experimentis et sana ratione suffulta, c. fig."* (Gotha 1722; Göttingen 1727) — *„Diss. de vaporibus, nebula et nubibus"* (Danzig 1726) — *„De lapidibus"* (Ibid. 1727), an die sich eine ganze Reihe von unbedeutenden Dissertationen physikalischen und medicinischen Inhalts anschliesst.

Biogr. méd. V, pag. 462. — Dict. hist. III, pag. 355. — Nouv. biogr. gén. T. XXVIII, pag. 271. — Allgem. Deutsch. Biogr. XVII, pag. 364.

Pgl.

［文献B］　⑤ *Allgemeine deutsche Biographie* 17 のクルムスについての記載原文

Kulmus: Johann Adam K., wurde geboren am 18. März 1689 zu Breslau. Er besuchte das Gymnasium in seiner Vaterstadt, später in Danzig und studirte von 1711—1715 in Halle, Leipzig, Straßburg und Basel Medicin und Naturwissenschaften. Nachdem er sein Examen bestanden hatte, hielt er sich zunächst einige Zeit in Holland auf und ließ sich nach seiner Rückkehr als praktischer Arzt in Danzig nieder. Im J. 1825 wurde er zum Professor der Medicin und der Naturwissenschaften an dem dortigen Gymnasium ernannt. K. war Mitglied der Leopoldinischen Akademie und der Berliner Gesellschaft der Wissenschaften. Er starb am 29. Mai 1745 zu Danzig. Außer zahlreichen medicinischen Schriften schrieb er: „Elementa philosophiae naturalis", Gedani 1722; sowie verschiedene kleine naturwissenschaftliche Abhandlungen, wie: „Dis. de lapidibus", Gedani 1727; „Exercitatio de Insectis", Gedani 1729 u. a. m.

W. Heß.

［文献Ｃ］『解剖学表』1734年アムステルダム・オランダ語版のディクテンの献辞

OPDRAGT

AAN DEN

GROOTEN EN ALOMBEROEMDEN

ONTLEEDER,

DEN HEERE

BERNHARDUS

SIEGFRIED ALBINUS,

DER MEDICYNEN DOCTOR,

EN

HOOGLEERAAR DER ONTLEED- EN HEELKUNDE,

In Neerlands wydvermaarde Hooge Schoole
te Leyden.

HOOG-GELEERDE HEER,

Dewyl ik, het geene my

* 2 *van*

注：この献辞とその翻訳は、酒井恒著『ターヘル・アナトミアと解体新書』（1986年、名古屋大学出版会）から複写した（〜〜部分は一部改変）。

献　　辞

オランダにおける著名なライデン大学の解剖学と
外科学の教授であり，
しかも，偉大にして高名な解剖学者，医学博士

ベルンハルト・ジークフリート・アルビーヌス
BERNHARDUS SIEGFRIED ALBINUS 先生
にささぐ[1)]

偉大にして博学なるアルビーヌス先生，

私が解剖学について

1）献辞ゆえ，語順を変えて訳した．

van de Ontleedkunde bewuſt is, in het byzonder aan uwe geleerde en minzaame onderwyzingen verſchuldigt ben, en het een oud gebruik, zelfs by de eerſte der beſchaafde Volkeren geweeſt is, dat zy de eerſtelingen hunner beezigheeden aan den geene, van welken zy eenige gunſt of weldaad ontfangen hadden, opofferden; my dus erinnerende de meenigvuldige gunſt, die ik van UEdele genooten hebbe, zoo neeme ik, HOOG-GELEERDE HEER, *de Vryheid om UEdele*

voor

知っていることは，私が，先生の学識ならびに親切なお教え（を受けたこと*）に負うところが特に大であります．また，最も文明の開けた国民[1]においても，彼らが，その最初の収穫を，彼らが利益，あるいは恩恵を多少でも受けている人[2]にささげるという一つの古い習慣があります[3]．私が[4]，先生から教えていただいた豊富な教え[5]を思い出しつつ，博識なる先生，

*は訳者酒井恒による原文にない補記部分

1）原典の直訳は「文明の開けた国民の中の第一のもの」であるが，ここでは「最も文明の開けた国民」と訳した．オランダ国民をさすのであろう．

2）神ではなく，お世話になった人．

3）文明の開けた国民と古い習慣を対比させている．

4）dus「それゆえ」をここでは訳してない．

5）gunst「恩恵」をここでは「教え」と訳した．

voor een Beſchermer van deeze door my vertaalde Ontleedkundige Tafelen, zynde het eerſte myner letteroeffeningen, met eerbied te verkiezen, en dezelven, tot een teeken van myne hoogagting en verſchuldigde dankbaarheid, UEdele op te draagen; verhopende dat deeze myne vrymoedigheid by UEdele niet qualyk zal worden opgenoomen, hebbende my te meer daar toe verſtout, dewyl UEdele goedkeurde, dat dit werk, ten dienſt en nutte der Ontleed- en Heel-

すなわち[1]，（私の*）後援者としての先生に対する無礼をも顧みずに，私の学問上の最初の仕事として，私が翻訳したこの『解剖学表』を選ばせていただき，これを尊敬と恩義を受けている私の感謝の気持のしるしとして，謹んで先生にささげるのでありまして，私のこの率直な気持を，先生は決して不快には思われない[2]だろうと思います[3]．また，そのことが，私をいっそう勇気づけてきたのであります[4]．なぜならば，この本が，先生のはなはだお好きな，称讃すべき学識である解剖学と外科学[5]の奉仕と利益のために

1）原典の直訳は「それゆえ」であるが，文の流れから，ここでは「すなわち」と訳した．

2）原典の直訳は「悪くはとらない」である．

3）語順を少し変えて訳した．

4）一部意訳した．

5）酒井の訳では「医学」とあるが，heelkunde の訳は「外科学」が適切．

kunde, uwe beminnelykste weetenschappen, en waar in UEdele door uwe groote en grondige kennisse uitmuntende zyt, in het Neederduitsch gebragt wierd; met uwe beschherminge voorzien zynde, ben ik dan verzeekert, dat UEd. my verstrekken zult tot een schilt, waar op de pylen der Laster- en Knibbelzugtigen zullen afstuiten en verydeld worden, en my daarenbooven in het vervolg aanzetten tot meer vlyd en volhardinge in de Ontleed- en Heelkundige Oeffeningen. Ontfang

dan,

オランダ語に翻訳されたことを，先生は認めておられるからであります．しかも，偉大で，かつ，精細な知識によって，先生は，解剖学と医学（の領域では，はなはだ*）すぐれておられます．（それゆえ，一方では*）先生が私を後援してくださるものと考え，（他方では*）[1]先生が，私に一つの楯をお与えくださるものと確信いたしました．その楯によって，私は，中傷とあら捜しをする人たちの鋒先[2]をはね返し，打ち破ることができるでしょう[3]．そのうえ更に，先生は，将来，解剖学と外科学[4]の修練において，私が勤勉で忍耐（強くあるように*），よりいっそうの刺激を与えてくださることと思っています．そこで，

1）現在分詞「…しつつ」を，ここでは「一方では…，他方では…」と訳した．
2）de pyl「矢」をここでは「鋒先」と訳した．
3）周囲の評判と訳者の反論を矢と楯にたとえているのはおもしろい．原典では，中傷とあら捜しを主語にしているが，ここでは訳者を主語にして訳した．
4）酒井の訳では「医学」とあるが，heelkunde の訳は「外科学」が適切．

dan, HOOG-GELEERDE HEER, *deeze Vertaaling zoo gunstig als ik ze met een opregte geneegentheid en Hoogagting UEdele opdraage. De Maaker van het kunstig gestel onzes Lighaams verleene U*, HOOG-GELEERDE HEER, *nog een lange reeks van Jaaren een voorspoedige gezontheid ten dienst van het gemeenebest en verrigting van UEds. hoogwigtige zaaken, ten nutte der gebrekkige, en byzonderlyk tot luister en opbouw der Ontleed- en Heelkunde.*

*4 *Ik*

博学なる先生，誠実な気持と尊敬の念をもって，私がこの翻訳書を先生にささげますので，先生もこの翻訳書を快く受け取ってください．われわれのからだの巧妙な構造を作った造物主よ，博学なる先生がさらにご長命で，引き続いて，ますますご壮健であるように（お護り*）ください[1]．それによって，（先生が*）社会の役に立ち，さらに，先生の最も重要なお仕事を遂行することができ，また，いろいろな面で欠陥のある人々[2]の役に立ち，そして，特に解剖学と外科学[3]の繁栄と発展に貢献できますように．

1）少し意訳してある．

2）der gebrekkige「欠陥のある人々」の意味は広く，ここではもちろん病人も含んでいる．

3）酒井の訳では「医学」とあるが，heelkunde の訳は「外科学」が適切．

OPDRAGT.

Ik blyve, my in UE^ds^. verdere gunst beveelende, met een diepe eerbiedigheid,

HOOGGELEERDE EN WYDVERMAARDE HEER,

UW Onderdaanige en verpligte Dienaar

GERARDUS DICTEN,

Chirurgyn.

Leyden den 20 van
Winter-maand 1733.

VOOR

私は，先生のいっそうのご好意に甘えつつ，深い恭謙の念をもち続けます．

博学にして高名なる先生，

あなたの柔順にして恩義ある召使い，
ヘラルドゥス・ディクテン GERARDUS DICTEN より
外科医

ライデン Leyden,
1733年12月20日

典拠文献および註

（以下は本論文で引用した文献で、番号は本文中の引用番号と一致する）

■はじめに■

1　石田純郎 「18世紀ヨーロッパの医療構造と蘭学――医史跡からの検証」『実学史研究Ⅷ』、29-66頁、思文閣出版、1992

2　石田純郎 「オランダの一都市における17世紀末から19世紀後半に至る医療職の構造」『医学史研究』、65号、51-62頁、1993

3　石田純郎 『蘭学の背景』、思文閣出版、1988

4　石田純郎 『緒方洪庵の蘭学』、思文閣出版、1992

■1章（序章）■

1　高浦照明 『大分の医療史』、大分合同新聞社、1978
　東野利夫 『南蛮医アルメイダ』、柏書房、1993

2　石田純郎 「スペインの古い病院と大学の旅」『日本医事新報』、3869号、49-52頁、1998
　石田純郎 「南蛮医学のルーツを求めて――スペインの古い病院と大学、ポルトガルのミゼルコルディアを巡る旅」『一滴』、7号、49-85頁、津山洋学資料館、1999

3　D. Leistikow: *Hospitalbauten in Europe aus Zehn Jahrhunderten*, Ingolheim am Rhein, 1967.

4　ろじゃめいちん 『江戸時代を見た英国人』、ＰＨＰ研究所、1984

5　ヴオルフガング・ミヒェル 「出島蘭館医カスパル・シャムベルゲルの生涯について」『日本医史学雑誌』、36巻3号、1990
　ヴオルフガング・ミヒェル 「カスパル・シャムベルゲルの「弔辞」について」『日本医史学雑誌』、37巻4号、1991

6　石田純郎 「ヨーロッパ医療界における蘭学のモデルの位置付けについ

て」『緒方洪庵の蘭学』、327-338頁、思文閣出版、1992

この稿の要旨は1990年9月4日にベルギーのアントワープで開かれた第32回国際医史学会で発表し、下記の論文となった。

Sumio ISHIDA, Harm BEUKERS: The educational background of Western Medicine in Feudal Japan (1700-1880), *Societas Belgica Historiae Medicinae*, pp.443-448, 1991.

7　石田純郎　「オランダ軍医の医学教育」「ボードイン」「文明開化のオランダ医」『江戸のオランダ医』、124-229頁、三省堂、1988

8　石田純郎　「『西説内科撰要』の原著者ゴルテルについて」『緒方洪庵の蘭学』、190-213頁、思文閣出版、1992

9　「シーボルト直伝方治療方写取同治療日記　上・下」『洋学者稿本集』、241-316頁、天理大学出版部、1986

10　石田純郎　「緒方洪庵の蘭学」『緒方洪庵の蘭学』、1-120頁、思文閣出版、1992

11　石田純郎　「種痘の普及——ヨーロッパから東アジアへ」『緒方洪庵の蘭学』、179-304頁、思文閣出版、1992

12　石田純郎　「ウトレヒト陸軍軍医学校の歴史」『蘭学の背景』、121-176頁、思文閣出版、1988

13　石田純郎　『江戸のオランダ医』、三省堂、1988

■2章1節■

1　*Polski Slownik Biography*（『ポーランド人名事典』), Tom XV/2 Zeszyt 69, Wydawnictwo Polskiej Akademii Nauk, 1971, pp.164-165, Warszawa（この項目はEugeniusz Sie kowskiの執筆）

2　E. Cieslak et al., *History of Gdansk*, Gdansk, 1995.

3　*400 Jahre des Städtischen Gymnasium Danzig*, 1958.

4　Education at Gdansk during the Enlightment period (an episode from the history of teaching natural science), *Zeszyiy Naukowe Wydzihalu Humanistycznego Uniwersytetu Gdanskeg*, pp.29-31, 1985.

5　*Annalen des Danziger Gymnasiums aus sichern Urkunden gezogen und fortgesetzt von Carl Benedikt Consact, Prof., der Beredsamkeit und Dichtkunst.* （分類番号340、42/273）18世紀後半に製本と推定

■2章2～4節■

1　ライデン市公文書館　史料　AG（Archieven van de Guilden の略、以下同じ）351　Knechten f.35.

2　1の史料より逆算。

3　ライデン市公文書館　史料　AG　351　Knechten f.34.

4　ライデン市公文書館　史料　AG　351　Knechten f.55.

5　ライデン市公文書館　史料　AG　351　Knechten f.60.

6　ライデン市公文書館　史料　AG　351　Knechten f.63.

7　ライデン市公文書館　史料　AG　351　Knechten f.75.

8　クネヒトとは徒弟になり、数年間親方から教育を受け、最初の資格を得た以後の身分である。従って、広義の徒弟期間はまったく資格を有しない前半の狭義の徒弟である期間と、最初の資格試験に合格した後のクネヒトと呼ばれる期間からなる。クネヒトを有資格徒弟とした。
理念としては上記のようであるが、1次史料および現在のオランダ人の論文には、狭義の徒弟、有資格徒弟のいずれもをクネヒトで表現しているものもある。すでに原史料において混乱がみられるのである。本論文への引用は、状況をみながら両者の使い分けを慎重に行なった。

9　ライデン市公文書館　史料　AG　351　Knechten f.79.

10　町外科医とは町で開業している外科医を意味しない。町外科医は市当局により任命された公職であり、困窮者収容施設に収容されている病人や、在宅の貧しい病人に対し、外科治療を施した。

11　ライデン市公文書館　史料　Wet en Nominatie AG 348a.

12　ライデン市公文書館　史料　AG　351　Knechten f.84.

13　ヘンドリック・ユールホールン（Hendrik Ulhoorn）については第3章をご覧頂きたい。

14　ライデン市公文書館　史料　AG　351　Knechten f.97.

15　ライデン市公文書館　史料　AG　351　Knechten f.100.

16　ライデン市公文書館　史料　AG　351　Knechten f.105.

17　ライデン市公文書館　史料　AG　351　Knechten f.106.

18　ライデン市公文書館　史料　AG　351　Knechten f.111.

19　ライデン市公文書館　史料　AG　351　Knechten f.111.

20　ライデン市公文書館　史料　AG　351　Knechten f.113.

21　ライデン市公文書館　史料　AG　351　Knechten f.113.

22　ライデン市公文書館　史料　AG　351　Knechten f.114.

23　ライデン市公文書館　史料　AG　351　Knechten f.120.

24　ディクテンがライデン大学に入学登録した記録は、アルバムというライデン大学記録簿（W. N. du Rieu: *Album Studiosorum Academiae Lugduno Batavae MDLXXV-MDCCCLXXV*, Hagae Comitum, 1875）に収載されている。しかしながら、彼がMDを取得して卒業した記録はアルバムには記されていない。しかし1740年に出版されたディクテンの著書 *Alle heel-ontleed- en geneeskundige werken*（初版、アムステルダム刊）の見開きの彼の称号にはMDが付けられており、ディクテンがライデン大学からMDの称号を授与されたことは確かであると考えられる。当時、こうしたアルバムからの記録の遺漏はよく見られた。

25　*Bibliotheca Medica Neerlandia*, Amsterdam, 1930.
（最大のオランダ古医書目録であるこの本より、筆者が編集した）

26　酒井恒　『ターヘル・アナトミアと解体新書』、名古屋大学出版会、名古屋、1986

27　原文では「医学」と翻訳されているが、この部の Heelkunde は、正確には「外科学」と翻訳するほうが正しいと考えられるので、そのように書き直した。

28　Hendrik Punt: *Bernard Siegfried Albinus (1697-1770), On 'Human Nature'*, Amsterdam, 1983. 他

29　A. M. Luyendijk-Elshout　「バロック時代のオランダ解剖書（いわゆる革

新解剖学)、その内容と表現」『日本医史学雑誌』19巻、377-383頁、1973
30　G. A. Lindeboom: *Dutch Medical Biography*, pp.434-435, 1984.
31　Het Historisch Genootschap te Groningen: *Album Studiosorium Academiae Groningen,* Gronigen, p.454, 1913.
32　G. A. Lindeboom: *Dutch Medical Biography*, Rodopi, Amsterdam, pp.1387-1389, 1984.
33　蒲原宏　「日本へのパレ外科全書骨関節損傷治療の受容についての再検討――スクルテタス（Scultetus）外科書（ARMAMENTARIUM CHIRURGICUM）との対比とその影響」『日本近代外科の源流』、51-82頁、メディカル・コア、1992
34　A. Hirsch: *Biographisces Lexicon der Hervorragenden Aerzte Aller Zeiten und Völker*, Wien & Leipzig, vol.V, pp.298-299, 1884-88.
35　G. A. Lindeboom: *Dutch Medical Biography*, Rodopi, Amsterdam, pp.1129-1130, 1984.
36　大村敏郎他　『近代外科の父・パレ』、25-56頁、151-190頁、日本放送出版協会、1990
37　A. M. Luyendijk-Elshout: ‘Ontleedkundinge’ (Anatomy) as Underlying Principle of Western Medicine in Japan, *Red-Hair Medicine Dutch-Japanese Medical Relation*, Rodopi, Amsterdam, pp.27-36, 1991.
38　G. A. Lindeboom: *Dutch Medical Biography*, Rodopi, Amsterdam, pp.9-12, 1984.
39　G. A. Lindeboom: *Dutch Medical Biography*, Rodopi, Amsterdam, pp.9-12, 1984.
40　Johannes Jacobus Rau (1663-1719)　解剖学者、1713年から1719年までライデン大学医学部教授
41　Gorvert Bidloo (1649-1713)　解剖学者、1694年から1713年までライデン大学医学部教授
42　Frederik Deckers (1644-1720)　内科学者、1694年から1720年までライデン大学医学部教授

43　Herman Boerhaave (1668-1738)　18世紀のオランダを代表する内科学者、1709年から1738年までライデン大学医学部教授

44　Jakob Benignus Winslow (1669-1760)

45　Joseph Guichart Duverney (1648-1730)

46　G. A. Lindeboom: *Dutch Medical Biography*, Rodopi, Amsterdam, pp.9-12, 1984.

47　G. A. Lindeboom: *Dutch Medical Biography*, Rodopi, Amsterdam, pp.9-12, 1984.

48　G. A. Lindeboom: *Dutch Medical Biography*, Rodopi, Amsterdam, pp.9-12, 1984.

49　G. A. Lindeboom: *Dutch Medical Biography*, Rodopi, Amsterdam, pp.9-12, 1984.

50　G. A. Lindeboom: *Dutch Medical Biography*, Rodopi, Amsterdam, pp.9-12, 1984.

51　G. A. Lindeboom: *Dutch Medical Biography*, Rodopi, Amsterdam, pp.9-12, 1984.

52　Andreas Vesalius (1514-1564)　解剖学者、革新的な解剖図譜『ファブリカ』を1543年に公刊

53　Bartholommeo Eustachius (1524-1574)　解剖学者

54　*Bibliotheca Medica Neerlandia*, p.63, Ex Officina de Bussy, Amsterdam, 1930.

55　Frederik Ruysch (1638-1731)　解剖学者、まず薬剤師の徒弟奉公で、1661年に薬剤師の資格を取得、1664年にライデン大学でＭＤを取得、1666年にアムステルダム外科医ギルドの解剖学講師。

56　Hendrik Punt: *Bernard Siegfried Albinus (1697-1770), On 'Human Nature'*, B. M. Israel, Leiden, p.5, 1983.

57　B. S. Albinus: *De ossibus corporis humani*, Leiden, p.3, 1726.

58　Hendrik Punt: *Bernard Siegfried Albinus (1697-1770), On 'Human Nature'*, B. M. Israel, Leiden, p.7, 1983.

59 B. S. Albinus: *Historisa musculorum hominis*, Leiden, 1734.

60 B. S. Albinus: *Tabulae sceleti et musculorum corporis humani*, Leiden, 1747.

61 B. S. Albinus: *Tabulae ossium humanorum*, Leiden, 1753.

62 G. A. Lindeboom: *Dutch Medical Biography*, pp.9-12, Amsterdam, 1984.

63 Van Gool: *De Nieuwe Schouburug*, II, pp.169-178.

64 Hendrik Punt: *Bernard Siegfried Albinus (1697-1770), On 'Human Nature'*, B. M. Israel, Leiden, p.15, 1983.

65 B. S. Albinus: *Icones Ossium*.

66 B. S. Albinus: *Historia*.

67 *Delineationes Anatomicae*.

68 Van Gool: *De Nieuwe Schouburug*, II, pp.169-178.

69 B. S. Albinus: *Acad. Annot.*, I, p.8.

70 Peterus Camper (1722-1789) 18世紀のオランダを代表する解剖学者、1746年ライデン大学医学部卒、1750年フラネケル大学教授、1755年アムステルダム・アテネウム教授、1763年グローニンゲン大学教授。

71 Hendrik Punt: *Bernard Siegfried Albinus (1697-1770), On 'Human Nature'*, B. M. Israel, Leiden, pp.15-16, 1983.

72 Hendrik Punt: *Bernard Siegfried Albinus (1697-1770), On 'Human Nature'*, B. M. Israel, Leiden, p.17, 1983.

73 Vesalius: *Brief*, p.186.

74 Hoboken: *Anatomia*, pp.261-264.

75 Choulant: *History*, p.135.

76 Hendrik Punt: *Bernard Siegfried Albinus (1697-1770), On 'Human Nature'*, B. M. Israel, Leiden, p.18, 1983.

77 Hendrik Punt: *Bernard Siegfried Albinus (1697-1770), On 'Human Nature'*, B. M. Israel, Leiden, pp.17-18, 1983.

78 Hendrik Punt: *Bernard Siegfried Albinus (1697-1770), On 'Human Nature'*, B. M. Israel, Leiden, pp.11-46, 1983.

79 石田純郎 「アルビヌスとディクテン――18世紀オランダの解剖学と

『解体新書』」『一滴』、２号、１-47頁、津山洋学資料館、1994
80　A. Portal: *Histoire de l'Anatomie et de la Chirurgie*, Paris, Towe VI, p.628, 1770.
81　Hendrik Punt: *Bernard Siegfried Albinus (1697-1770), On 'Human Nature'*, B. M. Israel, Leiden, p.5, 1983.
82　Cushing: *A bio-bibliography of Andreas Vesalius*, London, p.134, 1962.
83　Hendrik Punt: *Bernard Siegfried Albinus (1697-1770), On 'Human Nature'*, B. M. Israel, Leiden, pp.69-75, 1983.
84　Hendrik Punt: *Bernard Siegfried Albinus (1697-1770), On 'Human Nature'*, B. M. Israel, Leiden, pp.17-18, 1983.
85　例えば、宗田一　『図説日本医療文化史』、179頁、思文閣出版、1989
86　G. A. Lindeboom: *Dutch Medical Biography*, pp.1282-1283, Amsterdam, 1984.
87　酒井恒　『ターヘル・アナトミアと解体新書』、名古屋大学出版会、1986

■３章■

1　阿知波五郎　「ハイステル外科の受容」『近代医史学論考』、87-116頁、思文閣出版、1986（この論文の初出は、『日本医史学雑誌』、第12巻２号、1965）
2　阿知波五郎　「ヘイステル外科の受容」『近代日本の医学』、139-160頁、思文閣出版、1982
3　S. Miyashita: A Bibliography of the Dutch Medical Books Translated into Japanese, *Archives Internationales D'Histoire des Science*, vol 25, pp.8-72, 1975.
4　*Bibliotheca Medica Neerlandia*, Amsterdam, 1930.
5　G. A. Lindeboom: *Dutch Medical Biography*, Amsterdam, 1984.
6　D. de Moulin: Lorenz Heister (1683-1758), Vermittler zwischen der deutschen und niederländischen Chirurgie, *Deutsch-Niederländische Beziehungen in der Medizin des 18 Jahrhunderts*, pp.53-64, Amsterdam, 1985.

7　W. N. du Rieu: *Album Studiosorum Academiae Lugduno Batavae MDLXXV-MDCCCLXXV*, Hagae Comitum, 1875.
8　石田純郎「18、19世紀のヨーロッパ社会の構造と医療――蘭学のモデルの実学的性格について」『実学史研究Ⅵ』、21-70頁、思文閣出版、1990
9　蒲原宏「ハイステル外科書系の整骨術書及び四肢外科関係の翻訳書」『日本整形外科前史』、366-381頁、オリエント出版、1984
10　*Bibliotheca Medica Neerlandia*, Amsterdam, 1930.
11　阿知波五郎「近代日本外科学の成立――わが国外科に及ぼしたヨーロッパ医学の影響」『近代医史学論考』、96-99頁、思文閣出版、1986
12　蒲原宏『整骨・整形外科典籍体系　13　解題・年表――日本整形外科前史』、378-381頁、オリエント出版、1984
13　吉田忠「ハイステルの『瘍医新書』の翻訳」『大槻玄沢の研究』、45-96頁、思文閣出版、1991

■4章■

1　宗田一「わが国西洋内科医のはじまりと『西説内科撰要』の刊行について」『日本医事新報』、1861号、1959
2　石田純郎「18、19世紀のヨーロッパ社会の構造と医療――蘭学のモデルの実学的性格について」『実学史研究Ⅵ』、21-70頁、思文閣出版、1990
3　D. de Moulin: *A History of Surgery*, pp.172-173, Dordrecht, 1988.
4　大滝紀雄「西説内科撰要について　1-8」『日本医史学雑誌』、19巻、19-27頁、165-173頁、333-342頁／20巻、142-150頁、268-279頁／21巻、61-70頁、242-252頁／22巻、294-308頁、1973-1976
5　G. A. Lindeboom: *Dutch Medical Biography*, pp.699-702, Amsterdam, 1984.
6　筆者がライデン大学医史学教室秘書ストークスマン氏に原文の英訳を依頼した時の経験。
7　G. A. Lindeboom: *Dutch Medical Biography*, pp.1079-1080, Amsterdam, 1984.
8　*Bibliotheca Medica Neerlandia*, Amsterdam, 1930.

9　阿知波五郎　『近代医史学論考』、126-130頁、思文閣出版、1986
10　S. Miyashita: A Bibliography of the Dutch Medical Books Translated into Japanese, *Arch. International D'Histoire des Sciences*, pp.8-71, 1975.
11　W. N. du Rieu: *Album Studiosorum Academiae Lugduno Batavae MDLXXV-MDCCCLXXV*, Hagae Comitum, 1875.
12　Mr. O. Schuttte: *Het Album Promotorum van de Academie te Harderwijk*, Zutphen, 1980.

■5章■

1　石田純郎　『蘭学の背景』、思文閣出版、1988
2　石田純郎　『緒方洪庵の蘭学』、思文閣出版、1992
3　石田純郎　「18世紀ヨーロッパの医療構造と蘭学——医史跡からの検証」『実学史研究Ⅷ』、29-66頁、思文閣出版、1992
4　I. W. M. モールマン & M. L. ウルフバ　「17世紀ライデンとその画家達」『17世紀のオランダ——ライデン市民の生活』、11-19頁、オランダ村博物館、1986
5　聖母教会は聖セシリア・ガストハウス（現在のブールハーヴェ博物館棟、ハールレムラー・ストラート裏）前にあった。19世紀中にその建物は取り壊された。教会の煉瓦の壁と床の一部を残したまま全敷地は放置されていたが、1995年になってその一部に新店舗が建てられた。
6　ライデン市公文書館　史料　SA I nr 340 f 60v, ordonnantie uit 1441 als addendum op keurboek van 1406; id 1466 (AG 305); id 1553 (AG 306).
7　ライデン市公文書館　史料　AG（Achieven van de Guilden の略、以下同じ）307、308.
8　ライデン市公文書館　史料　AG　320.
9　ライデン市公文書館　史料　gerechtsgb 2F, 245.
10　ピーター・パーヴ（Pieter〔Petrus〕Paaw〔Pauw, Paeuw, Pavius〕, 1564年、アムステルダム生れ、1617年8月1日、ライデン没）は解剖学者・植物学者。1581年にライデン大学医学部に入学した。1584年よりパリ、オルレアン、デンマーク、ロストックで学び、ロストック大学でＭＤを取得し、1587年に卒業した。その後、イタリアに滞在した後オランダに帰国し、ライデンで開業するとともに、1589年にライデン大学へ入学登録を再び行なった。同時に医学部の員外教授に任命され、1592年には正教授に任命された。植物学者としてライデン大学植物園を拡張し、同植物園の最初の目録を出版した（1601年）。彼はライデン大学に1593年に解剖講堂を建て、ここで19年間に60体もの人体解剖を行なった。1616年頃に描かれた彼の２枚の解剖学講義の画が残されている。1601・1606・1614年にはライデン大学学長を務めた（G. A. Lindeboom: *Dutch Medical Biography*, p.1491, 1984）。

11　バヘイネン教会について

すでに機能を失なっていたバヘイネン教会の中に、ライデン大学の教育施設が置かれた。図書室、フェンシングの練習場、恒久的な解剖講堂が1593年に完成した。この建物は18世紀末まで使用され、取り壊された。現在のライデン大学本館前の運河を隔てた向い側の以前の植物標本館のすぐ南の場所で、現在は更地になっている。

12　ライデン大学解剖学講義について

16世紀にイタリアのパドバ大学で開始された解剖講堂における解剖学講義は、革新的な医学教育方法であった。それまで使用されていた古典的解剖学教科書の記載に疑問を持ち自分の手でやってみて、自分の眼で見て、自分の頭で考えるという、ルネッサンスの新しい医学教育方法の一貫であった。パドバ大学で修学したライデン大学教授が、この教育方法を創設間もないライデン大学に持ち込んだ。1587年にヘラルダス・ボンチウス（Gerardus Bontius）教授が仮設解剖学講堂を建て、そこで医学生に解剖供覧を行なった。1589年にボンチウス教授から引き継いだパーヴ教授が、バヘイネン教会の内陣に恒久的な解剖学講堂を1593年に完成させた（石田純郎「目で見るオランダの解剖学講義――オランダに現存する24枚の解剖学講義の画より」『洋学資料による日本文化史の研究　Ⅷ』、113-183頁、吉備洋学資料研究会、1995）。

13　ヘラルド・ボンチウス（Geraert〔Gerardus〕〔de〕Bontius〔Bondt,

Bont〕、1536年 Guelders のライスヴァイク〔Rijswijk〕生れ、1599年9月15日ライデンで没）は、まずルーバン大学で医学の勉強を始め、その後パドバ大学でMDを取得して卒業した。そしてライデンで開業したが、1575年にライデン大学が創設されたさい医学教授に任命された。最初、理論医学、ヒポクラテスの『病気の予後について』、フェルネリウスの『生理学』を教え1587年からそれらに加え、植物学と解剖学を教えた。1598年の新植物園の管理は彼とパーヴ教授に任された。ライデン大学学長を1582年と1599年に務めた（G. A. Lindeboom: *Dutch Medical Biography*, p.207, 1984）。

14　ライデン市公文書館　史料　gerechtsdgb A2 f.272v; AG 313 第2条.

15　ライデン市公文書館　史料　Overzicht SA Ⅱ 692, Aflezingboek G f., 48v, 53 (1604).

16　ライデン市公文書館　史料　AG 313, 第3-6条, waaronder aanstellingen le praesides.

17　オランダの都市は必ずその中心部の広場（Grotemarkt）か、運河の船着場に近いところに、計量館（Waag）という3階建てくらいの瀟洒な独立家屋を持っていた。その中には大きな天秤計りを備え、取引のための商品の計量をここで行なった。（石田純郎「18世紀ヨーロッパの医療構造と蘭学——医史跡からの検証」『実学史研究Ⅷ』、29-66頁、思文閣出版、1992）

18　ライデン市公文書館　史料　SA Ⅱ 1575-1851 nr 563, notulenboek HH Burge-meesteren 1668-1682.

19　ライデン市公文書館　史料　AG 309.

20　ライデン市公文書館　史料番号594222.

21　聖セシリア・ガストハウス（St. Caecilia gasthuis）について

Vrouwensteeg にあり、現在は国立の医学史・科学史博物館であるブールハーヴェ博物館棟として利用されている。その起源は1463年に聖母教会と関連して設置された困窮者収容施設である。病人だけでなく、老人・貧乏人なども収容された。1598年にはライデンの都市政庁はこのガストハウスの中にペストなどの伝染病や狂人を収容する部屋を増築した。1636年からこのガストハウスの2室12床をライデン大学が借り上げ、ここで医学生のためのベッド・サイド・ティーチングが実施されたことで有名である（G. T. Hanevelt: *Oude Medische Gebouwen van Nederland*, Amsterdam, 1976および石田純郎「臨床医学教育の開始」『蘭学の背景』、42-50頁、思文閣出版、1988）。

22　ライデン市公文書館　史料　AG 315.

23　ライデン市公文書館　史料　AG 312.

24　D. de Moulin: *A History of Surgery*, p.182, Dordrecht, 1988.

25　D. de Moulin: ibid., p.182.

26　F. Huisman: *Itinerant Medical Practioners in the Dutch Republic*, Tractric, vol.1, p.64, 1989.

27　D. de Moulin: ibid., p.264., F. Huisman: ibid., p.64.

28　石田純郎「オランダの一都市における17世紀末から19世紀後半に至る医療職の構造」『医学史研究』、65号、51-62頁、1993

29　Wet van den Isten Junij 1865, regelende de uitoefening der artsenijbereidkunst（俗称「1865年のThorbeckeの法律」）。

30　石田純郎「オランダの一都市における17世紀末から19世紀後半に至る医療職の構造」『医学史研究』、65号、58頁、1993

31　石田純郎「オランダの一都市における17世紀末から19世紀後半に至る医療職の構造」『医学史研究』、65号、57頁、199

32　Regeering van Leiden: *Naammyster waar in vertoond werden de Naamen van de E. d. Achth W. H. Regenten der Stadt Leyden*. 他

33　1700年から1794年までの推定人口は下記資料に拠った。

N. W. Posthumus: *de Geschiedenis van de Leidsche Lakindustrie III* (1939), pp.1038（1850年から1900年までの人口は人口調査実数）

34　オランダ連邦共和国時代のオランダの都市では、４人とは限らないが、通常、複数の市長が任命されていた（オランダ史専攻の就実大学教授桜田美津夫氏よりの私信）。

35　外科医ギルドが置かれたオランダの都市は下記のとおりである。

アルクマー　　アムステルダム　　アルンヘム

ベルヘン・オプ・ゾーム	ボルスヴァルド	ブレダ
デルフト	デヴェンテル	ドルドレヒト
エンクハウゼン	ゲース	ゴルクム
ゴウダ	ハーグ	グローニンゲン
ハールレム	ハルデルヴァイク	ハーリンゲン
デン・ボス	ホールン	フルスト
カムペン	レーヴァルデン	ライデン
マーストリヒト	ミッデルビュルフ	ナイメヘン
ロッテルダム	スヒーダム	ショーンホーフェン
スネーク	ステーンヴァイク	トーレン・エン・サケロー
ウトレヒト	フェーレ	フリシンゲン
ヴェースプ	ヴォルクム	ザルトボメル
ジーリックジー	ツボレ	

(Slenders: *Theatrum anat.*, p.141)

36 Van Eeghen: *Guilden*, p.73., Van Nierop: *Dagboek*, p.135., Choen: *Amsterd. Joodsche chirurgijns*, p.114.

37 D. de Moulin: *A History of Surgery*, 1988.

38 Choen: *Amsterd. Joodsche Chirurgijns*, pp.115, 117-120.

39 Hilte: *Chir. Gilde in Nijmegen*, p.23.

40 ミッデルビュルフのギルドでは理事会は1人の理事（Deken）と2人の補佐（Beleeders）から、ナイメヘンでは2人の任期マスター（Meesters-in-de-tijd）から、ゴウダでは1人の職長（Baas）と4人の理事（Deken）から構成されていた。

Schoute: *Middelburgsche Chir. Gilde*, p.7., Hilte: *Chir. gilde in Nijmegen*, p.21., Schouten: *Chir. Kamer Gouda*, p.16.

41 Thiels: *De Leidse chirurgijns.*

42 Hilte: *Chir. Gilde in Nijmegen*, p.27.

43 Brouwer Ancher: *Oude Ordonnantiën*, pp.1188-1189., Schoute: *Middelburgsche Chir. Gilde*, pp.32-33., Van Lieburg: *Instrument coll. of P. Vink*, p.212.

44　Schoute: *Middelburgsche Chir. Gilde*, p.34., Van Loon: *Rotterd. Chir. Gilde*, p.3912., Van Adel: *Chirurgijns*, p.142.

45　筆者が実際に各施設を見学しての知見

46　Hilte: *Chir. Gilde in Nijmegen*, p.23.

47　Slenders: *Theatrum Anat.*, p.69.

48　Nuyens: *Ontleedk. Onderwijs Amsterdam*, p.57.,
Van Eeghen: *Guilden,* pp.90-91.

49　Van Nierop: *Dagboek*, p.150.

50　Van Lieburg: *Med. Onderwijs Rotterdam*, p.19.

51　Van Adel: *Chirurgijns*, pp.44-45.

52　Baumann: *Dokter en Geneesk.*, vol.1, p.100 & p.102.

53　Van Eeghen: *Guilden*, p.75.

54　Van Eeghen: *Guilden*, p.77.

55　徒弟見習い（leerknecht）は彼の親方の思いやりのある情けからは完全に放って置かれた。1672年４月の公証人の決議書によると、ハーグの外科医ソーリンゲン（Solingen）は、彼の13歳の徒弟見習いを椅子に縛り、長いロープで彼をひどく鞭打ったために、この少年は出血し、包帯しなければならなかった（Van Adel: *De Chirurgijn Solingen*, p.50）。

56　Bontekoe: *Nieuw geboue* １巻の序文（頁数は欠く）。

57　Suringer: *Ontleedk. Onderwijs te Leiden*, p.385.

58　公開解剖は１週間以内に実施されたが、死体の傷みにくい冬季のみに実施された。

59　石田純郎「目で見るオランダの解剖学講義――オランダに現存する24枚の解剖学講義の画より」『洋学資料による日本文化史の研究Ⅷ』、113-183頁、吉備洋学資料研究会

60　Slenders: *Theatrum Anat.*, pp.15-27.　1673年には、オランダ統治下にあったアジアのジャワのバタビアにも解剖講堂が設置され「解剖医学者」が任命された（Römer: *Hist. Schetsen*, pp.190-191）。

61　Geijl: *Titsingh*, p.34.

62　Slenders: *Theatrum Anat.*, pp.67-69.　小さめの解剖講堂は解剖台を囲む形の円形の見学者席ではなく、解剖台に対し平行の見学者席を持った。

63　Slenders: *Theatrum Anat.*, p.94.

64　時には、解剖用の死体はより直接的な方法で入手し得た。1617年10月８日のハルデルワイクの解剖金銭出納簿には、ヤン・ケテルバイテル（Jan Ketelbuyter）が彼の娘の死体を解剖用に提供したので、礼金を支払ったことが記録されている。

65　Hellinga: *Beteekenis Amsterd. Sy. Pietersgast.*

66　1681年にアムステルダム・ガストハウスの院長は、書面の承諾書なしに病院から死体を公開解剖あるいは医師宅での私的解剖目的で持ち出すことを禁じた（Hellinga: *Uit de queschied. der Amstrraamsche quathuiun*）。

67　Endtz: *Hage-professoren.*

68　Slenders: *Theatrum Anat.*, pp.54-62, 89-94.

69　Thiels: *De Leidse Chirurgijns*, p.215.

70　Orlers: *Beschriving der Staad Leyden*, p.148.

71　Thiels: *De Leidse Chirurgijns*, pp.216-219.

72　Houtzager: *Medicyns, Vroedwyfs*, pp.84-97.

73　外科医の店を譲り受けるさいには多額の資金が必要となった。18世紀のアムステルダムで、その価格は平均1000ギルダーもした（Van Eeghen: *Guilden*, p.86）。

74　Antvelink: *Goodwill*, pp.1507-1508.

75　Van Adel: *Chirurgijns*, p.77.

76　Coopmans: *Rechtstoestand*, p.13.

77　たぶんこの病院で行なわれた最初の大手術は、1429年の腕の切断術であった（*Sint Janshospitaal Brugge*, p.74, n 129）。1976年にこの病院は郊外に移転した。現在、もとの建物はその一部を中世病院として復元され、残りの棟には画家メムリンクの作品が展示され、美術館として公開されている。

78　オランダでは個別の病院史が多数刊行されている。

79　Brondgeest: *Balye van St. Catharina*, p.83.

80　Kunz: *Oude en Nieuwe Gasthuis*, p.35（1854年だけデルフトの病院付き外科医は、男性患者散髪の義務から公的に免除された）

81　Doets: Heelk. *van Petrus Camper*, p.25.

82　Gelfands: *Training of Surgeons*, pp.40-42.

83　Van der Weyde: *Eed voor een Heelmeester*.

84　Nieuwenhuys: Geneesk. *Plaatsbeschrijving der stad Amsterdam*, vol.1. p.357.

85　ハルム・ボイケルス（Harm Beukers）氏より筆者への私信

86　石田純郎「プレンクとその著書」『緒方洪庵の蘭学』、214-265頁、思文閣出版、1992

87　ギルドという用語の起源は中低地ドイツ語の Gilde で、それは共済組合を意味した（Van Eegen: *Gilden*, p.8）。

88　D. de Moulin: *A History of Surgery,* p.69, Dordrecht, 1988.

89　A. Hirsch: *Biographisches Lexikon der Hervorrgenden Aerzte aller Zeiten und Völker*, vol.1, pp.710-711, Wien und Leipzig, 1894.

90　D. de Moulin: *A History of Surgery,* p.90, Dordrecht, 1988.

91　Gelfand: *Trainig of surgeons*, pp.2, 23, 28-29.

92　骨学には骨折だけでなく、骨の解剖も含まれた。大半の国では、この2つは外科医試験において別の科目であった。

93　D. de Moulin: *A History of Surgery,* pp.106-107, Dordrecht, 1988.

94　Billings: *Hist. and Lit. of Surgery*, p.54.

95　蒲原宏「日本へのパレ外科全集骨関節損傷治療の受容についての再検討――スクルテタス外科書との対比とその影響」『日本近代外科の源流』、51-83頁、1992

96　Hoffmann: *Medicus Politicus*, pars, cap. 1, regula 8.

97　D. de Moulin: *A History of Surgery*, p.129, Dordrecht, 1988.

98　D. de Moulin: *A History of Surgery*, pp.130-136, Dordrecht, 1988.

99　Gelfands: *Training of Surgeons*, pp.101-103.

100　Gelfands: *Training of Surgeons*, p.114.

101　Croose: *A Surgeon in the early 19th Cent.*, pp.39-41.

102　D. de Moulin: *A History of Surgery*, pp.152-153, Dordrecht, 1988.

103　D. de Moulin: *A History of Surgery*, pp.153-154, Dordrecht, 1988.

104　中山沃　「宇田川榛斎の未刊訳本「新訳帝田内外治療書、ブランカールト内科書および解剖図説」『洋学資料による日本文化史の研究Ⅲ』、29-46頁、吉備洋学資料研究会、1990

105　石田純郎　「シーボルトの医学的背景」『蘭学の背景』、51-120頁、思文閣出版、1988

106　D. de Moulin: *A History of Surgery*, p.155, Dordrecht, 1988.

107　Wet van den 1sten Junij 1865, regelende de uitoefening der artsenijbereid-kunst.（俗称「1865年の Thorbecke の法律」）

108　石田純郎　「オランダの一都市における17世紀末から19世紀後半に至る医療職の構造」『医学史研究』、65号、51-62頁、1993

109　石田純郎　「18世紀ヨーロッパの医療構造と蘭学——医史跡からの検証」『実学史研究Ⅷ』、29-66頁、思文閣出版、1992

110　Daniel de Moulin: *A History of Surgery*, pp.106-122, Dordrecht, 1988.

111　Skinner.

112　W. F. Bynum and R. Porter: *Introduction' in medical fringe & medical orthodoxy 1750-1850*, p.1, London, 1987.

113　D. de Moulin: ibid., p.182.

114　D. de Moulin: ibid., p.185.

115　F. Huisman: *Itinerant Medical Practioners in the Dutch Republic*, Tractrix vol.1, p.64, 1989.

116　D. de Moulin: ibid., p.264.
F. Huisman: ibid., p.64.

117　F. Huisman: ibid., p.64.

118　H. Schwabe: *Der lange Weg der Chirurgie*, p.183, Zürich, 1986.

119　R. Porter: *Medical Cults and Quackery*, The Oxford Medical Companion, pp.501-503, Oxford, 1994.

120 C. Wrights: *Paintings in Dutch Museum*, p.476, Amsterdam, 1980.

121 J. Antall: *Pictorical History of European Medicine and Pharmaceutics*, fig. 32, Budapest, 1981.

122 *Alle Schilderijen van het Rijksmuseum te Amsterdam*, p.524, Amsterdam, 1976.

123 C. Wrights: ibid., pp.436-437.,
桑原一良・石田純郎 「体操と萎黄病」『新見女子短期大学紀要』、13巻、17-34頁、1992

124 R. Porter: ibid.

125 *Tegenwoordige Staat der Verengde Nederlanden*, p.10, Amsterdam, 1793.

126 G. A. Groningen: *Requestboek*, 29 Sep., 1702: 12 Feb., 1703.

127 *Opregte Nieuwe Groninger Courant*, 10 Oct., 1747.

128 ibid., 17 July, 1789.

129 *Ommelander Courant*, 3 May, 1793.

130 *Opregte Nieuwe Groninger Courant*, 17 May, 1785.

131 ロイ・ポーター著／田中京子訳 『健康売ります』、みすず書房、1993

132 G. A. Groningen, *Requestboek* 12 Nov. and 27 Dec. 1725 and 14 Feb. 1726 and 17 May, 1726.

133 J. H. Francken: *De const met nijd beloond, en de deugd derzelver met renden en waarheid bekroond*, p.63, Amsterdam, 1732.

134 G. A. Groningen, Archief der guilden, no. 94, fo. 3 recto (de Bruyn no. 54).

135 G. A. Groningen, Archief der guilden, no. 95, art. (de Bruyn no. 423).

136 S. Miyashita: A Bibliography of the Dutch Medical Books Translated into Japanese, *Archieves Internationales D'Histoire des Science*, vol.25, pp.8-72, 1975.

■終章■

1　石田純郎　『江戸のオランダ医』、三省堂、1988

2　石田純郎　『蘭学の背景』、思文閣出版、1988

3　石田純郎　『緒方洪庵の蘭学』、思文閣出版、1992

4　ここ数年の間に、全国規模の参加者が1000名を超える医学会の学術大会、たとえば「日本医学会特別シンポジウム」「日本消化器内視鏡学会大会」「日本脳神経学会大会」などで、筆者はこの点について特別講演を行なう機会を与えらるようになった。日本の医学界も少しずつ変わってきて、筆者の持論を聞こうとする姿勢が、わずかながら見られるようになった。日本の西洋医学は、『解体新書』の時代から明治初期まで外科医由来の医学であり、その結果、医学哲学・医学倫理・医学史などの医学の総論の研究室が大学の中に制度化されず、現在の医療に大きな影響を及ぼしているという、日本の医学教育に存在するこうした問題を、一般の医師・医学者に訴える機会を、全国規模の医学会の学術大会で、公に与えられ始めたことだけでも、是とすべきだろう。

あとがき

本書は2005年に岡山大学大学院文化科学研究科に提出した学位論文「蘭学医書の原著者とオランダの訳者たちの医学世界」を改題したものである。筆者はこの論文で、2005年３月に岡山大学から1985年の医学博士号に引き続き、２つ目の学位、博士（文化科学）を授与された。

この論文の１部は、以前に発表した下記論文に加筆・修正したものである。

２章２節　「『解体新書』の原著者クルムスについての研究」『日本医史学雑誌』、48巻１号、31-51頁、2002

２章３節　「『解体新書』のオランダ人翻訳者ディクテンについての研究」『日本医史学雑誌』、47巻２号、309-336頁、2001
(2002年度第８回日本医史学会学術奨励賞受賞論文、２節のクルムス論文と合わせ、2004年度第35回山陽放送学術文化財団谷口記念賞も受賞)

３章　「ハイステルとユールホールン」『緒方洪庵の蘭学』、137-161頁、1992

４章　「『西説内科撰要』の原著者ゴルテルについて」『緒方洪庵の蘭学』、190-213頁、1992

５章　「オランダの外科医ギルドの成立――蘭学の情報源としてのオランダの外科医」『洋学10』、15-38頁、2002
「オランダの外科医ギルドの全盛期――17、18世紀のギルド規約と外科医数の推移」『洋学11』、１-24頁、2003
「オランダの外科医ギルドの終焉――医師資格の均質化へ」『洋学12』、１-16頁、2004

筆者は海外において１次史料や文献を発掘することには長けているが、見付け出した史料・文献の解読は、筆者の能力を越える点もある。

下記の諸氏に読解のさいに助力頂いた。深謝する。オランダ語古語（２章ディクテンの史料、５章ギルドの史料）：ライデン大学医学部医史学教授ハルム・ボイケルス氏、ドイツ語古語（２章クルムスの史料）：岡山大学文学部教授高橋輝和氏、ポーランド語（２章クルムスのポーランド語文献）：岡山大学経済学部助教授田口雅弘氏、外国語全般：九州大学教授ヴォルフガング・ミヒェル氏。

また『解剖学表』の原著の検討にさいし、弘前大学名誉教授松木明知氏に私蔵の原著を多数閲覧させて頂き、特にお世話になった。また18世紀のドイツの書誌学の知識については、岡山大学文学部助教授江口修氏にも有益な助言を頂いた。高橋輝和教授には論文のご指導と学位審査の主査をして頂いた。これらの方々にこの場を借りて深謝したい。

このたび、独立行政法人日本学術振興会より平成18年度科学研究費補助金（研究成果公開促進費、課題番号185338）を頂き、思文閣出版の協力で、本書を公刊できて非常に嬉しく思う。『解体新書』から幕末維新の来日オランダ人医学教師まで、ヨーロッパで新たに発掘した史料・文献をもとに、その学統を論ずることができ、この書は筆者の30年余の研究の総まとめとなった。

蘭学の研究はこれで一段落したので、次は戦後60年間、日本ではほとんど行なう者のなかった韓国近代医学教育史の研究を開始した。この本とほぼ同時期に刊行される備北人文科学学会誌『人文科学論叢』第４号に、その成果の一部「韓国近代医学教育史（1876-1953）」、400字詰原稿用紙200枚の長編であるが、を公表した。

2007年１月　　　　石田純郎

索　　引

[人　　名]

A

B

C

D

E

F

G

H

I

J

K

L

M

T

U

V

W

Y

[件　　名]

索　　引

A

B

F

G

H

J

K

L

O

P

V

W

Y

Z

[書　　名]

A

B

C

D

L

M

N

O

T

V

W

Y

Z

◎著者略歴◎

石田純郎（いしだ・すみお）

1948年岡山県笠岡市生まれ．1973年岡山大学医学部卒．医学博士，博士（文化科学），日本小児科学会専門医．現，新見公立短期大学教授，岡山大学医学部・広島大学医学部非常勤講師（医史学），日本薬史学会評議員，日本医学教育学会評議員，備北人文科学学会代表幹事，日本医史学会前理事，日本洋学史学会前理事，2007年4月より社団法人岡山県労働基準協会労働衛生センターで勤務予定

著書に単著『江戸のオランダ医』（三省堂）『蘭学の背景』『緒方洪庵の蘭学』（思文閣出版）『ヨーロッパ医科学史散歩』『アジア医科学史散歩』（考古堂），共著『医学近代化と来日外国人』（臨床科学社）『地球の歩き方 オランダ・ベルギー』（ダイヤモンド社）など．

現住所　700-0080 岡山市津島福居1丁目11-10

オランダにおける蘭学医書の形成（らんがくいしょ　けいせい）

2007（平成19）年2月20日発行

定価：本体6,800円（税別）

著　者　石田純郎

発行者　田中周二

発行所　株式会社　思文閣出版

〒606-8203 京都市左京区田中関田町2-7

電話 075-751-1781（代表）

印　刷
製　本　株式会社 図書印刷 同朋舎

ISBN978-4-7842-1338-2　C3022